古中医传承书系之方药篇

伤寒论类方汇参

（李可　批注版）

左季云　编著

张宗祥　整理

中国医药科技出版社

内容提要

本书是李可批注版，内有李可读此书的心得体会，以批注的形式展现出来。全书是左季云根据张仲景所著《伤寒论》所列的113方（原缺一方）将其按照桂枝汤类、麻黄汤类、葛根汤类、五苓散类等类方分为12章，并将有关加减各方附入各大类下。每一处方下详列本方的适应证、禁忌证、药物作用、汤药服法、预后等，并详述有关近似处方的鉴别方法。可供中医临床工作者、中医在校师生和广大中医爱好者阅读参考。

图书在版编目（CIP）数据

伤寒论类方汇参：李可批注版 / 左季云编著；张宗祥整理. —北京：中国医药科技出版社，2017.1（2025.2重印）

（古中医传承书系·方药篇）

ISBN 978-7-5067-8738-3

Ⅰ.①伤… Ⅱ.①左… ②张… Ⅲ.①《伤寒论》—方书 Ⅳ.①R222.26

中国版本图书馆CIP数据核字（2016）第241673号

美术编辑 陈君杞

版式设计 麦和文化

出版 **中国健康传媒集团** | 中国医药科技出版社

地址 北京市海淀区文慧园北路甲22号

邮编 100082

电话 发行：010-62227427 邮购：010-62236938

网址 www.cmstp.com

规格 958×650mm $^{1}/_{16}$

印张 23 $^{1}/_{2}$

字数 324千字

版次 2017年1月第1版

印次 2025年2月第10次印刷

印刷 大厂回族自治县彩虹印刷有限公司

经销 全国各地新华书店

书号 ISBN 978-7-5067-8738-3

定价 48.00元

《古中医传承书系》
编委会

出版者的话

“古中医”这个名词，真正被人们所熟知，应源于清代彭子益的《圆运动的古中医学》，此书秉承《内经》要旨、仲景心法，以医易河图理论和中气升降理论，将中医辨证论治、理法方药的各个环节，剖析得头头是道，简明易懂，对后学者启悟匪浅。当代著名已故老中医李可先生生前对该书推崇备至，并用十余年的时间，多次亲赴广东、广西等地，收集、整理出版了彭子益遗书《圆运动的古中医学续集》。在一次学术会议上，有位记者问他是不是火神派，李老说：我没有创什么派，只是回到汉代以前的中医之路，一定要冠一个名字，就用彭子益的“古中医”吧！

“古中医”的概念自此为中医界乃至国人所逐步熟悉，复兴古中医，还中医治病之本色成了中医界的一个共识。本丛书的策划编辑也因此萌生了出版一套《古中医传承书系》的念头，后经与李可老先生的拜师弟子张宗祥老师详谈请教后，坚定了丛书的出版决心，并在“李可中医药学术流派国家传承基地”主任吕英教授及其师弟张宗祥老师指导下，对丛书的入选分册进行了初步筛选和确定。在此，谨对张宗祥老师和吕英老师所提供的无私帮助表达深深的谢意！

《古中医传承书系》目前分为四篇：经典篇、医理篇、伤寒杂病篇和方药篇。每一篇精选了大家所共识、李可推崇的古中医代表医家的经典医著。首先推出的医理篇，包括《医理真传》（郑钦安）、《医法圆通》（郑钦安）、《四圣心源》（黄元御）和

《圆运动的古中医学》(彭子益)。继医理篇后,现推出方药篇,包括《长沙药解》(黄元御)、《玉楸药解》(黄元御)、《彭子益评注〈四圣心源〉》(彭子益)、《经证证药录》(王继志)和《伤寒论类方汇参(李可批注版)》(左季云)。

意有千意,理只一条,古中医理论是中医理论的王道之法,古中医扎根于中华传统文化,有其自身独特的理论体系和辨证思维。尽管中医传承之路漫长而曲折,但无法阻挡莘莘学子对古中医的推崇与热爱。本丛书属于开放式丛书,希望在古中医的传承之路上,能够薪火相传,永不停息。

中国医药科技出版社

2016年7月

前言

《伤寒论》自问世以来，一直被历代所有医家推崇备至，实为中医治病学习的理论之基、群方之祖，对它的研究历经千年而长盛不衰，不同年代的医家均穷毕生学识，以不同的角度来对其进行诠释和理解，以期后学者能尽快地掌握学习《伤寒论》的方法，尽快地找到步入中医之门的捷径。

民国时期著名医学实践家左季云先生受徐灵胎《伤寒论类方》启发而深研《伤寒论》等经典，结合自己的临床实践，综合前贤王孟英、徐灵胎等人的学术观点，于1927年著《伤寒论类方汇参》传世。该书根据仲景《伤寒论》所载113方为本，将全书分桂枝汤类、麻黄汤类、葛根汤类、柴胡汤类、栀子汤类、承气汤类、泻心汤类、白虎汤类、五苓散类、四逆汤类、理中汤类和杂方类12章，将有关各方的加减附入各个大类之下，在每一个处方之下分别详细列出了该方的用量（在用量中参入了徐灵胎的用量）、定义、《伤寒论》中有关症状的条文、该方所适用之脉象、方中各味药解、煎服方法、服药后可能出现的现象、服药食禁、该方的使用禁忌、与功能相近方子的使用鉴别、该方的加减法、兼治等，尤对桂枝汤类、柴胡汤类、四逆汤类、理中汤类、白虎汤类的论述更为详尽，特别是在对四逆汤的论述中更是引用了不少清代名医郑钦安的学术观点，初窥仲景之意，比如原书对四逆汤中的药性解释如下：

“甘草味甘平。《内经》曰:寒淫于内，治以甘热。却阴扶阳，必以甘为主。是以甘草为君。干姜味辛热。《内经》曰:寒淫所胜，平以辛热。逐寒正气，必先辛热。是以干姜为臣。附子味辛大热。《内经》曰：辛以润之，开发腠理，致津液通气也，暖肌温经必凭大热。是以附子为使。简言之，附子补火回阳，干姜温中散寒，炙草缓三焦之急，皆用之以扶阳也。”

左季云先生首次提出了在四逆汤中炙甘草为君的说法，使得后世对四逆汤的理解使用归于正统，深得师父李可老的赞同，他对原书的批注如下：

“左氏四逆汤方论，最具独到见解，诸家皆以附子为君，大违仲景本意。若以附子为君，何以炙甘草为附子的两倍，仲景将炙甘草列于首位，主宾之位显然。”

左季云先生的这本书医学特点鲜明，将《伤寒论》各方归类加以解释剖析，其深度超越了以往所有对《伤寒论》方子的理解，以方统文，实为不可多得的一本好书，该书一经面世便引起了中医界的高度重视，争相传阅，其学术观点极大地影响了后学者，李可老便是其中之一。师父李可老中医在世时常常提到左季云先生的《伤寒论类方汇参》，并多次在不同的场合提到该书对他的医学之路影响极大，是他学中医的启蒙之书。闲谈中对左季云先生的敬佩之情经常情不自禁地溢于言表。正是带着这种深厚的感情，李可老对该书情有独钟，常常将它带在身边，在诊病之余，他对这本书给予了极大的关注，对书中的内容进行了大量的实践，并进行了批注，这是他老人家一生唯一批注的医书。

一、李可老批注本书的特点

李可老批注的这本书，有着以下比较鲜明的特点。

1.对药物剂量的关注贯穿全书，由于古今度量衡的发展变化，导致了现今药量的使用与汉代药量的使用有着极大的差别，在中医界存在较大的争议。李可老主张恢复《伤寒论》方剂的原有剂量来使用，只有恢复了药量的使用，才可使经方一剂知、二剂已的效如桴鼓的特点显现出来，才能在急危重症领域取得意想不到的效果，他根据柯雪帆教授的研究成果对古今的药量对比做了深入的考究和临床使用，取得了举世公认的医疗成就，并在他所著的《急危重症专辑》中详细地列出，中医不传之密在于量，这是大家都认同的观点，《伤寒论》中的各个方剂只要辨证准确，用之都立竿见影，但重要的是要恢复古中医的用药剂量。为方便读者查阅，现将古今药量对比列于下，以资读者参考：

（1）重量的折算

1斤=16两=250克

1两=15.625克=24铢（临床取15克）

1铢=100黍=0.65克（临床取0.7克）

（2）容量的计算

①液体的折算

1斗=2000毫升　　1升=200毫升　　1合=20毫升

1龠=10毫升　　1撮=2毫升　　1圭=0.5毫升

②固体物的折算：根据东汉1升为200毫升的标准，将各种与张仲景方药有关药物每升重量列表如下（表1）。

表1　各种药物重量每升重量一览表

品名	重量（克/升）	品名	重量（克/升）	品名	重量（克/升）
竹茹	24	薏苡仁	150	吴茱萸	80
白蜜	280	麦冬	120	䗪虫	44
蜀椒	50	葵子	140	浮小麦	100
半夏	120	小麦	140	苇茎	24
赤小豆	160	橘皮	40	香豉	124
桃仁	120	麻子仁	100	瓜蒌仁	100
杏仁	122	粳米	160	虻虫	16
赤石脂	218	五味子	90	芒硝	160
饴糖	270	葶苈子	120	蛴螬	60
酸枣仁	120	李根皮	80	薤白	60

（3）药物个数的折算（表2）

表2　各种药物每10枚重量一览表

<table>
<tr><th>品名</th><th>规格</th><th>重（克/10枚）</th><th>品名</th><th>规格</th><th>重（克/10枚）</th><th>品名</th><th>规格</th><th>重（克/10枚）</th></tr>
<tr><td rowspan="2">附子</td><td>大者</td><td>200</td><td rowspan="2">半夏</td><td>大者</td><td>20</td><td>杏仁</td><td>大者</td><td>4</td></tr>
<tr><td>中大</td><td>150</td><td>中大</td><td>15</td><td>桃仁</td><td>大者</td><td>4</td></tr>
<tr><td rowspan="2">川乌</td><td>大者</td><td>100</td><td>乌梅</td><td>中大</td><td>30</td><td rowspan="3">枳实</td><td>大者</td><td>100</td></tr>
<tr><td>中大</td><td>70</td><td>栀子</td><td>中大</td><td>15</td><td>中者</td><td>60</td></tr>
<tr><td>石膏</td><td>鸡蛋大</td><td>1000</td><td>大枣</td><td>中大</td><td>30</td><td>小者</td><td>30</td></tr>
<tr><td>獭肝</td><td>中大
（一具）</td><td>100</td><td>诃子</td><td>中大</td><td>45</td><td>虻虫</td><td>大者</td><td>1</td></tr>
<tr><td rowspan="4">全瓜蒌</td><td rowspan="4">中大</td><td rowspan="4">500</td><td>百合</td><td>大者</td><td>100</td><td>䗪虫</td><td>大者</td><td>9</td></tr>
<tr><td rowspan="3">甘遂</td><td rowspan="3">大者</td><td rowspan="3">25</td><td rowspan="2">水蛭</td><td>大者</td><td>30</td></tr>
<tr><td>中大</td><td>20</td></tr>
<tr><td>射干</td><td>去苗</td><td>15</td></tr>
</table>

（4）其他方法表示的剂量折算

①长度折算：厚朴一尺约30克，竹叶一握约12克。

②方寸匕的折算：由于药物的质量和结构不一样，只能统一方寸匕的大小，经测算，可用2.3厘米乘以2.3厘米大小的平面器具自然铲取药末冒尖，以不落为度，再用天平秤测即得该药剂的实际重量。被秤测的方药应加工极细粉末，以能冲服为宜。

③刀圭的折算：经考证，张仲景之用药量一刀圭或以钱匕，即为半方寸匕，云半钱匕者，即为四分之一方寸匕，书中凡言刀圭或钱匕、半钱匕者，均可参照前述方寸匕资料折合定量为克。

2. 对一些特殊药物的使用进一步讲明了使用方法，比如对麻黄的使用给出了4条建议：①尊古法先煎去上沫。②按1：2的比例加入地龙和蝉蜕抑制其烈性。③分次服用。④中病则止，不必尽剂。并根据他多年的临床实践明示，麻黄只有用量在30克以上时才有沫出现。

3. 对一些方剂的使用根据实践经验在治疗范围上有了一定拓展，比如书中对桂枝麻黄各半汤、麻黄二越婢一汤等方剂的批注中均有拓展使用。首次指出了“诸泻心汤与大小柴胡汤均为和剂”的论断，值得大家深研。

4. 在一些方剂使用条目下列出自己的医案来供大家学习体会。

5. 对左季云先生的某些解释提出反对意见，比如对书中大青龙汤的禁忌条下直接批注“危言耸听”，体现了李可老尊古而不泥古的治学风格。

二、李可老的学术观点和用药特点

李可老是当代的中医实践家，这是大家所公认的，李可老最大的贡献是通过大量的临床验证了古中医的伟大，并有机地融合了前贤郑钦安、黄元御和彭子益等人的学术观点，使古中医的理论在千年之后重新被现代社会正确认识，为古中医理论的系统化奠定了坚实的临床基础。李可老一生经验尽在《李可老中医急危重症经验专辑》一书中，在书中他将自己毕生的心得公布于世，而没有一丝保留，有许多患者按照书中的方法，比葫芦画瓢地自我处方，亦收到了良好效果。他在晚年不顾年高，多次赴广西等地，寻觅彭子益足迹，收集并点校出版了《圆运动的古中医学》及其续集，使这一本医医之书得以面世。李可老不仅是中医的脊梁，更是中医的希望，他所创立的以六经辨证为核心的理法方药和临床实践经验，必将为中医的将来开辟坦途大道。大师虽然已经远去，但是他留给我们的宝贵财富需要我们去继承和发扬，借着这个机会，我对师父的一些学术观点和大家不是很明了的一些用药特点总结如下，希望对后学者有所启发。

1.李可老的最大的贡献是通过大量的临床实践，穷毕生心血悟出了《伤寒论》的真谛，让现代人对《伤寒论》有了重新认识，展现了古中医的神奇与魅力，李可老言：《伤寒论》113方，其实只有两方，即理中汤和四逆汤。一语将看似无理路可寻的《伤寒论》变得简洁而富有哲理，并在此基础上提出了疾病治疗大法，即**顾肾气、保胃气，知犯何逆，随证治之，保得一分胃气，便有一份生机**。有些人不明其中之理，褒贬不一。如何理解呢，下面我以图示的方法来给大家讲明（图1、图2、图3、图4）。

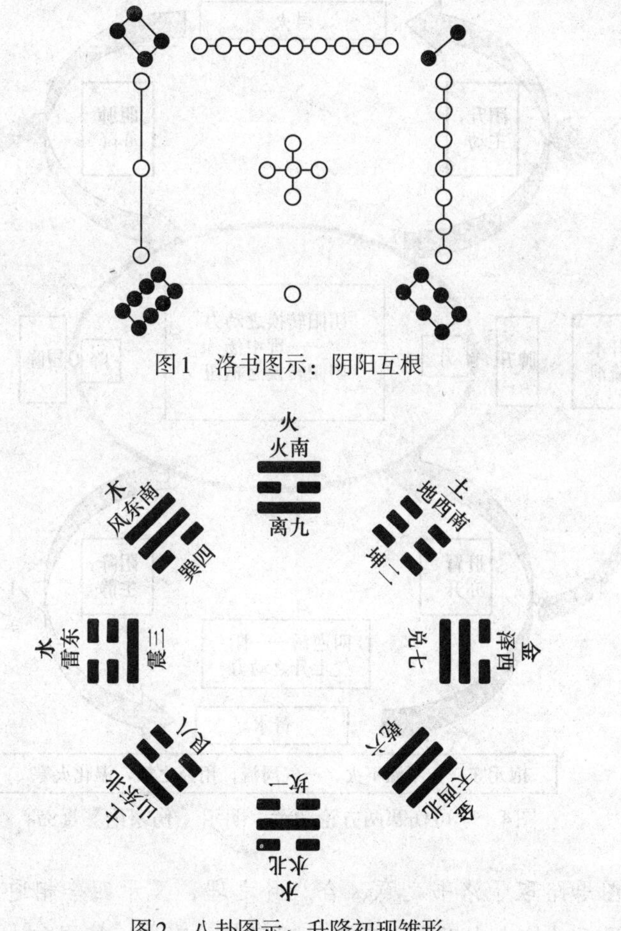

图1　洛书图示：阴阳互根

图2　八卦图示：升降初现雏形

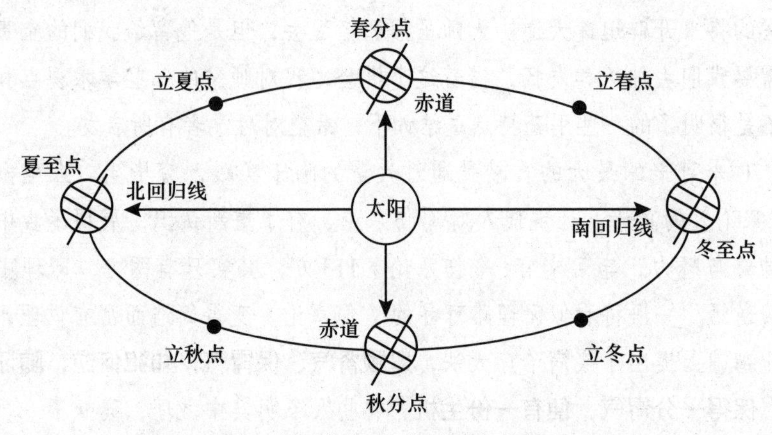

图3　节气图示：阳气升降规律尽现

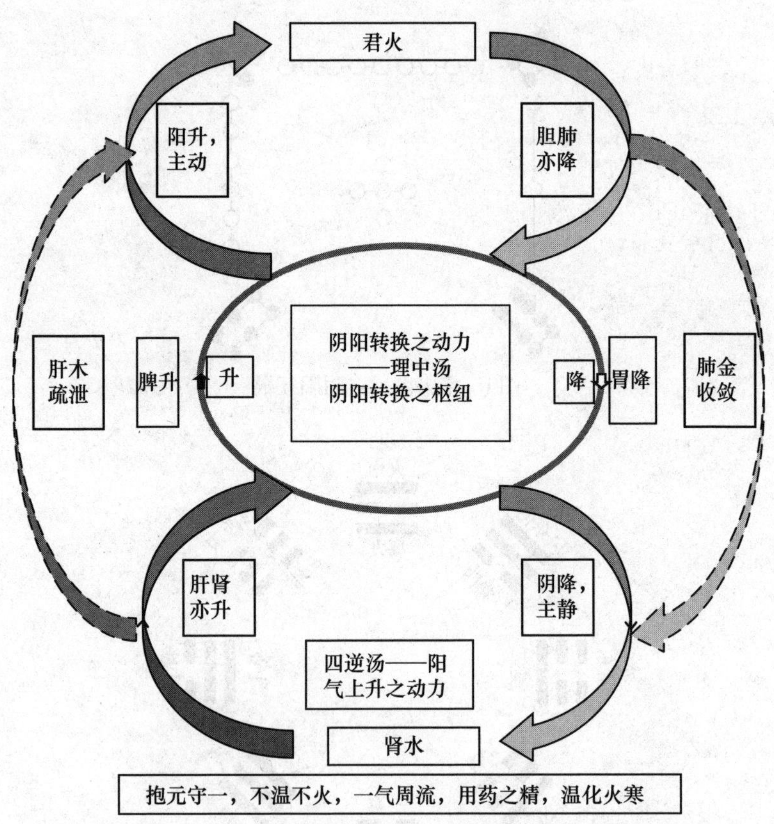

图4　李可伤寒两方论图示：明示《伤寒论》真谛

该图思路取于洛书之意，合八卦之理，又于四季相通，再合于人身，以圆运动的古中医学之理即可明了其中真谛，读者细心体会就会真正找到进入古中医之路的金钥匙。

世上万物都有阴阳，人体亦是如此。而人体阴阳混成一体，一气周流阴阳互根，如环无端，阴阳在升降的过程中互相转换，如此循环往复而为生命的动力之源。阳性动，主降；阴性静，主升。阳动而阴随。阳降阴升，阳降成阴，阴升化阳，那么阴阳的转换必有其枢机，中气的旋转升降就是阴阳转换的枢机所在。这个枢机功能的正常其关键在于中土的左旋右转，阳气经肺金的收敛而降于中土经中土的右旋下行而成阴，浊阴经二便外排，阴精之中蕴含一丝真阳藏于肾水而潜于坎位。阴上升的动力来源于阳气下行之力，阴气携坎中一丝真阳经肝木的疏泄，由中土左旋上升而化阳，成为温煦生命动力之相火，相火升至君火而含一丝真阴寄于离位，然后继续下行，如此生生不息成一生命的圆运动。那么我们就会发现维持这个圆运动的根本有两个：一是要解决阴阳转换枢机的正常运行，再一个要解决阴气化阳之动力即可保持身体的正常运行而不病。左季云在著《伤寒论类方汇参》中引用了不少清末火神郑钦安重视坎中真阳的观点，而黄元御和彭子益则重视中气的升降，综合两家之学术观点，在大量的实践基础上，师父李可老提出了《伤寒论》113方只有两方，即理中汤和四逆汤的著名论断，揭示了我们在治疗疾病中的基本思路：**顾肾气，保胃气，知犯何逆，随证治之**的治疗大法，这是李可老穷一生精力经过对《伤寒论》深入学习、实践之后的重要总结，对于我们的临床有着极为重要的指导意义。

李可老言：医圣张仲景创立六经辨证一整套的理法方药，统病于六经之内而囊括百法，是攻克世界性医学难题的一把金钥匙！

2.关于李可老破格大剂量使用附子的依据。提起李可老，有许多人都把他与大剂量使用附子联系起来，甚至非常牵强地把他归为火神派，这是对他的曲解，并非使用了附子就是火神派，使用了石膏就是清凉派，病至当用，砒霜亦为良药。**他常讲："我没有创什么派，只是回到汉代以前的中医之路，一定要冠个名，就用彭子益的古中医吧。"**跟随师父的几年，每每看他开方处药，如元帅一样指挥着一些桀骜不驯的大将去攻克一个又一个医学难题，风起云涌，激荡澎湃，激动中使人沉醉。现在网络和社会上流传有李可老很多的医案及方子，他方子的组成中规中矩，只要认真学习过《伤寒论》的人都可以很轻松地看懂他的方子，他的方子全部以经方为基础而组合加减，不出医圣所立之大法，且在剂量的使用上多有发挥。那么如何理解李可老频繁大量地使用附子这个问题呢？我们从医圣张仲景的《伤寒论》序言中来探索一下。

“夫天布五行，以运万类，人禀五常，以有五脏，经络腧腑，阴阳会通，玄冥幽微，变化难极，自非才高识妙，岂能探其理致哉！”这是医圣张仲景给我们后人的重要点化，天人一体是中医认识疾病和治疗疾病的一个重要根据，我们人体生于天地之间，必受天地运行、季节节气变化的影响，自然界有四季，人体也有四季，一年有四季，一天也有四季，一呼一吸亦有四季，如此来看待人与自然的关系，以天地运行规律合与人体即可明白医圣之遗训，与自然相通，合于四时维护阳气，调整人体阳气运行规律为仲景医学之真谛，具体可作如下理解。

春天万物生发，此时需要温煦阳气以给万物生发之基础动力，即**温阳**。夏天万物经过春天的生长生发，力量蓄积，此时需要给予万物营养而促进万物的生长发育，即**养阳**。秋天收敛由春到夏而生成的充满天地之间的阳气而下潜于地下，即**敛阳或潜阳**。冬季万物封藏，天地冷肃，使阳安于下而待来年升发，即**固阳**。春夏秋冬阳气由升而长，由敛潜而固，均离不开中土上下升降，以通为顺，即**通阳**。所以我们常说的扶阳不是大量使用附子、干姜等热药，而是顺应病情发展，看它在哪个季节而使用不同的方法，病至当用承气汤亦为扶阳之法，也就是说**扶阳的真谛就是用温阳、养阳、敛阳或潜阳、固阳、通阳的手段来保证机体的健康运行，所有的治疗与保健手段都是为了维护阳气的正常运行通路，最大限度减少真阳的耗损而延长生命时间。而不是看用什么药来判定是不是扶阳，如有需要石膏、大黄亦扶阳**。维护阳气是仲景学说的根本，是古中医的本来面目，整个《伤寒论》就是一个完整的顾护阳气的全过程，不可不知。另外要讲明的是大家对人体阳气认识上的一个误区，即阳气可以补回来，其实阳气消耗了是永远补不回来的，我们所有的治疗和后天的营养、锻炼、保健都是为了疏通阳气运行的线路，最低限度地减少我们先天真阳的耗损速度而已，社会上所流传的大补阳气之类的论说完全是一种忽悠的做法，如果丧失的真阳可以随便补回来，人不就可以永生了吗?

李可老使用附子逐日累加，有时从10克加起，有时直接就是100克，甚至200克开始，正是他深谙医圣之理，准确掌握病位所在的季节，合于天时，在不同的季节给予相应的阳气运行剂量，而非盲目大量使用附子。可以这样认为治病就是治四季，只要将人体之内的四季运行与自然的四季运行调整同步，与天地相和顺势而生，病疾可去。李可老经常以大剂附子，行霹雳手段阻遏病情之后，常以自拟的固本散来善后，正是一个顾护阳气、调整阳气运行规律的完整过程。

3.关于李可老使用相畏相反药治病的探讨，特别是大剂量的附子和大剂量的生半夏同用，不明其理者是畏之如虎，更不要说使用了。附子大辛大热，通行十二经，破阴驱寒使邪气外出，邪气外出通常有吐、汗、大小便外排。其中以大小便外排最为常用，特别是通过大便使邪气下泻以达治病的目的，即病出阳明为最佳选择，阳明以降为顺，阳明的降机为人体最大降机，因此保持阳明的通顺是治疗重大疾病的重中之重。半夏降逆止呕，为强降阳明的一位大将，强降阳明而不伤根本。李可老在附子使用量在100克以上时，常将生半夏保持在130克的用量，这样可以保证附子等其他药物所驱赶至阳明的邪气可以很顺畅地排泄出去，打通邪气外出通道，而不至于使邪气聚在阳明而产生各种症状，包括所谓的附子伤阴等现象。李可老一生如此使用从未发生过意外情况。需要说明的是附子在用到60克以上时，炙甘草必须保持60克以上的用量，炙甘草为大补脾土之要药，补土服火是炙甘草与附子配伍使用的理论基础。生半夏在使用130克以上时，生姜的使用量必须保持在90克以上，如服药后仍有呕吐，需在药中再加入生姜汁10ml，增加阳明下降动力是生姜与半夏使用的理论基础。对于其他的反药畏药的使用我们会在以后的案例中逐步加以说明。李可老所创立的法度不是简单地模仿，而是要立足于经典，回归古中医的本来面目，才能逐步地理会和掌握前贤留给我们的宝贵财富。

李可老虽然远去，但他精神依然闪烁，他是中医路上的一个灯塔，是中医史上的一座丰碑，整理总结他的学术经验是我与众位师兄弟的毕生事业，我们愿为中医的传承和发扬尽绵薄之力，鞠躬尽瘁，勇往直前！

对这本书的批注是李可老的遗留之书，在整理时尽量保持原来的形式，包括文中画横线和用方框的地方都做了保留，力求能以真实的面目呈现给读者。其中的深意未敢妄加揣测，望读者自行领会。

张宗祥

2016年5月15日于济水之源

序言

夫伤寒者，外感之总名也。而《伤寒论》者，又总论外感之成书也。故仲景《伤寒论》，实为中医治病群方之祖，论中三百九十七法，一百一十三方，神明变化，包举概况。不仅用治伤寒由来已久，明乎此则六淫之病无不通贯矣。盖《伤寒论》专论六气之邪，而后人误为专论伤寒，无惑乎恒多窒塞不通。自汉唐以迄清末，如王叔和、孙思邈、成无己诸先辈著作，于《伤寒论》多所发明，皆仲景功臣也。然读是书者，非苦辞旨古奥，即訾统系混淆。加以是丹非素，莫衷一是，割截剪裁，愈改愈晦。至有终身诵其书而不能了然于心者，遂使至要之心传不能轩露人寰，讵非憾事。季云肆力医学，念年于兹，窃以为中医之精神意义，出奇制胜，诚有不可思议者。特其著书方式，条理不清，不免贻人口实耳。于此中西医学互相角逐之秋，但能于伤寒精义，显揭披露，明其当然与夫所以然之故，自足有补于世，有功于仲景，固不必沾沾以著述为能也。徐洄溪云：方之治病有定，病之变迁无定。知其病之千变万化，而应用不爽，庶能穷流溯源，病无遁情矣。后学津梁其在斯乎！其在斯乎！用是采科学之体例，述仲景之心法，宗洄溪之方式，以方名编次，不类经而类方。且繁征博引，为见证施治之准绳，必不拘于一经二经，单传双传，自与仲景之意无不符合。盖法者，方也。必有法乃可云方。案者，断也。必能断方可云案。若非步武前哲，安能有此学术。是故专读仲景书不读后贤书不可，仅读后贤书不读仲景书亦不可。何则？尚时方者，类少

融寒温与一炉，庶几外感无遗蕴，引申六经八纲之理，用治内伤杂症，则包罗万象。

大论113方，使用桂枝43方，干姜24方，附子23方（近人统计34方）包括5首乌头汤类方。

实学。而潜心古训者，又类多不合时宜。必二者兼而能之，乃克有济。兹编以仲景成法、时贤诸案、名医杰作、准古酌今汇合一编，参以新式标题名目，俾对证而求方，因方而援案，因案而知所取舍，先圣后贤，如晤一室。两千年来大法微言，昭如日月。岂非至简至便，至显至明之法乎？区区之心，窃慕乎此，此伤寒论类方法案汇参之所由作也。计自纂集成帙，时阅廿载，稿凡五易，始毕乃事。后之学者，开卷豁然，不至如雾里看山，难得真相。倘所谓梓匠与人以规矩者非也。诚能以所引诸书，广为搜索，再事增益，俾医学缉熙于光明则大幸矣。

公元一九二七年在彊圉单于春正月中浣四川江北洛碛左季云序

目录

第一章　桂枝汤类

第一节　桂枝汤

一、用量

☜桂枝45克，芍药45克，炙甘草30克，生姜45克。（以新订剂量治各类桂枝汤证，有覆杯而愈之效。）

（一）仲景

《伤寒论》剂量最新《伤寒论》剂量最新资料：圭=0.5毫升，龠=10毫升，撮=2毫升（液体）。升约200毫升，合=20毫升，斤——一斤约为250毫升，两=15.625克。［1981年考古学家发现汉代“权”（度量衡器）由此推算出来。］方寸匕=2.74毫升，金石药末2克，草木药末1克，一钱匕=1.5~1.8克。一铢=0.7克，蜀椒一升为50克，麦冬二升为50克，半夏一升为130克，虻虫一升=16克，附子一枚大者20克、中者15克，杏仁大者10枚=4克，栀子中大者10枚=15克，吴茱萸一升50克，枳实一枚14.4克。半方寸匕=一刀圭或一钱匕=1.5克。乌头小一枚3克，大一枚5到6克。（又见1988年1月9日中医药信息报2版《千古疑难有新论》）☞

桂枝三两，去皮　芍药三两　甘草二两，炙　生姜三两，切　大枣十二枚，擘

（二）洄溪

☜此处所引洄溪用量，录自《伤寒约编》，据考，此书并非洄溪本人所作，其所用经方，多违仲景法度，细看自明。

桂枝钱半　芍药钱半，酒炒　甘草五分　大枣三枚　生姜三片

二、定义

此因伤寒或中风，而又脉弱自汗。为制滋阴和阳、调和营卫、解肌达表之温方也。

三、病状

1. 太阳中风，啬啬恶寒，淅淅恶风，翕翕发热，鼻鸣干呕者，桂枝汤主之。

太阳中风者，阳受风气而未及乎阴也。

啬啬恶寒，淅淅恶风者，谓肌腠疏缓，卫气不谐。虽无寒而若不能禁，虽无风而常觉洒淅也。翕，越也、动也、盛也。鼻鸣，嘘也。干呕，风邪干胃也。但就鼻鸣、干呕而论，似属阳明、少阳兼证。益从阳明、少阳施治，不知脏腑相通，原不必处处皆治。良

以病从阳明而来，主以桂枝汤则太阳之外邪去，而他病自愈也。余皆准此。

2. 太阳病，头痛发热，汗出恶风者。

此桂枝汤总证。

3. 太阳病，下之后，其气上冲者，可与桂枝汤。方用前法。若不上冲者，不可与之。

此误下之症，误下而仍上冲，则邪气犹在阳分，故仍用桂枝发表。若不上冲，则其邪已下陷，变病不一，当随证施治。论中误治诸法，详观自明。

4. 太阳病，初服桂枝汤，反烦不解者，先刺风池、风府，却与桂枝汤则愈。

现代伤寒派多认为伤寒六经与经络无关，不过是六个“证候群”而已，实在是糟蹋了《伤寒论》。

此非误治。因风邪凝结于太阳之要路，则药力不能流通，故刺以解其结。盖邪风太甚，不仅在卫而在经，须刺之以泄经气。

风府一穴，在顶上入发际一寸，大筋内宛宛中，督脉阳维之会也。刺入四分，留三呼。风池一穴，在颞颥后发际陷者中，足少阳阳维之会。针入三分，留三呼。

5. 太阳病，发热汗出者，此为营弱卫强，故使汗出，欲救风邪者，宜桂枝汤。

提出“风邪”二字，见桂枝为祛风要药。

6. 病常自汗出者，此为荣气和。荣气和者，外不谐，以卫气不共荣气和谐故尔。荣气和者，言荣气不病，非调和之和。以荣行脉中，卫行脉外，复发其汗，荣卫和则愈，宜桂枝汤。

自汗与发汗迥别。自汗乃荣卫相离，发汗使荣卫相合。自汗伤正，发汗祛邪。复发者因其自汗而更发之，则荣卫和而自汗反止矣。或问：伤风自汗与中暍自汗皆相似，伤寒无汗与冬温无汗皆相类，敢问如何不同？曰：伤风不渴，中暍即渴。伤寒脉浮紧，冬温脉不浮也（此条重在“常”字）。

7. 病人脏无他病，时发热，自汗出而不愈者，此卫气不和也。先其时未热之时发汗则愈，宜桂枝汤。

无他病太阳诸证不必备，而惟发热自汗，故亦用桂枝汤。

前条自汗，因发热有时，系表邪未清，故时自汗。此条自汗觉无热而常出，系表邪毫无，故常汗。易言之，常出者，无表邪也。时出者，有表邪也。是故上条之常出，指阳虚言。本条之自出，指表邪言（此条重在“发热”二字）。

脏无他病云者，谓内无他病，外有表邪也。何也？以其发热故也。

8. 伤寒，不大便六七日（宜下之候），头痛有热者，未可与承气汤。太阳证仍在，不得以日久不便而下也。按“未可”二字，从《金匮》增入，《伤寒论》失此二字。其小便清者，知不在里仍在表也。便赤为里有热。当须发汗。若头痛者，必衄。汗出而头痛未解，则血蕴热在经，而血动矣。宜桂枝汤。

9. 伤寒，医下之，续得下利清谷不止。里证。身疼痛者，表证。当急救里。此误下之症，邪在外而引之入阴，故便清谷。阳气下脱可危，虽表证未除，而救里为急。《伤寒论》不可下篇云：误下寒多者，便清谷。热多者，便脓血。后身疼痛清便自调者，急当救里。清谷已止，疼痛未除，仍从表治。盖凡病当先表后里，惟下利清谷则以扶阳为急，而表证为缓也。表里分治，而秩序不乱。欲以一方治数症，必至两误。救里宜四逆汤，救表宜桂枝汤。

急当救里：里，当作“表”。

治病要言，看意体会，加深理解，大原则，不可违。

10. 下利、腹胀满，里证。身疼痛者，表证。先温其里，乃攻其表。温里，宜四逆汤。攻表，宜桂枝汤。

此节属厥阴证，未必由误治而得。然既见表证，亦宜兼治。

11. 吐利止，而身痛不休者，当消息和解其外，宜桂枝汤小和之。里证除而表证犹在，仍宜用桂枝法。轻其剂而加减之可也。

12. 伤寒大下后，复发汗，再误。心下痞，邪入中焦。恶寒者，表未解也。不可攻痞，当先解表。表解，乃可攻痞。解表，宜桂枝汤。攻痞，宜大黄黄连泻心汤。苦寒开降之法详见后。

或问：伤风汗自出，用桂枝汤以散其邪。伤寒无汗，用麻黄汤以发其汗。又言表证未解者，用桂枝汤。其理似乎相反？曰：伤风汗出，腠理既开。伤寒已汗后，腠理亦开。并用桂枝汤以解肌，可谓宜矣。

13. 太阳病，外证未解者，不可下也，此禁下总诀。下之为逆。欲解外者，宜桂枝汤主之。

言虽有当下之证，而外证未除，亦不可下，仍宜解外而后下也。

四、脉象

1. 太阳中风，阳浮而阴弱。阳浮者，热自发。阴弱者，汗自出。

寸阳浮，则主卫阳外越，故热自发。尺阴弱，则营血受伤，营为卫之守，营不守卫，故卫气外泄而自汗。故本汤认证，以自汗为主。

外感，则寸为阳，尺为阴。内伤，则当以脏腑分部，腑为阳，浮以候之；脏为阴，沉以候之。

桂枝证之脉，有阳浮阴弱者。阳谓寸脉，阴谓尺脉。言病在上不在下也，不可以阴弱指为阴虚。故柯韵伯曰：如所云头痛发热、恶寒恶风、鼻鸣干呕等病，但见一症即是，不必悉具，惟以脉弱自汗为主耳。

2. 太阳病，外证未解，脉浮弱者，当以汗解，宜桂枝汤。

病虽过期，而脉症属太阳，仍不离桂枝法。

3. 太阳病，先发汗不解，而复下之。脉浮者不愈，浮为在外，而反下之，故令不愈。今脉浮，故知在外。当须解外则愈，宜桂枝汤主之。

脉浮而下，此为误下。下后仍浮，则邪不因误下而陷入，仍在太阳，不得因已汗下，而不复用桂枝也。

病机向上，向外，当先解外，下则引邪深入，故为误。

4. 阳明病，脉迟、汗出多、微恶寒者，表未解也。可发汗，宜桂枝汤。

阳明本自多汗，但不恶寒而恶热，今多汗而犹恶寒，则仍在太阳矣。虽阳明病，而治从太阳。

5. 伤寒发汗，解半日许，复烦，脉浮数者，可更发汗，宜桂枝汤。

发汗未透，故烦。乃服药不及之故。

6. 太阴病，脉浮者，可发汗，宜桂枝汤。

太阴本无汗法，因其脉独浮，则邪仍在表，故亦用桂枝。从脉不从症也。

☞舍症从脉一例，当分主次，从舍之间，看何者危及生命！

7. 病人烦热，汗出则解，又如疟状，有时复热。日晡所发热者，属阳明也。日晡发热，则为阳明之潮热，而非疟矣。脉实者，宜下之。脉虚浮者，宜发汗。一症而治法迥别，全以脉为凭。此亦从脉而不从症之法。下之，与大承气汤。发汗，宜桂枝汤。

五、药解

本方用桂枝发汗，即用芍药止汗。生姜之辛，佐桂枝以解肌。大枣之甘，佐芍药以利里。甘草甘平，安内攘外。用以调和气血者，即以调和表里，且以调和诸药矣。

本汤姜、枣为主要之品。成无已注云：以甘缓之，以辛散之，故辛散为开卷第一方也。盖姜、枣具安内攘外之功，故桂枝汤重之。即单用二物，亦为正治。

桂枝，能活动脉之血者也。芍药，能活静脉之血者也。动脉为阳，故曰桂枝为阳药。静脉为阴，故曰芍药为阴药。动脉之血，由心以达周身血管，其地位由小而大，桂枝辅之，故曰桂枝发散为阳。静脉之血，由毛细血管以归于心，其地位由大而小，故曰芍药收敛为阴。一散一收，互为起讫，如环无端，依道运行。

本汤芍药宜用赤芍药之治验

马亨道庚戌春，病发热、头疼、鼻鸣、恶心、自汗、恶风，宛然桂枝证也。时贼马破仪真三日，市无芍药，自诣圃园采芍药以利剂。一医曰：此赤芍药耳，安可用也？许叔微曰：此正当用，再啜而微汗解。

论曰：仲景桂枝加减法，十有九证但云芍药。《圣惠方》

皆称赤芍药,《孙尚药方》皆曰白芍药。《圣惠方》,太宗朝翰林王怀隐编集。孙兆为国朝医师,不应如此背戾?然赤者利,白者补,予尝以此难名医,皆愕然失措。按《神农本草》称:芍药主邪气、腹痛、利小便、通顺血脉、利膀胱、大小肠、时行寒热,则全是赤芍药也。又桂枝第九证云:微寒者,去赤芍药,盖惧芍药之寒也。惟芍药甘草汤一证云:白芍药,谓其两胫拘急,血寒也。故用白芍药以补,非此证也。《素问》云:涩者,阳气有余也。阳气有余,为身热无汗。阴气有余,为多汗身寒。伤寒脉涩,身无汗,盖邪中阴气,故阳有余,非麻黄不能发散。中风脉滑,多汗、身寒,盖邪中阳气,故阴有余,非赤芍药不能劫其阴邪。然则桂枝用芍药赤者明矣(参《百证歌》)。

本汤桂枝非肉桂之治验

里间张太医家,一妇病伤寒,发热、恶风、自汗、脉浮而弱。许叔微曰:当服桂枝。彼云:家有自合者,许令三啜之,而病不除。询其药用肉桂耳。许曰:肉桂与桂枝不同。许自治以桂枝汤一啜而解。论曰:仲景论用桂枝者,盖取桂枝轻薄者耳,非肉桂之肉厚也。盖肉桂厚实,治五脏用之,取其镇重。桂枝清轻,治伤寒用之,取其发散。今人一例,是以无功。

六、煮服法

本论"煮""煎""熬"☞三字含义:"煮":加热煮沸,文火武火依药物而定。"煎":浓缩,大小柴胡汤、柴胡桂枝汤、干姜汤、三泻心汤,旋覆代赭汤,皆要求煮后去渣再煎,意即浓缩。"熬":炒、焙、烘。

上五味㕮咀,以水七升,微火煮取三升。去滓,适寒温,服一升(凡云一升者准今六勺七抄)。服已须臾,啜热稀粥一升余,以助药力。试分释如下。

(一)㕮咀与锉如麻豆之考据及意义

仲景云:锉如麻豆大与㕮咀同义。夫㕮咀者,古之制也。古无铁刃,以口咬细令如麻豆大,为粗药煎之,使药水清饮于腹中,易升易散,此所谓㕮咀也。今人以刀器锉如麻豆大,此㕮咀之易成者。若一概为细末,则不分清浊矣。经曰：清阳发腠理，浊阴归五脏，果何谓耶？又曰：清阳实四肢，浊阴归六腑是也。㕮咀之法，取汁清易循经络，故古人制㕮咀锉如麻豆大，煮清汁饮之，名曰汤。所以入经络攻病取快。

释音　㕮咀曰号上音父。下才与切。嚼也。锉如麻颗也。

（二）啜薄粥之解释

桂枝本不能发汗，故须助以热粥。《内经》云：谷入于胃，以传于肺，肺主皮毛，汗所从出。啜粥，充胃气以达于肺也。观此可知伤寒不禁食，亦可见复方之妙用。

徐洄溪云：仲景用桂枝等药，犹恐其营中阴气为风火所煽，而消耗于内，不能滋润和泽，托邪于外。于是啜薄粥以助胃气，以益津液，此服桂枝汤之良法。凡发汗之方，皆可类推。汗之必资于津液者如此。

释音　啜：昌悦切。饮水也。

七、服后现象

1. 温覆令一时许，遍身漐漐微似有汗者，益佳。不可令如水流漓，病必不除，此解肌之法也。若如水流漓，则动荣气，卫邪仍在。

徐洄溪云：总之有病之人不可过凉，亦不宜太暖，无事不可令出汗，惟服药之时宜令小汗。服本汤已，温覆令微似汗，不可如水淋漓，此其法也。

2. 若一服汗出病瘥，停后服，不必尽剂。若不汗，更服依前法。又不汗，后服小促，其间半日许，令三服尽。若病重者，一日一夜服，周时观之。服一剂尽，病证犹在者，更作服。若汗不出，乃服至二三剂。

桂枝汤全料，谓之一剂。三分之一，谓之一服。古一两，今二钱零。则一剂之药，除姜、枣仅一两六钱零，一服不过五钱零矣。治伤寒大证，分两不过如此。

释音　漐漐：音蛰。谓使周身漐漐然似乎有汗者，无非欲其皮间毛窍暂开而邪散也。

八、食禁

凡服桂枝汤后，禁生冷、黏滑、肉、面、五辛、酒酪、臭恶等物。

桂枝汤四禁。☞

九、禁用

1. 桂枝汤本为解肌，若其人脉浮紧发热汗不出，不可与也。当须识此，勿令误也。

识（zhì）：牢记。☞

桂枝本为解肌，而不可用以发汗，解肌者，解散肌表之邪，与麻黄之发汗不同。故惟中风发热，脉浮缓，自汗出者为宜。若其人脉浮紧，发热，汗不出，则是太阳麻黄汤证。设误与桂枝必致汗不出而烦躁，甚则斑黄狂乱，无所不至矣。此桂枝汤之大禁也。故曰不可与也，勿令误也。仲景叮咛之意至矣。

麻桂下咽，阳盛则毙。☞

2. 若酒客病不可与桂枝汤。得汤则呕，以酒客不喜甘故也。

酒客内热，喜辛而恶甘。桂枝汤酒客得之则中满而呕。

内热者禁。☞

3. 凡服桂枝汤吐者，其后必吐脓血也。

内热者服桂枝汤则吐，如酒客之类也。既亡津液，又为热所搏，其后必吐脓血。吐脓血，谓之肺痈。

4. 温病。

桂枝汤主温里，为温邪里热之大忌。故叔和谓桂枝下咽，阳盛则毙。考《医林改错》云：发热有汗之证，从未见桂枝汤治愈一人。杨素园大不以为然，谓常治风伤卫证，半剂辄愈。王孟英谓改错所云者，乃温热证也。若风寒伤卫，岂可不尊圣法。余亦谓然。

用桂枝汤证之要诀

凡桂枝汤证，病者常自汗出，小便不数，手足温和。或手足指稍露之则微冷，覆之则温。浑身热、微烦而又憎寒，始可行之。若病者身无汗，小便数，或手足逆冷，不恶寒，反恶热，或饮酒后，慎行桂枝汤也。

十、本汤治风寒与白虎加人参汤治风热辨

长沙桂枝证，风寒病也。然往往昔人知有风寒，而不知有风热。《伤寒论》又云：服桂枝汤大汗出后，大烦渴不解，脉洪大者，白虎加人参汤主之，岂非以风寒药治风热病之变证哉？汉代且然，况后人乎！

风热，即风温也。四时皆有，冬春为甚。

十一、本汤发汗当注意

本汤为表虚风寒，直中肌腠者设。故其方有芍药、大枣。其法有啜稀馍。使漐漐汗出而解，不可令如水淋漓，此当注意也。

十二、服本汤汗出与服柴胡汤汗出现状不同

服桂枝汤，必当先烦，乃汗出而解。服柴胡汤，必蒸蒸而振，却发热汗出而解。此烦此振，亦战汗也。

十三、本汤治阴维、阳维之创论

《二十九难》曰：阳维为病苦寒热，阴维为病苦心痛。越人但有是说，而无治法。后人以桂枝汤为治，可谓中肯。盖阳维，维于阳，属于卫也，故为寒热。阴维，维于阴，属于营也，故为心痛。桂枝汤有和营卫调阴阳之力，适合比例以治也。

十四、本汤加胶饴之功用

桂枝汤主散表邪，建中汤主立中气，本汤加饴糖一升名小建中汤。表里补泻之功用，即因之各异矣。

十五、本汤出入加减之心法

仲圣以一桂枝汤加龙骨、牡蛎，即治男子失精、女子梦交之证。

加胶饴为建中，即治里急梦遗。加胶饴、黄芪，更治虚劳诸不足之证。出入加减，无投不利。何后人一见桂枝，即指为伤寒之剂而不敢用也。若知仲景治虚劳之义，则得其心法矣。盖桂枝汤，辛甘而温之品也。若啜稀粥，温覆取汗，则发荣卫以逐外邪。即经曰：辛甘发散为阳，是以辛为主也。若加龙、牡、胶、芪则补固中外，以治虚劳。即经曰：劳者温之，甘药调之，是以甘温为主也。谁谓仲景但能治外感，而不能治内伤哉！

十六、本汤四时加减之要诀

按：《活人书》云：桂枝汤自西北人四时行之，无不应验。江淮间，惟冬及春可行之。春末及夏至以前，桂枝证可加黄芩一分，谓之阳旦汤。夏至后，可加知母一两、石膏一两，或加升麻一分。若病素虚寒者，不必加减。

十七、本汤兼治

按：桂枝汤乃调和阴阳，彻上彻下，能内能外之方。非仅仲景原文所论病条而已。想仲景立法之日，当是邪在太阳卫分时说法，就未言及别证皆可以用得。今人不明原意，死守成法，不敢变通，由其不识变化之机也。予临证时多用此方，应手辄效。因思仲景之方，原不仅治一伤风证，凡属太阳经地面之病，皆可用之。兹将经验病状，列举备采。

（一）胸腹痛，背亦彻痛者

太阳之气，由下而上至胸腹，寒邪逆于太阳，则气机不畅，致胸腹痛，背亦彻痛。太阳行身之背，因腹中之气不畅，背亦受之。故桂枝汤可治之愈。

（二）通身寒冷

寒为太阳之本气，今见通体恶寒，是邪犯太阳之本气也。桂枝汤能扶太阳之气，故可治之愈。

（三）小儿角弓反张，手足抽掣

太阳行身之背，因风中于背之太阳，经气不舒、卒闭，故见角弓反张。桂枝汤力能宣太阳之风邪，故可治之愈。

☞不效，可加止痉散。

（四）脑后生疮

脑后者，太阳经脉之所注也。风寒之邪，逆于脑后，抑郁成疮。桂枝汤宣散太阳之邪，故可治之愈（太阳行身之背，所有背上诸疮，以及一搭中搭之类，皆可用也）。

（五）周身皮肤作痒，时而恶风

周身毛窍，乃太阳寒水化气出路。风寒之邪，外干而不得入，逆于皮肤，抑郁生热，故周身作痒。桂枝汤能宣太阳抑郁之气，故可治之愈。

（六）足跟痛，痛彻腰股

☞此证多责之肾元虚惫，桂枝汤多不效。

足跟与腰背，皆太阳经循行之道。因寒邪内闭，故见以上病形。桂枝汤能输太阳之气，故可治之愈。

（七）小儿腮肿发热恶风

☞邪由太阳犯少阳之边界，犹未入于少阳，用桂枝汤截断传入少阳之路，妙！

两腮近耳下，乃少阳、阳明地位，似不可与桂枝汤。今用此方可治之愈者，因其发热恶风，知太阳之邪逆于此也。

（八）小儿发热痘出

盖痘本胎毒，欲出于外，必得太阳真气鼓动，方能引痘外出。桂枝汤扶助太阳之气，气伸而毒尽越于外，不遗于内，故兼能治痘也。

（九）妇人妊娠恶阻

妇人初妊，经气卒然不舒，营卫之气不畅，故见恶阻。桂枝汤能宣营卫，协和阴阳，故可治之愈。

（十）发热、恶风、下利，日数十次

风邪犯太阳，则表气不通。表气不通，则里气不顺。邪陷于下，故见下痢。桂枝汤宣风外出，表气顺则太阳之气升而不陷，故痢可愈。

（十一）寒霍乱后，身犹痛者

（十二）自汗盗汗，虚疟虚痢

柯韵伯曰：予常以此汤治自汗、盗汗、虚疟、虚痢，随手而愈。盖以芍药微苦、微寒，能益阴敛血、内和营气。先辈谓无汗不得用桂枝汤者，以芍药能止汗也。

按：此方伤寒门尚有数症可用，至于加减变通，实多奇异，仲景已言之矣。

为本书一大特色，☞启示吾人，伤寒之理法方药，可通治内伤诸疾。

十八、本汤对举合勘之点

（一）《伤寒论》原文

如上述。

（二）《金匮》原文

1. 治下利后，腹胀满，身体疼痛者，先温其里，乃攻其表。温里宜四逆汤，攻表宜桂枝汤。

2. 治妇人得平脉，阴脉小弱，其人渴，不能食，无寒热，名妊娠，桂枝汤主之。于法六十日当有此证，设有医治逆者，却一月加吐下者则绝之。

第二节　桂枝加附子汤

一、用量

（一）仲景

于桂枝汤内加附子一枚，炮去皮，破八片，余依前法。

（二）洄溪

桂枝汤内加炮附子一钱半。

二、定义

此因发汗太过，津脱阳虚，为制招补亡阳、散寒止汗、并御虚阳之温方也。

三、病状

太阳病，发汗遂漏不止。此发汗太过如水淋漓，或药不对症之故。其人恶风，中风本恶风，汗后当愈。今仍恶风，则表邪未尽也。小便难，津液少。四肢微急，难以屈伸者，四肢为诸阳之有时出现,脚挛急。本，急难屈伸，乃津脱阳虚之象，但不至亡阳耳。若更甚而厥冷恶寒，则有阳脱之虑，当用四逆汤矣。桂枝加附子汤主之。

四、脉象

浮而大。

五、药解

1. 是方以附子加入桂枝汤中，大补表阳也。表阳密则漏汗自止，恶风自罢矣。津止阳回，则小便自利，四肢自柔矣。是故桂枝、附子同服，则能止汗回阳。

2. 此汤为表证未除，心力已衰者而设也。心主营，营弱者汗自出，汗出则阳走。附子味辛，能刺激腺体，使分泌旺盛，其气温补心，又为强心专剂。

六、煮服法

上六味，以水七升，煮取三升，去滓，温服一升。

按：近用附子之方，必嘱冷服，恐热服令人呕吐。此云温服一升，系指漏汗无虚热而言，若内有虚热者，则凉服为是。

七、服后现象

服附子微有热象及小便短赤者，是阳回之佳象。今人以服附子而见舌干燥渴，疑惑附子所致，复投寒凉，前功尽弃，良可叹矣。更有视附子为毒药，遇有发热口渴，虽脉已细数，虚脱在即，竟不敢用，不得已亦以淡附塞责，可嗟孰甚！故舒驰远曰：用桂附诸汤，惟恐其阴不去而阳不回，服后微有热象及小便短赤者最妙。可见姜、附之不忌口渴舌燥，观此益信。

八、本证漏不止与大汗出之异点

服桂枝汤大汗出，而大烦渴，是阳陷于里，急当滋阴，故用白虎加参汤以和之。此用麻黄汤发汗，遂漏不止，而不烦渴，是阳亡于外，急当扶阳，故用桂枝加附汤固之。要言之，发汗之剂，用桂枝不当，则阳陷于里者多；用麻黄不当，则阳亡于外者多。因桂枝汤中有芍药而无麻黄，故虽大汗出而玄府尚能自闭，但能使阳盛，断不致亡阳，同一不当也。而有阳陷宜滋阴，阳亡宜扶阳之别如此。

九、本证漏不止与真武汤汗出不解之异点

此证发汗，汗遂不止。是阳中之阳虚，不能摄汗。所以本证之恶风不除，而变证有四肢拘急之表，小便难之里。故仍用桂枝加附子以固太阳卫外之气。彼证发汗，汗遂不止，是阴中之阳虚，汗虽出而不彻。所以彼证之发热不除，而变证见头眩身振之表，心下悸之里。故假真武汤以固坎中真阴之本。就两汤本证变证发现之比较，则两汤用药之异点明矣。简言之，真武汤是救里寒亡阳之失，急于回阳者。本汤是救表寒漏风之失，急于温经者。

十、本证漏不止与自汗出用芍药甘草汤似同实异之点

彼证脚挛急，在未汗前是阴虚。此证四肢急，在发汗后是阳虚。且自汗因心烦，其出微，而遂漏。因亡阳，故不止，小便数，尚不难，恶寒微，不若恶风之甚，脚挛急，尚轻于四肢不利。要言之，此之微、急、难以屈伸，是诸寒收引。彼之两胫拘急，是阴液不养其筋，一为阴竭，一为阳亡。且即此而悟阴虚阳虚之病，此其似同实异之点也。

附：《医医病书》自汗论

自汗不止，今人悉用黄芪、浮麦，他法概不知之。

1. 伤寒漏汗，治以桂枝加附子汤。

2. 中风自汗，治以桂枝汤。

3. 风温自汗，治以辛凉，佐以苦甘，如桑叶、连翘之类。

4. 中暑自汗，治以白虎。狂汗不止，脉芤者，加以人参，亦有用生脉散处。

5. 阳虚自汗，轻则用人参、黄芪，重则用桂枝、术、甘。

6. 肺虚自汗，用沙参、麦冬、五味子、霜桑叶之类。

7. 心虚自汗，用秋小麦、人参、枸杞、柏子、龟甲之类。重者，用龙骨、牡蛎、救逆汤。

8. 阴虚不受阳纳之自汗，即盗汗。治以介属潜阳，大固肾气。

9. 湿家燥家自汗，均以护阳为主。

10. 痰饮咳嗽自汗，即用发汗之麻黄，单用其根，以收太阳归纳之气。

附录：《伤寒指掌》自汗论

1. 伤风则恶风自汗。

2. 伤湿则身重自汗。

3. 中暑则脉虚、烦渴、自汗。

4. 湿温则妄言自汗。

5. 风温则鼾眠自汗。

6. 柔痉则搐搦自汗。

7. 阳明则潮热自汗。

8. 劳倦则身倦自汗。

9. 亡阳则漏不止自汗。阳明胃土虚，中寒，脾不约束津液，横溢四肢，犹如阴淫盛雨滂沱，故汗出而冷也。

十一、本证小便难与五苓散相似之点

此汤小便难，是膀胱之水寒结，与五苓散之水结相似，故五苓用桂以温之。此方更加附子者，正所以温散水结也。

日本人以此方治☞其人，素有寒饮，生平有时发作头痛，发则一二日或四五日，甚者呕逆，绝饮食，恶药气，每逢阴雨天加重等。

第三节　桂枝加桂汤

一、用量

(一)仲景

于桂枝汤原方内，加桂二两。

(二)洄溪

肉桂钱半，去皮　白芍钱半，酒炒　桂枝八分　甘草六分　生姜三片　大枣三枚

水煎，去滓，温服。

二、定义

此阳虚不解，阴邪乘虚冲心，欲作奔豚。为制和营散邪、益火消阴之温方也。

三、病状

太阳伤寒者，烧针令其汗，针处被寒，复感新寒。核起而赤者，必发奔豚。气从少腹上冲心者，灸其核上各一壮。不止一针，故云各一壮。且灸法不循穴道，亦甚易。与桂枝加桂汤，烧针取汗，亦汗法。兹因针失慎，致外被寒袭，火郁于中，血不流行，结肿核赤起矣。又因卒然加针时，心畏而惊。《金匮要略》曰：病有奔豚，从惊发得之，所以肾邪乘心之虚，上凌心阳而发奔豚也。奔豚者，肾邪也。先灸核上各一壮者，外去寒邪也。

四、脉象

弦紧细。

五、药解

1. 太阳风邪，因烧针复感于寒，用桂枝汤解外以散其

邪。更加桂者，益火以泻阴气，并祛外邪也。

2. 徐洄溪云：重加肉桂，不特御寒，且制肾水。且药味重则能达下，凡奔豚证，此方可增减用之。

六、煮服法

上五味，以水七升，煮取三升，去滓，温服一升。

七、本汤治奔豚之辨证

《难经》曰：肾之积曰奔豚，则奔豚属肾矣。方用桂枝加桂汤，于足少阴肾，其法不合。既阴邪上逆，从少腹冲心，悖乱已极，岂犹敢用桂枝之升散，以重耗其阳，而愈动其阴乎？仲景必无此法。

齐有堂偶与闵公景陆谈医曰：昨见一少年其身壮盛，患少腹痛，以渐上攻而至心下，医者用桂枝加桂汤四剂，遂魄汗厥逆而死。此误也！是病乃少阴中寒，宜吴茱萸四逆汤，驱阴降逆。而庸辈谬用奔豚法，放胆用桂枝以杀之耳！予闻而爽然曰：先生高识，足以释我疑，而破后世之惑也。今而后益知奔豚之法，不可从也。爰是更进而求之。烧针者，温经以御阴也，肾邪当不致发矣。且核起而赤者，尚在躯壳之表，曷为必发奔豚耶！此必后人之误。

八、本证少腹上冲与苓桂甘枣汤脐下悸之区别

彼方茯苓半斤，甘草二两，大枣十二枚，桂枝四两、去皮。因发汗后，脐下悸，是水邪乘阳虚而犯心，故君茯苓以清水之源。本方因表寒未解，而少腹上冲，小腹两旁曰少腹，即脐下丹田穴。是水邪挟阴气以凌心。故加肉桂以温水之主。前症已在里，而奔豚未发。此病尚在表，必奔豚已发。故主治不同，而区别亦异。

九、本证内外先后夹攻之精义

内外夹攻云者，谓桂枝不足以胜风，先刺风池、风府，后与桂枝以祛风，烧针不足以散寒，先灸其核，后与桂枝加桂以散寒也。

十、本方与桂枝加芍药汤主治之区别

彼方加芍药，治阳邪下陷。此方更加桂，治阴邪上攻。只在一味中加分两，不于本方外求他味，不即不离之妙如此。

十一、本方加桂之考证

仲景书用桂而不云枝者二处：一桂枝加桂汤；一理中丸去术加桂。一主脐下悸，一主脐下筑，皆在下之病。东垣曰：气之薄者，桂枝也。气之厚者，肉桂也。气薄则发泄，桂枝上行而发表。气厚则发热，桂肉下行而补肾。此天地亲上亲下之道也。刘潜江曰：亲下者，趋阴也，以消阴翳而发阳光。亲上者，归阳也，以达阳壅而行阴化。又曰：气之厚者，亲下，即走里而入阴分。凡在里之阴滞而阳不足者，皆可治也。气之薄者，亲上，即走表而入阳分，凡在表之阳壅而阴不和者，皆可治也。则桂枝桂肉之用，岂不彰明较著哉。

十二、本汤对举合勘之点

(一)《伤寒》原文

如上述。

(二)《金匮》原文

治发汗，烧针，令其汗。针处被寒，核起而赤者，必发奔豚。气从少腹上至心，灸其核上各一壮，与此汤主之。

按：此两条，《金匮》多"治发汗"三字。又《金匮》上至心，与《伤寒》上冲心少异。然所治皆奔豚证也。

即桂枝甘草汤。☞

第四节　桂枝去芍药汤

一、用量

仲景

桂枝汤原方去芍药。

二、定义

此阳虚于内，胸满不舒。为制振阳气、散阴霾之温方也。

三、病状

太阳病，下之后，胸满者。

中虚而表邪仍在，因下后而伤胸膈之气，故下焦浊邪之气潜居阳位而为满也。

四、脉象

脉促。

数中一止为促。促为阳盛，则不因下后而脉促者也。此下后脉促，不得为阳盛也。太阳病，下之，其脉促不结胸者，此为欲解。此下后，脉促而复胸满，则不得为欲解。由下后阳虚，表邪渐入而客于胸中也（成无已）。

三指禅云：促与结对。迟而一止为结，数而一止为促。迟为寒结，则寒之极矣。数为热促，则热之至矣。

季云按：吴鞠通谓《脉经》云：数而一止曰促，缓而时一止曰结。按古书从无治促结之明文。余生平治病，凡促脉主以石膏，结脉主以杏仁。盖促脉为阳属火，故以石膏降阳明之阳。结脉属阴，乃肺之细管中有块痰堵截隧道而成，故以杏仁利肺气，而消块痰之阴，无不如意。然照时人用药，石膏用七八钱，杏仁用三五钱，必无效矣。似脉促当用凉药，一定之理。然此证脉促，用桂枝去芍，微恶寒加附子，讵不与《脉经》相反乎？不知《脉经》所云促脉，系指未经误下之阳盛实热而言。仲景所云是指已经误下之阳虚欲脱者而论。是阳盛之脉促，不因误下或汗出淋漓，此其常也。而阳虚之脉促，则因下后，毫不汗出者，此其变也。观此则阳盛脉促，当用凉；阳虚脉促，当用温可知矣。况上文言脉促胸满，系寒邪内结。下文言微恶寒者加附子系阴气凝聚乎。

当以见证合参，不可见促即断为阳证，重证危证，当舍脉从证。

不然，促脉亦数脉之变局，脉数亦有主寒时，不可不知，当以证为辨，心衰末期，脉细弱数，似有似无，每分钟有超过200次以上者，发生纤颤，心跳骤停之前兆，非用大剂量附子不能挽救，甚者，日夜用附子一斤以上，岂可用石膏清热乎？
病与脉有常有变，凡变局，必疑阵重重，令人迷惘，极当留意，稍有差池，必祸及病人，慎之慎之！

五、药解

此方与桂枝汤以散客邪，通行阳气。芍药益阴，阳虚者非所宜。去之者，恶其酸收引邪入内也。故尤在泾曰：阳邪被抑而未复者，仍当从阳，因而去之，此桂枝汤去芍药之意。

六、煮服法

上四味，以水七升，煮取三升，温服一升。

七、本汤与葛根芩连汤脉促同而治法异辨

病在太阳，而反下之，邪气被抑而未复，正气方虚而不振，是以其脉多促。然当辨其仍在表者，则纯以辛甘发之，桂枝去芍药汤是也。辨其兼入里者，则并以苦寒清之，葛根黄连黄芩汤是也。

八、本证胸满与瓜蒂散证胸满、桂枝汤证胸虚邪陷辨

太阳病未解，反下之，胸实邪陷，则为胸满。气上冲咽喉不得息，瓜蒂散证也。胸虚邪陷，则为气上冲心，桂枝汤证也。今下之后，邪陷胸中，胸满脉促，似乎胸实，而无冲咽喉，与不得息之证，似乎胸虚，却又见胸满之证，故不用瓜蒂散以治实，亦不用桂枝汤以治虚，惟用桂枝之辛温，以和太阳之表，去芍药之酸收，以避胸中之满，此三方之辨别也。

第五节　桂枝去芍药加附子汤

一、用量

仲景

即前方加附子一枚，炮，去皮，破八片。

二、定义

此误下扰乱阴阳之气，阳虚欲脱。为制固护真阳，以防亡阳之变

之温方也。

三、病状

太阳病，误下后，汗出胸满，更见微恶寒者。

《金鉴》谓恶寒下当有“汗出”二字。若无此，乃表未解，无加附子之理。柯韵伯谓喘满而不汗出，则是无“汗出”二字。然就微恶寒而论，当以《金鉴》注为近是。

四、脉象

脉促。

五、药解

微恶寒者，阳亦虚矣。故加附子。

六、煮服法

上五味，㕮咀，以水七升，煮取三升，温服一升，恶寒止停后服。

七、本证之脉促、汗出、胸满与葛根芩连汤之脉促、汗出、下利寒热虚实辨

彼证脉促汗出，不恶寒，下利不止，实热也。本证脉促胸满，汗出，微恶寒，不喘，不下利，虚寒也。盖彼证是里热蒸越之汗，故汗出不恶寒，为阳实。喘而下利，亦为热。此证乃表阳不固之汗，故汗出，微恶寒，为阳虚。即不喘利，亦为寒。要知仲景立法，每在极微处设辨，用示准绳，甚恐人于微处易忽也。今以微恶寒发其义，却不在汗出上辨寒热，而在汗出恶寒不恶寒上辨寒热。不在脉促上辨寒热，而在脉促之有力无力辨寒热。于此又可知不惟在胸满上辨虚实，而当在胸满之时满时不满，常常满而不减上辨虚实矣。

八、本证之胸满脉促与桂枝去芍药汤之胸满脉促辨

促为阳脉，胸满为阳证。然阳盛则促，阳虚亦促。阳盛则胸满，

阳虚亦胸满。此下后脉促而不汗出，胸满而不喘，非阳盛也。正以见寒邪内结，将作结胸之脉矣。故辨脉不同如此，而治方去加如彼。

九、本证去芍药加附与桂枝汤去芍之区别

桂枝汤阳中有阴，去芍药之酸寒，则阴气流行邪自不结，即扶阳之剂矣。若微见恶寒，则阴气凝聚，恐姜、桂之力薄不能散邪，加附子之辛热为纯阳之剂矣。仲景于桂枝汤一加一减，皆成温剂。而更有扶阳纯阳浅深之区别如此。

十、本汤对举合勘之点

（一）《伤寒》原文

如上述。

（二）《金匮》原文

伤风八九日，风湿相搏，身体疼烦，不能自转侧，不呕不渴，脉浮虚而涩者，桂枝附子汤主之。

季云按：此方在《伤寒》名桂枝去芍药加附子汤，在《金匮》名桂枝附子汤。虽所治迥异，而药味实同。又《伤寒》方中桂枝用三两，《金匮》则用四两，《伤寒》附片只一枚，而《金匮》用三枚，则又同中见异也。

第六节　桂枝加厚朴杏仁汤

一、用量

（一）仲景

桂枝汤原方加厚朴二两、炙、去皮，杏仁五十枚。

（二）洄溪

杏仁二钱，去皮　桂枝钱半　厚朴一钱，制　甘草五分　白芍钱半，炒　生姜三片　大枣三枚

二、定义

此因伤寒误下后，表邪未解，发热喘逆。为制解表降逆定喘之温方也。

三、病状

1. 喘家作桂枝汤加厚朴、杏仁佳。

2. 太阳病，下之，微喘者，表未解故也。前条乃本然之喘，此乃误下之喘，因殊而法一。桂枝加厚朴杏仁汤主之。

四、脉象

脉弦浮。

五、药解

喘为麻黄证，治喘功在杏仁。此妄下后，表虽不解，腠理已疏，故不用麻黄而用桂枝。芍药酸寒，但加杏仁治喘，恐不胜任。必加辛温之厚朴以泄之，则喘随汗减矣。要言之，不外肺气郁阻，降冲逆而破壅塞也。《别录》厚朴主消痰下气。《本经》杏仁主咳逆上气。良有以也。

六、煮服法

上七味，以水七升，微火煮取三升，温服一升，覆取微似汗。

七、本汤治喘与麻杏石甘汤治喘辨

无汗喘者，宜麻杏石甘汤。有汗喘者，宜本汤。

附：六经喘咳用备参考

1. 太阳病喘咳，宜前两方，小青龙汤（指无汗喘咳言）。

2. 少阳病，无喘有咳。咳者，宜小柴胡汤加五味、干姜。

3. 阳明病，无咳有喘。内实喘者，宜大承气汤，下利，宜葛根黄连黄芩汤。

4. 三阴，惟少阴有喘咳。喘者，宜四逆汤加五味、干姜。咳者，阴邪下利，宜真武汤加五味、干姜。阳邪下利，宜猪苓汤。

八、本汤治喘与葛根芩连汤治喘之区别

太阳病，当汗而反下之。下利脉促，喘而汗出，不恶寒者，乃邪陷于里，热在阳明，葛根芩连汤证也。今太阳病，当汗而反下之，不下利而微喘，是邪陷于胸，未入于胃，表仍未解也。故用本汤以治之。此其区别也。

第七节　小建中汤

一、用量

（一）仲景

桂枝汤原方加胶饴一升，倍芍药。

（二）洄溪

白芍二钱，酒炒　桂枝六分　炙草钱半　生姜三片　大枣三枚　饴糖五钱

二、定义

此中气虚馁，表受寒邪，遏郁不解。为制安内攘外、泻中寓补之温方也。

按：此方仲景治阳虚之总方也。得其旨者，可即此一方，而治百十余种阳虚证候，无不立应。

三、病状

1. 伤寒，腹中急痛，先与小建中汤。胶饴大甘，以助中宫。不瘥者，与小柴胡汤主之。

按：急则为热，痛则为虚。是方辛以散厥阴之邪，甘以缓肝家之急，苦以泻少阳之火，酸以敛太阴之液，是建中州之都会也。夫建者立也，盖因中气不足，以此重立之也。

2. 伤寒二三日，心中悸而烦者。

按：伤寒二三日，无阳明少阳之表，但心中悸而烦，是少阳中枢受寒。木邪挟相火为患，非辛甘助阳，酸苦维阴，则中枢立亡矣。

四、脉象

阳脉涩，阴脉弦，或缓弱而迟者。

中宫之阳气虚，则木来乘土，故阳涩而阴弦也。不瘥，与小柴胡汤者，谓治太阴不愈，变而治少阳，所以疏土中之木也。以脉弦故用此法。

本方为脉迟者而设，若脉数者，则不宜桂枝。

五、药解

桂枝散寒，甘草、饴糖助脾安悸，白芍泻火除烦，生姜佐金平木。盖取酸苦以平厥阴之火，辛甘以缓脾家之急也。

六、煮服法

上六味，以水七升，煮取三升，去滓，内饴糖，更上微火消解，此先煮五味去滓，而后入饴糖也。温服一升，日三服。

☞内：同“纳。”

徐洄溪曰：古方一剂，必分三服，日服一次。并有日服三次，夜服三次。盖药味入口，即行于经络，祛邪养正，性过即已，岂容间断。今人则每日服一次，病久药暂，此一曝十寒之道也。观此则凡曰日三服者，当知所注意也。

七、本汤之命名

此汤寓发汗于不发汗之中。曰小者，以半为解表，不全固中也。易言之，即小小建立中气也。

八、本证虚烦与栀子汤证虚烦辨

本证悸而烦，其为虚烦可知，故用建中汤以补心脾之气。栀子汤治有热之虚烦，此治无热之虚烦也。

九、本证心悸不可误认为小柴胡汤证

伤寒悸与烦，皆小柴胡兼见之证。本证得之二三日，里证未必悉具，小柴胡汤非所宜也。盖心中悸而烦，里气虚而阳为阴袭，建中汤补虚和里、保定中州，故以资气血为主，而无事乎和解少阳中枢也。

十、与本方后审证施汗下治法

建中者，建其本也。与建中后，徐审其在表，则仍当发汗。以中州既建，虽发汗，阳亦不致亡矣。审其在里，则应下之，以中州即建，虽下阳亦不致陷矣。所谓急则从标，而缓则从本也。

十一、本汤治喘与小青龙汤、麻杏甘石汤治喘辨

1. 太阳病不解，用小青龙汤治喘者，治水包于肺也。
2. 用麻杏甘石汤治喘者，治寒包肺火也。
3. 用本汤治喘者，治寒邪在肺也。

十二、本汤禁与

（一）阴虚火旺

此方治阴寒阳衰之虚劳，正与阴虚火旺之病相反。

（二）呕家

呕家不可用建中汤，以甜故也。凡病呕者不可用，恐甜助呕也。

（三）嗽证及痰火

凡嗽证皆为肺家有痰及火，建中总属不宜。

（四）吐蛔

吐蛔者不可用此汤。盖因虫得甘则逆上。

（五）中满

中满不可用此汤。盖因甘能补气填实故也。

十三、本汤兼治

1. 凡虚劳里急，悸衄，腹中痛，亡血失精，四肢酸痛，手足烦热，咽干口燥者，皆宜之。喻嘉言曰：虚劳病至于亡血失精，精血枯槁，难为力矣。急宜建其中脏，使饮食进而阴血旺。故但用稼穑作甘之味，生其精血，而酸辛咸苦，绝所不用，舍是无良法也。此咽干口燥，乃津液少，非火也。

2. 黄胖。用力劳伤，神疲黄胖者，乃脱力虚黄，俗云黄胖是也。当服小建中汤、六君子汤之类。

3. 头面畏寒。头为诸阳之首，阳气独盛，故能耐寒。今不能耐寒，是阳虚也。故宜此方温补，其阳自愈。

十四、本汤治肠鸣泄痛与四逆理中治下利腹痛辨

三阴下利而腹痛者，里寒也，宜温之，四逆汤、附子理中汤是也。肠鸣、泄泻而腹痛者，里虚有寒也，宜温中散寒。悸者，阳气虚也，烦者，阴血虚也，与小建中先建其里，倍芍药者，酸以敛阴，阴收则阳归附矣。

按：经云：中气不足苦肠鸣，此之谓也。

十五、本汤之加法

1. 阳虚自汗，加黄芪。名黄芪建中汤。

凡中气不足，劳倦所伤，非风寒外袭者，《金匮》加黄芪以固腠理而护皮毛，则亡血失精之证自宁，此阳密乃固之理也。又头面畏寒者，加附子三钱。

2. 脉沉足冷，加附子。名附子建中汤。

3. 若血虚腹痛，加当归。名当归建中汤。

十六、本证之心中悸而烦与调胃承气证之心烦辨

阳明病，不吐不下，心烦者，则是烦之实者也，与调胃承气汤下之。伤寒二三日，心中悸而烦者，则是烦之虚者也，与小建中汤补之。烦而悸则为热，悸甚而烦故为虚。大抵先烦而悸者，是为热也。先悸而烦者，

是为虚也。《内经》曰：治病必求其本。则此类也。

第八节　桂枝加芍药生姜人参新加汤

一、用量

仲景

桂枝汤原方芍药、生姜各增一两，加人参三两。

二、定义

此因表邪未尽，体虚过汗。为制祛邪补正、和荣助卫之方也（凡素体虚而过汗者方可用）。

三、病状

发汗后，身疼痛者。表未尽也。

四、脉象

脉沉迟。

沉则不浮，不浮则非表邪矣。迟则不数紧，不数紧则非表邪之疼痛，乃气虚已甚之现象矣。

（一）脉沉迟与脉沉微之区别

仲景于脉沉者，先叙其身疼痛。盖痛属血少，血生于心，由心管出而散为脉，故心火甚则动速，心火虚则动迟。沉迟云者，脏气虚寒也，故用桂枝补心火以生血。加减建中汤证云：假令尺中迟者，营气不足血少故也。又于沉微申之曰：身重无大热者，盖热属气分，无热则气虚，气虚不能鼓动，故脉微。所以主用附子者，补肾与膀胱之气也。同一脉沉，而一迟一微，又有气血之区别如此。

（二）《内经》言心主血，《脉经》言脉为血府，《医林改错》言脉动，皆是气动，与西医言脉辨

《脉经》言脉为血府。《内经》言食气入胃，淫精于脉，脉气流经。

西医言心脏跳动不休，故脉应之而动，此中西脉法相同之点也。《医林改错》言脉不能跳动，凡脉之动皆是气动。此说非也，使其是气动，则气一呼当应之一动，气一吸亦当应之一动，何一呼动二至，一吸动二至，显然与呼吸相左哉？以是知脉是血管应心而动无疑矣。

五、药解

本汤专任甘、枣以佐桂枝，则桂枝当入心养血之任，复加人参以通血脉，邪未尽宜表，而气虚不能胜散药，故用人参。则营卫调和，而身疼自瘳矣。

《医宗金鉴》云：是方即桂枝汤倍芍药、生姜加人参也。汗后身疼痛，是营卫虚而不和，故以桂枝汤调和其营卫。倍生姜者，以脉沉迟，营中寒也。倍芍药者，以营不足，血少故也。加人参者，补诸虚也。桂枝得人参，大气周流，气血足而百骸理。人参得桂枝，通行内外，补营阴而益卫阳，表虚身疼未有不愈者也。

六、煮服法

上六味，以水一斗二升，微火煮取三升，去滓，温服一升。

此以多煎为妙，取其味厚入阴也。

七、本汤新加之命名

名曰新加者，见表邪未解，无补中法，今因脉沉迟而始用之，且明非桂枝汤之旧法也。

八、本证非中寒证辨

身疼痛，脉沉迟，焉知非中寒证？然此证乃太阳伤寒，发汗后身疼不止，脉变沉迟，非中寒比也。

九、本证因误于药

此本桂枝证，而误服麻黄以发其汗，故加芍药协桂以和其荣，生姜、人参又以助卫也。

十、本汤与四逆汤身疼痛、脉沉迟之同点

彼汤在未汗前，而脉反沉，是内外皆寒，故用干姜、生附，大辛大热，协里寒而表寒自解。此汤在发汗后，而脉沉迟，是内外皆虚，故用人参补中益气，以助桂枝而通血脉，是调中发表之义也。要言之，一逐寒而表寒解，一和营气而身疼自瘳，此其同点也。

十一、本证身疼、脉沉迟与他证身疼、脉浮紧之治法

仲景曰：脉浮紧者，法当身疼痛，宜以汗解之。又曰：发汗后，身疼痛，脉沉迟，新加汤主之。夫身疼痛皆系表邪不尽，故宜汗解。何以复加人参、生姜、芍药以益血也？曰：表邪盛则身疼，血虚则身亦痛，其脉浮紧者，邪盛也。其脉沉迟者，血虚也。盛者，宜损之则安；虚者，宜益之则愈。

十二、本汤与桂枝人参汤之异点

彼因妄下而胃中虚寒，故用姜、术，表尚协热故倍桂、甘。此因发汗不如法，亡津液而经络空虚，故加人参。惟胃未伤，故不须白术。胃不寒，故不用干姜。要言之，一因妄下，故胃虚而寒。一因发汗失法，致经络空虚。此其异点也。

十三、本汤加参之要点

李东垣曰：仲景于病人汗后身热亡血，脉沉迟者，下利，身凉，脉微，血虚者，并加人参。古人血脱者必益气也。然人参味甘气温，温固养气，甘亦实能生血。汗下之后，血气虚衰者，非此不为功矣。此要点也。

第九节　桂枝甘草汤

一、用量

（一）仲景

桂枝四两，去皮　甘草二两，炙

（二）洄溪

桂枝八分 甘草钱半

二、定义

此因发汗过多，心液虚，心气馁。为制甘温补心之轻剂也。

三、病状

发汗过多，其人叉手自冒心，心下悸欲得按者。

心下悸欲得按者，谓气液两虚，中空无倚，惕惕然不能自主，所以叉手冒心欲得自按，以护庇而求定也。其虚在膻中，故必须补阳气生心液。

四、药解

汗为心液，汗出过多，则心液空而喜按，故用桂枝以保心气，甘草助中土以防水逆，不令肾气乘心。

五、煮服法

上二味，以水三升煮一升，顿服。此以一剂为一服者。

陶节庵用甘澜水煮服。

汗多则心虚，欲得乎汗者，将水以物扬之千数遍，至水上有珠者是也。此取其扬之无力，不助肾邪而克心火也。

六、本证心悸之解释

悸，心动也，怔怔忡忡不能自安也，但与惊不同。盖有触而动曰惊，不触而动曰悸。惊从外起，悸从内生，皆不外心虚之故。但有三种区别如下。

1. 有气虚而悸者。此阳气内弱，心下空虚也。

2. 有停水饮而悸者。此以心为火而恶水，水既内停，心不自安也。

3. 有汗下后而悸者。汗为心液，汗去心虚，如鱼离水也。

七、本证鉴别在望

汗多则心液虚，心气馁，故心下悸，叉手自冒，则外有所卫，得按，则内有所凭。如此不堪之状，一望而知其虚矣。但与心中悸而烦，心下有水气而悸者迥别。

八、本证心下悸与真武汤证心下悸之区别

本证心下悸，因发汗过多，气液两虚，故用甘温以补之。彼证心下悸，系下焦肾水，因心液不足，随阳而上犯，故用镇伏以救之。要言之，发汗不误，误在过多，汗为心之液，多则心气虚。二味扶阳补中，此乃阳虚之轻者，甚而振振欲擗地，则用真武汤。一症而轻重不同，用方迥异，其义精矣。

季云按：心下悸，以扶阳御阴，补土逐水为主法。诚是矣！但于逐水之后，如仍心下悸不宁，的属心虚，则少加补血药亦可。何则？以心主血故也。

九、本证汗多不须附芍之理由

不须附子者，以汗虽多而未至于亡阳。不须芍药者，以汗已止而嫌其敛阴也。

第十节　茯苓桂枝甘草大枣汤

一、用量

（一）仲景

茯苓半斤　桂枝四两，去皮　甘草二两，炙　大枣十二枚，擘

（二）洄溪

茯苓三钱　桂枝六分　甘草三分　大枣三枚

二、定义

此因发汗伤肾气，肾水阴邪，乘虚上干于心。为制培土制水之方也。

三、病状

发汗后，其人脐下悸，动也。欲作奔豚者。

豚为水畜，奔则昂首疾驰，酷肖水势上攻之象。欲作者，尚未发也，当先其时而治之。

四、药解

心阳不足，肾气上逆，故脐下悸动，欲作奔豚。汤中君茯苓以伐肾邪，佐桂枝以保心气，甘草、大枣，培土制水以平肾气。

五、煮服法

上四味，以甘澜水一斗，先煮茯苓。减二升，内诸药煮取三升，去滓，温服一升，日三服。

（一）甘澜水做法

取水二斗置大盆内，以勺扬之，水上有珠子五六千颗相逐，取用之。

（二）甘澜水释义

澜水名劳水，状似奔豚，性则柔弱，扬之无力，取其不助水邪，且取动极思静之意也。

按：水味本咸，扬之反甘，则不助肾水之邪，转有益之之妙。水性本下，扬之则润下之性益急，岂犹虚内泛之水与外来之水，相得而冲逆乎？从此可知大半夏汤与秫米汤之妙理矣。

（三）先煮茯苓法

先煮茯苓者，取其功专下伐肾邪耳。故仲景方中，凡专重之药，法必先煮。

六、本证奔豚之原因及发动之部位

汗者，心之液。发汗后，脐下悸者，心气虚而肾气发动也。肾之积，曰奔豚。发则从少腹上至心下，为肾气逆，欲上凌心。今脐下悸，为肾气发动，故云欲作奔豚。

七、脐下悸与心下悸之区别

心下悸，是扰胸中之阳。脐下悸，则因发汗太过。上焦干涸，肾水上犯，故重用茯苓以制肾水，桂枝以治奔豚。

八、本汤与苓桂术甘汤有去、加、倍三种治法之区别

此方即苓桂术甘汤去白术加大枣、倍茯苓也。彼治心下逆满，气上冲胸。此治脐下悸，欲作奔豚。盖以水停中焦，故去白术，水停下焦，故倍茯苓。脐下悸是邪上干心，其病由汗而起，自不外桂枝之法，仍以桂枝、甘草补阳气，生心液，更倍茯苓以伐肾邪，益大枣培中土，土强水制，阳建阴御，而欲作者自不作矣。要言之，本汤为欲作奔豚之治法，已作奔豚则系肾阴邪盛，又非此汤所能治，则当从事桂枝加桂汤法矣。

第十一节　桂枝麻黄各半汤

一、用量

仲景

桂枝一两十六铢，去皮　芍药　生姜切　甘草炙　麻黄各一两，去节　大枣四枚，擘　杏仁二十四枚，汤浸去皮及双仁者

☞ 桂枝26克，芍药、生姜切、甘草炙、麻黄各15克，大枣4枚、擘，杏仁10克。

二、定义

此余邪怫郁于表，战惕面赤身痒。为制小发汗和营卫之轻剂温方也。

三、病状

1. 太阳病，得之八九日，过如疟状。发热恶寒，热多寒少，邪已渐轻。其人不呕，非少阳。圊便欲自可，无里热。一

日二三度发。非疟象。

圊便自可者，谓小便清白，里和不受邪也。太阳病已过，一候欲愈，则必交厥阴。厥阴中见少阳，故如疟状。且热多厥少，为阳胜。其人苟脾胃气和，自二三度发，邪气已浅，故知其必愈。

2. 恶寒兼阴阳俱虚，不可更发汗，更下，更吐。

此三句，明承上文欲愈之故。盖由病气虽除，而正气亦衰，当静以养之。使胃气渐充，则营卫自和。若更用汗吐下之法，益虚其气，则病从药增，医者不审，误人多矣。

3. 面色反有热色者，未欲解也。以其不得小汗出，身必痒。

微邪已在皮肤中，欲自出不得故身痒，以此汤取其小汗足也。阳明篇云：身痒如虫行皮中状者，此以久虚故也。

四、脉象

（一）脉微缓者

微缓云者，即不浮、不弦、不大之谓也。微则邪衰，缓则正复，故为欲愈。

（二）脉微者

但云微而不云缓者，邪衰而正亦衰也。

五、煮服法

上七味，以水五升，先煮麻黄一二沸，去上沫，欲去沫，故先煮。内诸药，煮取一升八合，减去三之一。去滓，温服六合。本云桂枝汤三合，麻黄汤三合，并为六合，顿服，将息如上法。

按：此汤分两甚轻，汁共约六两。合今之秤，仅一两三四钱，分三服，只服四钱，乃治邪退后，至轻之剂，犹勿药也。总之两汤各煎而合服，犹水陆之师各有节制，两军相为表里，异道夹攻之义也。

六、药解

此不专事桂枝，而兼合乎麻黄者，谓其面热身痒，邪在轻虚浮浅之处，惟麻黄能达也。

七、本汤与桂枝二麻黄一汤之区别

彼方因汗不如法，虽不彻而已汗，故取桂枝二分，入麻黄一分，合为二升，分再服而缓汗之。本汤因未经发汗，而病日已深，故于二汤各服三合，并为六合，顿服而急汗之。一缓一急，于以见仲景用偶方之轻剂，而有大小反佐不同之区别。

八、本汤注意

治发热自汗，或无汗。

此部分为补充。☞

九、本汤扩充

1. 寒热似疟或疟证热多寒少者，先其时，温服，一汗而解。

2. 痘疹热气如灼，表郁难见点或见点稠密而风疹发出，喘喉咽痛者，有透发之功。（如见咽痛当佐辛凉。）

第十二节　桂枝二麻黄一汤

一、用量

仲景

桂枝一两十七铢，去皮　芍药一两六铢　杏仁十六个，去皮尖　麻黄十六铢，去节　甘草一两二铢，炙　生姜一两六铢，切　大枣五枚，擘

二、定义

此因大汗出，表邪仍在，并不烦渴，为制小发营卫之温方也。

三、病状

服桂枝汤大汗出，与桂枝汤如前法。此所谓邪不尽行，复如

法者也。若形如疟，日再发者，汗出必解。

桂枝汤宜令微似汗，若大汗出，则为汗之太骤，表解而肌未解也，仍宜与桂枝汤，形如疟，日再发者，是肌邪表邪未尽也。

四、脉象

脉洪大。

脉洪大，若烦渴者，则为表邪已入阳明，是白虎汤证也。今脉虽洪大而不烦渴，则为表邪仍在太阳，是汗虽出而邪未尽，当与桂枝汤如前法。

五、药解

邪气客于营卫之间，故与桂枝二以解肌邪，麻黄一以解表邪也。

六、煮服法

上七味，以水五升，先煮麻黄一二沸，去上沫，内诸药，煮取二升，去滓，温服一升，日再服。本云桂枝汤二升，麻黄汤一升，合为三升，分再服。

成无已曰：经云：如服一剂，病证犹在者，故当复作本汤服之。

七、本证与疟疾相似之点

疟因暑邪久留，而伏着于募原，故发作有时，日不再发。此因风邪泊于营卫，故一日再发，或三度发。一在发作有时，一在再发，或三度发，此其似同实异之点也。

八、本汤重解风邪

方有执曰：服桂枝证，转大汗出，脉转洪大者，乃风多寒少，风邪欲散，而以微寒持之，两者均不得解，而寒热如疟也。用此汤重解风，而轻散寒也。

九、本汤重桂枝轻麻黄之意义

此与桂枝麻黄各半汤意略同，但此因大汗出之后，故桂枝略重而麻黄略轻。

第十三节　桂枝二越婢一汤

一、用量

仲景

桂枝、芍药、炙甘草、麻黄各13克，大枣4枚、擘，生姜23克，石膏17克。

桂枝去皮　芍药　甘草炙　麻黄各十八铢　大枣四枚，擘　生姜一两二铢，切　石膏二十四铢，碎绵裹

此即桂枝汤加麻黄、石膏二味也。

附：越婢方

麻黄六两　甘草二两　石膏半斤　生姜三两，切　大枣十二枚，擘

二、定义

此因热多寒少，表证未罢。为制发越婢气、通行津液、清疏营卫之温方也。

三、病状

太阳病，发热恶寒，热多寒少，此无阳也，不可更汗。

热多云者，谓肌表之热邪甚。越婢云者，谓发越之力如婢子之职，挟小其制，不似大青龙之张大也。

四、脉象

脉微弱者。

此指脉不甚紧而言。然就脉而论，则与证反。盖以证为太阳，其气内陷于至阴之中，全隐其太阳真面目。

《全生集》云：尺脉微者，因无阳也。

五、药解

此即大青龙以芍药易杏仁也。名虽越婢辅桂枝，实则大青龙之变剂也。去杏仁，恶其从阳而辛散。用芍药，以其走

阴而酸收。以此易彼，裁而用之，则主治不同矣。以桂枝二主之，则不发汗可知。越婢一者，乃麻黄、石膏二物，不过取其辛凉之性，佐桂枝二以和表而清肌热，则是寓微汗于不发汗之中，亦可识也。非若大青龙以石膏佐麻黄，而为发汗祛肌热之重剂也。

六、煮服法

上七味，以水五升，煮麻黄一二沸，去上沫，内诸药，煮取二升，去滓，温服一升。本云当裁为越婢汤、桂枝汤，合饮一升，今合为一方，桂枝汤二分，越婢汤一分。

七、本汤加减法

自汗，去麻黄，加白术、芍药。小便不利，加茯苓。脉弱，加人参。

八、本汤兼治

1. 温病挟寒湿。

2. 风湿热（风湿痛之初起，发热，恶寒，脚挛急而上冲，肢体作痛或走注肿痛）。

此部分为补充。

九、本证无阳与亡阳辨

此无阳与亡阳不同，并与他处之阳虚亦别。盖其人本非壮盛，而邪气亦轻，故身有寒热，而脉微弱。若发其汗，必至有叉手冒心、脐下悸等症，故以此清疏营卫，令得似汗而解。况热多寒少，热在气分，尤与石膏为宜。

十、本汤与麻黄一汤麻黄二汤之存考

徐洄溪曰：按以上三方，所谓一二各半之说，照方计算，并不对准，未知何说。或云：将本方各煎，或一分，或二分，相和服，此亦一法，但方中各药又注明分两，何也？故录存考。

十一、本证之热多寒少与金匮越婢证之无大热辨

彼证无大热者，因热被水阻，不得外越，内已蕴酿成大热，故不用辛温之桂枝。此因表证未罢，肌表热甚，且无阳而脉微弱，故佐桂枝和表以清热。二方药味不同者只桂芍耳。惟一属太阳病，故用桂、芍。一属风水病，则去桂、芍。仲景用药之严如此。又柯韵伯云：热多寒少而无汗者，犹白虎汤证。背微恶寒之义，不可以治脉弱无阳之证也。

十二、本汤与桂枝各半汤桂枝二麻黄一汤之功用

尤在泾曰：桂枝麻黄各半汤，助正之力，侔于散邪。桂枝二麻黄一汤则助正之力多，而散邪之力少，于法较为和矣。至本汤本无热证，而加石膏者，以其人无阳，津液不足，不胜桂枝之任，故加甘、寒于内，少变辛温之性。且滋津液之用，而其方剂之小，示微发于不发之中，则三方如一方也。故桂枝汤不特散邪气，亦能补助正气。以其方甘酸辛合用，具生阳化阴之妙。与麻黄合剂，则能尽麻黄之力，而并去其悍。与石膏同用，则能资石膏之益，而不挠乎权。是虽麻石并行，而实以桂枝为主。盖非滋养营卫，则无以为发汗散邪之地耳。凡正气不足，邪气亦微，而仍须得汗而解者，是于此三方而取则焉。后人不能尽桂枝之用，而求之人参、归地之属，立意则同，而用药悬殊矣。

第十四节　桂枝去桂加茯苓白术汤

一、用量

（一）仲景

芍药三两　甘草二两，炙　生姜切　茯苓　白术各三两　大枣十二枚，擘

（二）洄溪

茯苓三钱　白芍钱半，酒炒　白术钱半，炒　甘草五分　大枣三枚　生姜三片

二、定义

此汗下后，表邪不解，心下有水气。为制崇土调营、解肌制水之专方也。

三、病状

服桂枝汤，或下之，仍头项强痛，翕翕发热，无汗，心下满，微痛，小便不利者。汗出不彻，而遽下之，心下之水气凝结，故反无汗而外不解。然下药想非大承气，故变证仅牵太阳之气，以陷于脾。心下，即脾部，脾不能转输，故心下满而微痛，不输于下，故小便不利。此非急下证，惟病势既趋于内，正可因势利导之，故取桂枝汤去桂，则不取其解肌，令小便一利，则诸病霍然，盖里和而表自解也。况三焦膀胱，腠理毫毛其应，小便利，三焦得气化而下出，膀胱亦得气化而下通。利水法中，大有旋转之妙用，不必发汗而表病自解。

四、脉象

脉缓。

五、药解

病不在经，不当发汗，病已入腑，法当利水。故君茯苓、姜、芍，为利水散邪之用，甘、枣、白术，效培土制水之功。盖水结中焦，可利而可散，但得膀胱水出，而表里之邪悉出。要言之，即以茯苓、白术转输也。

广东黎方佐每治此病，令病者多食茯苓煮粥，助其利水，得小便利，表热自退。

六、煮服法

上六味，以水八升，煮取三升，去滓，温服一升，小便利则愈。

七、本汤命名之疑点

徐洄溪云：凡方中有加减者，皆佐使之药，若去其君药，则另立方名。今去桂枝，仍以桂枝为名，所不可解，殆以此方虽去桂枝，而意仍不离乎桂枝，故录备考。

八、本汤之专长

徐洄溪云：此方专于利小便也。

九、本证头痛项强不用汗下之法

经云：服桂枝汤，或下之，仍头痛项强，翕翕发热，无汗，心下满，微痛，小便不利，桂枝去桂加茯苓白术汤主之。

夫头项强痛，为邪气仍在表也，虽经汗下而未解，犹宜解之。何故去桂加茯苓、白术，是无意于解表也。曰：此非桂枝证，乃属饮家也。夫头项强痛，既经汗下而不解，心下满而微痛，小便不利，此为水饮内蓄，邪不在表，故去桂枝加茯苓、白术。若得小便利，水消腹满减而热自除，则头项强痛悉愈矣。

十、本汤治亡津液而有痰饮者

徐洄溪云：头痛发热，桂枝证仍在也。以其无汗则不宜更用桂枝，心下满则用白术，小便不利则用茯苓，此证乃亡津液而有停饮也。

十一、本汤桂枝去桂加苓术与桂枝去芍药汤之释疑

《金鉴》谓去桂当是去芍之误。若去桂枝，何以治头痛等证？此未明表和里自和之义也。又引论中下后，脉促胸闷，桂枝去芍药以为证，不知彼之胸满是阳虚于内，用桂枝扶太阳之气以出入，又恐芍药之苦寒，缓其甘入之势，故去之。此心下满，微痛，是邪陷于脾，不能转输，加苓、术助其转输足矣。方中生姜、草、枣，辛甘化阳，芍药、草、姜，苦甘化阴，既非阳衰于内，又何虑芍药之苦寒哉。芍药味苦泄，《本草纲目》注其味酸敛，差矣！此不能不辨也。

十二、本证心下有水气与小青龙汤证心下有水气之异点

设未经汗下，则是表未解，而心下有水气，当用小青龙汤汗之。今已经汗下，表里俱虚，小青龙非所宜也。故用本汤解表里诸证，此其异也。

十三、本证头痛与十枣汤头痛证之区别

十枣汤证头痛，乃饮热内蓄，表证已解，故虽头痛，只用逐饮，饮去则痛自安。本证头项强痛，小便不利，此为水饮内蓄，故加苓、术，得小便利。此其区别也。

第十五节　桂枝去芍药加蜀漆龙骨牡蛎救逆汤

一、用量

仲景

桂枝汤原方去芍药加蜀漆三两，去腥　牡蛎五两，熬　龙骨四两

注：蜀漆：即常山之嫩枝叶。

二、定义

此火劫亡阳，津液大脱，神明失守。为制安神救逆之方也。

三、病状

伤寒医以火迫劫之，亡阳必惊狂，以火劫其胸中之阳。起卧不安者，谓亡其上焦之阳，神气浮越也。

四、脉象

脉浮。

病在太阳，故浮。

五、药解

汗因火迫，津液既亡，无液可敛。去芍加龙蛎者，取其咸以补心，重以镇怯，涩以固脱，故曰救逆。用桂与姜、枣者，资取中焦之气也。芍药苦平，非亡阳所宜，故去之。亡阳证不胜蜀漆（蜀漆即常山苗，味辛，能去心腹邪结）之暴悍，宜代

以茯苓，热甚者尤宜代以白薇。

附：龙骨牡蛎，滋敛开通，在煅与不煅

二药若取其收涩，可以煅用。若用以滋阴，用以敛火，或取其收敛，兼取其开通者，皆不可煅。若用于丸散中，微煅亦可，今用者一概煅之，殊非所宜。

六、煮服法

上七味，以水一斗二升，先煮蜀漆，减二升，内诸药，煮取三升，去滓，温服一升。

七、本汤对举合勘之点

（一）《伤寒》原文

如上述。

（二）《金匮》原文

火邪者，桂枝去芍药加蜀漆牡蛎龙骨救逆汤主之。

八、本汤治亡阳与真武汤证亡阳辨

误服大青龙汤，厥逆筋惕肉瞤而亡阳者，乃汗多所致，故用真武汤救之。此以火迫劫而亡阳者，乃方寸元阳之神，被火迫劫，而飞腾散乱，惊狂起卧不安。有如此者，少缓须臾，神丹莫救矣，故以本汤救之。

九、本汤兼治

肝虚欲脱之疟，本汤可治。

十、本证火迫亡阳与四逆汤发汗亡阳辨

发汗者，动其肾则厥逆筋惕肉瞤，故当用四逆。而被火者，伤其心则惊狂起卧不安，故当用龙牡。两方主治：一在心神被火迫，一在发汗动肾气。要言之，此所谓阳者，乃心之阳，即神也。火气通于心神，被

迫而不收，故与发汗亡阳者异。

徐洄溪云：此与少阴汗出之亡阳迥别。盖少阴之亡阳，乃亡阴中之阳，故用四逆辈回阳于肾中。今以火逼汗，亡其阳中之阳，故用安神之品镇其阳于心中。各有至理，不可易也，观此解释，足臻明晰。

十一、本汤蜀漆舛误辨

本汤之用蜀漆，柯韵伯疑之。邹润安谓脉浮热反灸之，此为实。实以虚治，因火而动，必咽燥吐血，可见脉浮被火，应主吐血，今更吐血，是速其血耳。引《千金》《外台》两书，非疫、非疟不用是物，则是方之有舛误勿疑。吴中行大章燮则谓蜀漆乃蜀黍之误，古漆无水旁，与黍相似故也。黍为水谷，用以救惊狂起卧不安者，取其温中而涩肠，协龙牡成宁神镇脱之功也。(说见《瘦吟医赘》)

十二、本汤去芍之理由

此盖欲辛甘急复心阳，而不须酸味更益营气，与发汗其人叉手自冒心下悸，用桂枝甘草同。

第十六节　桂枝甘草龙骨牡蛎汤

一、用量

仲景

桂枝一两，去皮　甘草二两，炙　牡蛎二两，熬　龙骨二两

二、定义

此病因误治，火劫取汗致逆，烦躁不宁。为治安神救逆之方也。

三、病状

病因火灸，误治。邪无从出，因火而盛，火反入内。病从腰以下，必重而痹，名火逆也。火气在上，则阴气独治于下，故重而痹。火逆下之，又误治。因烧针烦躁者。更误下之，虚其阴，烧针又益其阳，则胸中益烦躁不宁矣。

四、脉象

脉浮。

脉浮宜以汗解。此治脉浮之总诀。

五、药解

用桂枝、甘草以安神，用龙骨、牡蛎以救逆，比前方简而切当。

六、煮服法

上四味，以水五升，煮取二升半，去滓，温服八合，日三服。

七、本汤与桂枝去芍加蜀漆龙骨牡蛎救逆汤之区别

彼证惊狂，治重在心，故用蜀漆。此证无惊狂，故蜀漆不用，其证药大段相同。要言之，镇其阴气，散其火邪，上下同治，是本方要点。

八、本证有属实属虚，阳盛阴虚之考辨

后世治伤寒者，无火熨之法。而病伤寒者，多烦躁惊狂之变，大抵用承气白虎辈，作有余治之。然此证属实热者固多，而属虚寒者，亦复间有，则温补安神之法，不可废矣。更有阳盛阴虚而见此证者，当用炙甘草汤加减，用枣仁、远志、茯苓、当归等药，是又不可不知也。

九、本汤兼治心阳上越肾阳下泄

肝寒魂怯，用辛温镇补之品，以扶肝而敛魂，故心阳上越，肾阳下泄，此方皆可用之。用：桂枝三钱，甘草二钱，龙骨三钱，牡蛎三钱。

十、本汤与金匮桂枝龙骨牡蛎汤之区别

彼因阳虚不能收摄精血，故主用桂枝龙骨牡蛎汤。此因火劫致病，烦躁不宁，故主用桂枝甘草龙牡汤，此其区别也。

附：桂枝龙骨牡蛎汤

桂枝　芍药　生姜　甘草　龙骨　牡蛎　大枣

> 日本用法：神经衰弱，脐下悸动，遗精失眠，禀赋孱弱之人，身羸疲，面无血色，身常微热，四肢倦怠，唇口干燥，少腹弦急，腹脐动甚者，此方甚效。
>
> 妇人心气郁结，胸腹动见，寒热交作，经行常衍期，多梦惊惕，身体渐疲，病似痨瘵。孀妇室，情绪妄动而不遂者，多有此证。用此方。
>
> 桂枝汤证兼夜尿证，心悸亢进，神经异常，亢奋，腹部悸动亢进，遗精失眠。

第十七节　桂枝加葛根汤

一、用量

(一)仲景

桂枝汤原方加葛根四两，桂枝、芍药各减一两。

(二)洄溪

即桂枝汤加葛根。

二、定义

此邪入太阳经输，表虚汗出。为制解肌和表、宣通经脉之方也。

经脉直行，与肌络横行者异，太阳直行在背，外邪入经输，故项背强。

三、病状

太阳病，项背强几几，反汗出恶风者。

几几，伸颈之象，邪气渐深，故加葛根。

四、药解

桂枝汤解肌，加葛根以宣通经脉之气。盖葛根入土最深，吸引土下黄泉之水气，以上达于藤，如太阳经引膀胱水中之阳气，以上达于经脉也。人必知水中之阳，化气上行，而为太阳经。乃知葛根能引土下之水，上贯其藤，即与太阳化气上行，其理更无以异。故仲景用葛根入走经脉，非走肌络也。

五、煮服法

上六味，以水一斗，先煮葛根减二升，去上沫，内诸药，煮取三升，去滓，温服一升，覆取微似汗，不须啜粥，余如桂枝将息及禁忌法。

六、本证之汗出恶风与桂枝汤之汗出恶风辨

彼证之汗出恶风，因有头痛发热，故用桂枝汤以解肌和表。此证之汗出恶风，因有项背强几几，故用桂枝加葛根汤以直走经输。经输，是太阳经脉，专指项背而言。

七、本方与葛根汤证同药异之点

太阳证，凡无汗者，当用麻黄。今曰汗出，恐不应加麻黄，但加葛根可也。本方与葛根汤，同一项背强几几，特以彼证无汗，本证反汗出，故无麻黄，此其证同药异之点也。

陆九芝云：汗出用麻黄断无此理，故可断无麻黄也。

八、本证项背强汗出，因皮毛虚，非因经输实

经输者何？太阳经脉也。太阳经输在背，故有邪在皮毛，而不入经输者，为麻黄证。若兼入经输，则是葛根汤证也。有邪在肌肉而不入经输者，为桂枝证。若邪兼入经输，则是桂枝加葛根汤证也。总之，皮毛肌肉是指周身而言，而太阳经输，则专指项背而言。观葛根汤证之经输实，为皮毛不虚，则知桂枝加葛根证之皮毛虚，并非因经输实所致矣。尤明甚。

第十八节　桂枝加芍药汤

一、用量

（一）仲景

桂枝汤原方芍药加一倍。

（二）洄溪

白芍三钱，酒炒　桂枝钱半　甘草钱半　生姜三片　大枣三枚

二、定义

此太阳误下，阳邪陷入太阴，里虚腹痛。为制升举阳邪、解表和里之方也。

三、病状

本太阳病，医反下之，误治。因而腹满时痛，属太阴也。

引邪入于太阴，故所现皆太阴之证，腹满为里证。腹满时痛者，即时痛时止也，与痛无已时者有别。腹满，俗谓肚胀。（成无己）

☞日本人用此以治肠炎型流感，触诊腹肌拘挛，桂枝汤证而见腹满而痛，里急后重者。

四、脉象

脉弦。

五、药解

表邪误下，陷入太阴，故腹满时痛，而表仍不解，须倍白芍收太阴之阴，故桂枝解下陷之表，甘草缓中以止腹痛，生姜散邪以止腹满。

徐洄溪云：虽见太阴证，而太阳之证尚未罢，故仍用桂枝汤加芍药一倍，以敛太阴之证。

此即桂枝汤加芍药一倍，即另成一方，而以治太阴证。分两轻重之所关如此。又王晋三曰：将芍药一味倍加三两，佐以甘草，酸甘化阴，恰合太阴之主药。且加芍药又能监桂枝深入阴分，升举其阳，辟太阳陷入太阴之邪。

六、煮服法

上五味，以水七升，煮取三升，去滓，温服一升，日三服。

七、本证之腹满时痛与桂枝加大黄汤大实而痛之区别

（一）痛属并病

腹满时痛，是太阳太阴并病，若大实而痛，谓痛无已时，大便坚实而痛者是。是太阳阳明并病，此皆因妄下而转属，非太阴阳明之本证。

（二）痛分脾胃

脾胃同处中宫，位同而职异。太阴主出，太阴病则秽腐之出不利，故腹痛时。阳明主纳，阳明病则秽腐燥结而不出，故大实而痛。

（三）痛疗表里

因表邪未罢，阳邪陷入太阴，故倍芍药以滋脾阴而除满痛，此用阴和阳法也。若表邪未解，而阳邪陷入阳明，则加大黄以润胃燥，而除其大实痛，此双解表里法也。

（四）痛由胃转

凡妄下必伤胃气，胃阳虚即阳邪袭阴，故转属太阴。胃液涸则两阳相并，故转属阳明。属太阴，则腹满时痛而不实，阴道虚也。属阳明，则腹大实而痛，阳道实也。故痛由胃转者以此。

（五）痛之征兆

满而实痛，下利之兆。大实而痛，燥屎之征。故桂枝加芍药，小变建中之剂，桂枝加大黄，微示调胃之方。（柯韵伯）

第十九节　桂枝加大黄汤

一、用量

（一）仲景

桂枝汤原方，加大黄一两、芍药一倍。

（二）洄溪

大黄三钱　桂枝钱半　芍药钱半，酒炒　甘草八分　大枣三枚　生姜三片

二、定义

此因表邪误下，实邪结于太阴。为制解表攻里之温清方也。

亦可用于桂枝汤证夹食积，消化不良，宿食腹痛而呕者。

三、病状

误下阳邪不解，因而腹大实痛者。大实痛者，即痛无已时，兼有不可按、不可揉之状也。

四、脉象

脉弦长。

五、药解

阳邪误下，陷入阳明，是两阳合并，故腹大实痛。用大黄攻阳明之实热，以除腹痛，桂枝举下陷之阳邪，以解肌表，白芍敛阴和里，甘草缓中调胃，姜之辛散，枣之甘润，务使营卫振发，则阳邪不自内陷，而腹大实痛自除。

徐洄溪云：此因误下而见太阴之证。大实痛，则反成太阴之实邪，仍用大黄引之。即从太阴出，不因误下而禁下，见证施治，无不尽然。

六、煮服法

上六味，以水七升，煮取三升，去滓，温服一升，日三服。

七、舌苔现象

（一）舌上白苔，或左或右，余见黄黑者

此证外现下利，痛引少腹者，热结也。热甚者，桂枝大黄汤下之，十中可救一二。

（二）舌上黄苔，舌尖独白者

舌瓣黄根白尖，乃合病有之，是太阳表证，传入阳明里

证，循经而传也。如有表邪一分，必须解表，必待表尽，乃可攻里，故宜本汤。

八、本证辨识之真谛

太阳之邪未解，误下而邪陷于脾，以致脐上痛者，其人必先有发热恶寒，头项强痛之候，因下后，方见此痛者，便以桂枝大黄汤治之。

九、本汤精神在温下

《伤寒》太阴全篇，无纯用寒下法，用大黄与桂枝同下者，故谓之温下，此其精神也。

十、本汤下法之精义

张季明谓太阴脾经温燥不行，亦当温利，自阳明出，如桂枝汤加大黄是也。

十一、本汤禁忌

传经热邪，陷入太阴，法当兼表兼下，本汤是也。若以之治直中纯寒之证，而用大黄，则寒邪益陷而下脱，其危可直待也。（徐洄溪）

十二、本汤与大柴胡汤同义

大实下满，宜从急下，然阳分之邪，初陷太阴，未可峻攻。但于桂枝汤中，少加大黄，七表三里，以分杀其势，故与大柴胡汤同义。

第二章　麻黄汤类

第一节　麻黄汤

☞应用本汤关键：本汤辛温燥烈，药力猛峻，要掌握要点，以防亡阳耗阴之变。

一、用量

（一）仲景

麻黄45克，桂枝30克，炙甘草15克，杏仁21~30克。仲景用麻黄，恰为麻黄之有效剂量，为避免副作用，可以：①先煎20分钟，去上沫，上沫中有致"瞑眩效应"之物质。②加地龙和虫衣1∶2。③分次服消息之，中病则止，不必尽剂。☞

麻黄三两，去节　桂枝二两，去皮　甘草一两，炙　杏仁七十个，去皮尖

（二）洄溪

麻黄一钱，去节　桂枝一钱　杏仁二钱，去皮　甘草五分

二、定义

此风寒表邪，犯及皮毛肌肉筋节，内壅为喘。为制开表逐邪发汗之温方峻剂也。

季按：此正伤寒治法。原麻黄汤为表剂之发汗第一方，是初病时元气未衰之猛剂也。

☞服法得当：重剂分服，酌情进退，根据病情的客观反应来观察用药，是否已达有效剂量，从而决定增量或停服。

三、病状

抓住主证：恶寒、无汗为必见证。发热、头痛（头项强痛）、体痛（身疼、腰痛、骨关节疼痛）、喘、胸满呕逆为或见证。辨析疑似：
1. 若身体痛重或烦痛者，当考虑风湿在表。
2. 如有口渴、心烦、咽痛等症兼见，当考虑表寒里热，若里热不甚，病情偏表，也可用本方，（37条，235条），不过此时此处，应取轻透速解为宜。若里热较著，则以表里双解为贴切、稳妥。
3. 若病人脉不浮，应与体虚外感鉴别，津伤、血少、中寒里虚之人，当见微细无力之脉（麻附细证），若不见气血衰微之脉，且无相应见证者，可以认为脉系不典型之例而投本方。☞

1. 太阳病头痛发热，身疼腰痛，骨节疼痛，恶风无汗而喘者。

2. 太阳与阳明合病，阳明之病象甚多，如身热、不恶寒、口苦、鼻干之类，但一见症即是，不必悉具也。太阳病即上文所指者。喘而胸满者，不可下，病俱在上焦。"宜麻黄汤主之"。

喘而胸满，此麻黄证之太阳合阳明也。

四、本汤脉症合参

1. 太阳病，十日已去，过经。脉浮细，邪已退。而嗜卧者，正渐复。外已解也。设胸满胁痛者，与小柴胡汤。胸满胁疼，病延日久，邪留少阳，故与此汤。脉但浮者，与麻黄汤。若果邪在少阳，脉必带弦，今但浮，则尚在太阳矣。故亦用麻黄汤。此亦从脉不从症之法。

2. 太阳病，脉浮紧，无汗，发热，身疼痛，此乃太阳伤寒的证，经云：诸紧为寒。八九日不解，表证仍在。表证即上文数端。此当发其汗，宜麻黄汤。服药已，微除，其人发烦，目瞑，阳郁而不能外达。剧者必衄，衄乃解。经云：阳明病，口燥，但欲漱水，不欲咽者，此必衄。所以然者？阳气重故也，风郁故为热，寒郁亦为热，《内经》云：热病者，皆伤寒之类也。麻黄汤主之。

此言未衄之前，可用麻黄，非衄后更用麻黄也。《伤寒指掌》云：此乃古人倒笔法，是申明致衄之由于失表，非谓衄后服麻黄也，与头痛者必衄，宜桂枝汤义同。观下文衄家不可发汗之义可知矣。

3. 脉浮者，病在表，可发汗，宜麻黄汤。此脉浮必带紧。

4. 脉浮而数者，可发汗，宜麻黄汤。数为阳气欲出。

5. 伤寒脉浮紧，不发汗，因致衄者，麻黄汤主之。前项衄后而解，则不必复用麻黄。衄后尚未解，则仍用此汤。

附：衄血忌汗与衄血宜麻黄汤辨

或问仲景云：鼻衄者不可发汗，复言脉浮紧者，当以麻黄汤发之，衄血自止，所说不同，其故何也？愿闻其详。罗谦甫曰：此议论正与疮家概同。人身血之与汗，异名而同类，夺汗者无血，夺血者无汗。今衄血妄行，为热所迫，更发其汗，反助邪热，重竭津液，必变凶证，故不可汗。若脉浮则为在表，脉紧则为寒，寒邪郁遏，阳不得伸，热伏营中，迫血妄行，上出于鼻，则当麻黄汤散其寒邪，使阳气得舒，其衄自止，又何疑焉。

6. 阳明病，脉浮无汗而喘者，阳明本脉大自汗，今乃脉浮无汗而喘，则为麻黄汤证矣。发汗则愈，宜麻黄汤。

五、药解

用甘草以助胃气，使外达肌肉。即皮内肥肉。用杏仁利肺气，使不内壅而出皮毛。用桂枝从肝之血分，外达筋节，筋与瘦肉为一体。宣之使出。麻黄直走皮毛，使各药内托之性，透毛窍而为汗，则邪不能留，是但发其表，而由内及外，层层清澈矣。（唐容川）

附：杏仁治风寒不宜去皮尖

杏仁润肺利气，宜汤浸去皮尖，麸炒黄。若治风寒，则宜连皮尖生用，取其发散也。今人概去皮尖，殆未达此意耳。

六、煮服法

上四味，以水九升，先煮麻黄，减二升，去上沫，内诸药，煮取二升半，去滓，温服八合。覆取微似汗，不须啜粥，余如桂枝汤将息法。

水九升：1800毫升。
二升半：500毫升。
八合：160毫升。

覆取微似汗，不须啜粥者，以其易发汗也。且恐其逼留麻黄之性，发汗太过也。余如桂枝将息者，即禁食生、冷、肉、面、五辛、酒酪、臭恶等物也。先煮麻黄去沫，然后加余药同煎，此主药当先煎之法也。又张寿甫云：麻黄发汗力甚猛，先煮之去其浮沫，因其沫中含有发表之猛力，去之所以缓麻黄发表之性也。

七、本汤禁与

凡脉现浮弱，汗自出，或尺脉微迟者，是桂枝汤所主，非本汤所宜也。

八、本汤兼治

1. 柯韵伯云：予治冷风哮，与风寒湿三气成痹等证，用此辄效，非伤寒一证所拘也。

2. 痘初出而忽现壮热无汗者。

盖痘之初出，全借太阳一点真气鼓动运毒外出，今壮热而痘忽现，是因其感受外寒闭束气机，抑郁生热。麻黄汤能开腠理，祛寒外出，邪去则正安，痘自外出，而人自平安。若壮热太盛，烦躁饮冷者，又可于方内加石膏。

3. 肩背沉重，觉内冷者。

盖肩背之沉重，寒之滞也。寒滞于内，故觉内冷，麻黄汤轻清属阳，力能祛寒外出，肩背正属太阳所主，故可治之愈。

4. 两足弯，发起红块，痛甚。

脚弯地面，两太阳经循行之道，全为寒邪闭束，阻其气机，遏郁而起红块痛甚，麻黄汤力能散太阳之寒，故可治之愈。

九、本汤之量加

《活人书》云：夏至后用麻黄汤，量加知母、石膏、黄芩。盖麻黄性热，恐有发黄出斑之虑。

呕者加半夏、生姜一服之。

十、本证恶风与桂枝证恶寒辨

仲景言伤寒恶寒，伤风恶风，言其常也。桂枝治伤风，麻黄治伤寒，一定理也。今桂枝汤下，反言恶寒，麻黄汤下，反言恶风，言其变也。然恶寒者必恶风，恶风者未必不恶寒也。是故守常者，众人之见，知变者，智者之事，知常而不知变，奚以为医。

十一、服本汤汗出不透

汗出不透者，谓邪气留连于皮毛骨肉之间。盖又有麻、桂合半，与桂枝二麻黄一之妙用。

十二、服本汤汗出不解

汗出不解者，宜以桂枝汤代之，汗多，又以温粉扑救之。

第二节 麻黄杏仁甘草石膏汤

一、用量

仲景

麻黄四两，去节 杏仁五十个，去皮尖 甘草二两，炙 石膏半斤，碎绵裹

此即越婢汤加杏仁。

☞麻黄60克，杏仁20克，炙甘草30克，石膏130克。
习用轻方者，每以古今衡器差异，古代小今大为词，但杏仁50个约今之20克，用量亦超出现代用量多多。直到马王堆文物出土，才解此千古疑案。而伤寒方被当做儿童玩具，转眼千余年，可叹！
麻黄如此量大，当在服法上注意观察。若服200毫升，病情解除，则余药可延长至3小时以上。若病仍为彻，再服100毫升。北方高寒之地域，可按原方折半用之，小儿及南方人当减量。
开辛凉解表、甘寒清热之先河，孰谓伤寒方不可以治温病哉！融寒温于一炉，大有可为。

二、定义

此汗出而喘无甚大热。为制解表清里定喘之大辛凉方也。

三、病状

1. 发汗后，不可更行桂枝汤。既汗不可再汗，津液不得重伤。汗出而喘，尚有留邪在肺，故汗出而喘。无大热者，邪已轻也。可与此汤。汗出故用石膏，喘故用麻、杏。

2. 发汗后，饮水多者必喘。以水灌之，亦喘。此二句明致喘之所由。盖喘未必皆由于水，而饮水则无有不喘者，戒之。

3. 下后，不可更行桂枝汤。既下不可复汗，津液不得再伤。若汗出而喘，无大热者，可与此汤。

按：《伤寒论》中有言可与某汤，或言不可与某汤，或言不可与者，此设法御病也。(《赤水玄珠》)

☞大热40℃，用本汤石膏用至200克，加金银花、鱼腥草、连翘各30克，服1次，即可顿刹病势。

四、脉象

阴阳俱浮。

阳浮，则强于卫外而闭气，当开表逐邪。阴浮，不能藏精而汗出，当镇阴清火。

五、药解

汗出而喘，无大热者，其邪不在经腠，故非桂枝所能发。麻、杏辛甘，入肺散邪气，肺被邪郁而生热。石膏辛

寒，入肺除热气。甘草甘温安中气，且以助其散邪清热之用，乃肺藏邪气发喘之的据也。（尤在泾）

先煮麻黄，从未见浮沫，乃因现代用麻黄太少，若用至30克以上，煎一刻钟，沫即浮现，先煮去沫，可减眩晕之弊，加虫衣50克，可免瞑眩。

六、煮服法

上四味，以水七升，先煮麻黄，减二升，去上沫，内诸药，煮取二升，去滓，温服一升。

七、本证无大热之释疑

柯韵伯曰：以本汤病状二条，用石膏应有大热，不应无大热，故欲改之。然按白虎加人参条中，伤寒无大热，口燥渴，心烦，背微恶寒者，此汤主之，则所谓无大热者，正是热郁于内，外无大热而里则热也。

八、本证无汗而喘之释疑

原本汗出而喘，固犯麻黄之忌，然果无汗而喘，又不犯石膏之忌乎？不知原本汗出，乃承上“发汗”字来，正谓既汗出，后有此喘，仍是汗出不畅，故可与无汗而喘之青龙同一治法耳。

九、本汤治温的当

柯韵伯以此治春温病，用麻黄开表逐邪，石膏镇阴清热，亦可备一治法。

十、本汤与大青龙汤、白虎汤同用石膏之区别

石膏为清火要药，青龙、白虎皆赖以建功，然不当亦易招祸。故青龙以无汗烦躁，得姜、桂宣卫外之阳。白虎以有汗烦渴，须粳米保胃脘之阳。此证但热无寒，故不用姜、桂，喘不在胃，故不须粳米。且但热不虚，如加参米，则食入于阴，气长于阳，谵语腹胀矣。此三方之区别也。

十一、本汤与白虎汤加参米治温虚实辨

凡外感汗下后，汗出而喘为实，重在存阴者，不必虑其亡阳也。然此为解表之剂，若无喘鼾、语言难出等症，则又白虎证治矣。故本方为治温病表里之实，与白虎汤为治温病表里之虚，是又相须相济者也。

十二、本汤兼治

（一）周凤岐曰：咽喉肿痛，因于风火者，宜麻杏石甘汤。

（二）痧疹不透宜此汤

1. 痧疹发于暴寒之时，肌表头面不透，是外袭寒邪内蕴伏邪，宜两解肺卫之邪。宜此汤加桔梗、薄荷、射干、牛蒡主之。

2. 若秋后凉风外袭，伏热内蒸，以致咳嗽或喘者，宜此汤加桑皮、象贝、枯芩、苏子之类。麻黄须蜜炙或水炒。

3. 痧闭。痧出于肺，闭则火毒内攻，多致喘闷而殆。此汤麻黄发肺邪，杏仁下肺气，甘草缓肺急，石膏清肺热，药简攻专，所以效速。可见仲景方不独专治伤寒，兼能通治杂病。

季按：此语出于喻嘉言。而用治痧闭，则出于秦宝璞也。

十三、本汤与大青龙汤麻黄石膏多少辨

大青龙主散表寒而兼清里热，故麻黄多于石膏。此汤清肺热而兼散肺邪，故石膏多于麻黄。（尤在泾）

第三节　大青龙汤

本方麻黄用量最大。

一、用量

（一）仲景

麻黄六两，去节　桂枝二两，去皮　甘草二两，炙　杏仁四十枚，去皮尖　生姜三两，切　大枣十二枚，擘　石膏一块，碎如鸡子大

麻黄90克，桂枝30克，甘草30克，杏仁16克，生姜45克，大枣12枚、擘，石膏150克。

此方麻黄六两，以今法准之，当用一钱五分有零。然究不免太过，酌乎其中，增加麻黄至六分，亦已足矣。

（二）洄溪

麻黄钱半　桂枝钱半　杏仁二钱，去皮　甘草钱半　石膏五钱　生姜三片　大枣五枚

二、定义

此风寒闭塞营卫，阳郁烦躁。为制发汗泄热、两解表里之温清猛剂也。

三、病状

1. 太阳中风，发热恶寒，非恶风。身疼痛，不汗出而烦躁者，大青龙汤主之。若脉微弱，汗出恶风者不可服，服之则厥逆，筋惕肉瞤，此为逆也。恶风乃桂枝证，误服此则汗不止而有亡阳之象矣。立此方即垂此戒。

按：《伤寒论》中，言某汤主之者，乃对病施药也。

2. 伤寒，脉浮缓，身不疼但重，乍有轻时，无少阴证者，大青龙汤发之。

脉不沉紧，身有轻时，为无少阴外证。不厥利吐逆，为无少阴里证。此邪气俱在外也，故以大青龙发其汗。

大青龙汤，专重在无少阴证，脉微弱，则近于少阴证矣，故不可与。尤重在“汗出”二字，汗出者，虽同是太阳证，而断不可用麻黄矣。

四、脉象

脉浮紧。

汗出脉缓，是中于鼓动之阳风，不汗出而脉紧，乃中于凛冽之寒风。寒令脉浮，浮紧，而沉不紧，与伤寒脉阴阳俱紧有别。徐洄溪曰：紧为阴脉，故汗不易出。

按：脉浮紧或浮数者，乃大青龙汤之的据。

五、药解

烦躁是热伤其气，无津不能作汗，故发热恶寒，身疼不解，特加石

膏之泄热生津，以除烦躁，然其性沉而大寒，恐内热顿除，表寒不解，变为寒中协热下利，故必倍麻黄以发表，又倍甘草以和中，更用姜、枣调和营卫，一汗而表里俱解，风热两除，何患诸证不平。此大青龙清内攘外之功，所以佐麻、桂二方之不及。要言之，大青龙立方之旨，因烦躁而独加石膏。王文禄所谓风寒并重，而闭热于经，故加石膏于发散药中者是也。若不过风寒并发，则麻黄、桂枝已足胜其任矣，何必更加石膏哉。

六、煮服法

上七味，以水九升，先煮麻黄，减二升，去上沫，内诸药，煮取三升，去滓，温服一升，取微似汗。汗出多者，温粉扑之。一服汗者，停后服，汗多亡阳，遂虚，恶风烦躁，不得眠也。

七、本汤与桂枝麻黄汤同异点

桂枝汤状载头痛发热恶寒，麻黄汤论列发热恶寒，本汤论列头痛发热恶寒，身疼，不汗出而烦躁。盖发热恶寒同桂枝证，身疼痛不汗出同麻黄证，惟烦躁是本证所独，此其异也。

八、本证烦躁与少阴烦躁虚实辨

太阳证云者，即胃脘之阳，内郁胸中而烦，外扰四肢而躁是也。故证在太阳而烦躁者为实，在少阴而烦躁者为虚；不汗出而烦躁者为实，汗出多而烦躁者为虚。实者可服本汤，虚者便不可服。故大青龙之点睛，在无汗而烦躁。

九、本汤烦躁与白虎汤、真武汤烦躁之异同

同一烦躁也，太阳之烦躁用青龙，阳明之烦躁用白虎，少阴之烦躁用真武。所贵乎分经者，知其异，尤在知其同也。

十、本证烦躁与白虎加人参汤烦躁先后辨

本证烦躁，在未汗先是为阳盛；彼证烦躁，在发汗后是为阴虚。

阴虚则阳无所附，故用白虎加人参汤。若用桂附以回阳，其不杀人者，鲜矣。然则未汗前之烦躁，与既汗后之烦躁，虚实悬殊，顾可不问乎！

十一、本汤用石膏如鸡子大之意义

徐洄溪云：按此方合麻桂而用石膏，何以发汗如是之烈？盖麻黄汤麻黄用二两，此用六两，越婢汤石膏用半斤，而此汤用鸡子大一块，一剂之药，除大枣约共十六两，以今秤计之亦重三两有余，则发汗之重剂矣。虽少加石膏，终不足以相制也。

十二、本汤禁用

（一）脉弱汗出

（二）脉不浮紧数，无恶风、恶寒、身疼者

《赤水玄珠》载：伤寒邪热在表，不得汗出，其人则躁乱不安，身心如无奈何。如脉浮紧或浮数者，急用此药发汗则愈，乃仲景之妙法也。譬如亢热已极，一雨而凉，其理可见也。若不晓此理，见其燥热，投以寒凉之药，为害岂胜言哉。若不浮紧数，无恶风、恶寒、身疼者，亦不可用之也，如误用，其害亦不浅也。所以脉症之不明者，多不敢用。

（三）症在少阳

（四）温病

伤寒一发病，而外邪即解；温病一发汗，而里邪愈炽。麻黄、青龙用治伤寒，未有不生者，用治温病，未有不死者。

病：当作“汗”。☞ 危言耸听，石膏加至一斤，服一次立解。温病学祖承伤寒，伤寒温病本可融于一炉，阳旺病便是温病。

第四节　小青龙汤

☞体壮者竟投本方，小儿老弱用三分之一量。

一、用量

（一）仲景

桂枝去皮　麻黄去节　芍药细辛　干姜　甘草各三两，炙　五味子半升　半夏半升，汤洗

☞桂枝、麻黄、芍药、细辛、干姜、炙甘草各45克，五味子25克，半夏65克、沸水冲洗7次。

（二）洄溪

桂枝一钱　芍药钱半，酒炒　甘草五分　半夏钱半，制　麻黄一钱　细辛三分　干姜五分　五味子五分

二、定义

此风寒挟水气，浸渍胸中及肺胃间，发热干呕而咳。为制发汗利水之温方也。

胸为太阳出入之表，又为肺经安居之所。皮毛者，肺经之所主，太阳之所行，故能治水气浸入胸中干呕而咳。

三、病状

1. 伤寒表不解，发汗未透。心下有水气，即未出之汗。干呕发热而咳，或渴，或利，或噎，或小便不利少腹满，或喘者，小青龙汤主之。以上皆水停心下现症，其各症治法，皆在加减中。

本汤专证，只干呕发热而咳，余皆或然之证，然表证仅一发热，以下皆水气为患耳。

凡有或然之病者，皆枢机之剂，柯韵伯言之最详。

☞利，知病邪已入里，此即“枢机”之谓，今人曰：“看出苗头”亦即病机之理路也。

2. 伤寒心下有水气，咳而微喘，发热不渴。凡水停心下者，喘而不渴。服汤已，即小青龙汤也。渴者，此寒去欲解也，寒饮欲去。小青龙汤主之。此倒笔法，即指“服汤已”三字，非谓欲解之后，更服小青龙也。

☞小青龙汤主之：此句应移至本句的“服汤已”之前。

四、脉象

脉紧弦细。

五、药解

于桂枝汤去大枣之甘泥，加麻黄以开玄府，半夏除呕，细辛逐水，干姜、五味以除咳，既用麻黄发表，故不须生姜之横散。水与邪结则用细辛。

六、本汤加减

1. 若微利者，去麻黄，加荛花如鸡子大，熬令赤色。

利属下焦阴分，不可更发其阳。荛花，明理论作芫花，恐误。《本草》荛花、芫花，花叶相近，而荛花不常用，当时已不可得，故改用芫花，以其皆有去水之功也。

利属下焦阴分：已入里。
不可更发其阳：故去麻黄。

2. 若渴者，去半夏，加栝楼根三两。《本草》栝楼根主消渴。

栝楼根清燥生津。渴为津已伤，不当用半夏重伤津液，恐邪入阳明也，又是一个苗头。

3. 若噎者，噎古作䭇。论云：寒气相搏则为肠鸣。医乃不知，而反饮冷水，令汗大出，水得寒气，冷必相搏，其人即䭇。按《内经》无噎字，疑即是呃逆之轻者。去麻黄，加附子一枚（炮）。《本草》附子温中。

1. 噎：噫。
2. 假性噎膈症，本方有效。

一人咳嗽而兼呃逆自丹田来，用此汤加附子，甚效。

此条是一大苗头，寒水侮土，土败胃逆之端倪已见，故去麻黄之散表，加附子急温里寒。

4. 若小便不利，少腹满，去麻黄加茯苓四两。小便不利，而少腹满，则水不在上，而在下矣，故加茯苓。

腹满而小便不利，乃太阳湿动入里之兆，故去麻黄之解外，加茯苓泄里湿。

5. 若喘者，去麻黄，加杏仁半升，去皮尖。杏仁见前。

杏仁半升约为25~30克，仲圣用以治肺逆之实喘。

按：此方专治水气。盖汗为水类，肺为水

水气即痰饮。

源，邪汗未尽，必停于肺胃之间，病属于有形，非一味发散所能除，此方无微不利，真神剂也。

喘者，去麻黄，恐汗多而再汗亡阳也。如无汗而喘，则麻黄又为要药也。

七、煮服法

上八味，以水一斗，先煮麻黄减二升，去上沫，内诸药，煮去三升，去滓，温服一升。

去：当作“取”。

八、本汤设或然五证与小柴胡汤设或为七证之精义

小青龙设或然五证，加减法内即备五方，小柴胡设或为七证，即具加减七方，此仲景法中之法，方外之方，何可以三百九十七，一百一十三拘之。（柯韵伯）

九、本汤与大青龙同异之点

大、小青龙汤，俱是两解表里之剂，似甚同也。惟大青龙治里热，小青龙治里寒，此其异也。是故发表之药虽同，而治里之药则异。

十、本汤与小柴胡证皆治呕而发热辨

二证表里之病，大概仿佛，何以二方用药不同？曰：治病之要，当究病源。夫伤寒表不解，里热未甚，而渴欲饮水，饮不能多，不当与之。以腹中热尚少而不解消，水欲停蓄，故作诸证。然水寒作病，非温热不能解，故用小青龙汤发汗散水，其水气内渍，则所搏不一，故有或为之病，因随症增损以解化之，原其理初无里证，由水寒而然也。其小柴胡证，系伤寒发热之邪传里，在乎半里间，热气内盛，故生或为诸证。缘二证虽曰表里俱病，其中寒热不同，故用药有姜、桂、柴、芩之异，苟能循理以推之，其事之异同自然明矣，更复何疑。

十一、本汤治喘与肾气丸、杏茎汤治喘之区别

小青龙治风寒挟饮之实喘，肾气丸治下部水泛之虚喘，杏茎汤治根蒂虚于下，痰饮阻于上之虚痰热喘。同一喘也，有虚、实、寒、热之别，故用药亦因之而异。

附：杏茎汤

杏仁　苇茎　紫菀　白前　栝楼此开气行痰治上实　肉苁蓉　胡桃仁此摄纳下焦治阳虚

本汤主治案脉现虚弦软滑，尺中小数，颧红微汗，吸气不能至腹，小便短数，大便甚艰，舌红微有黄苔，渴不多饮，胸中痞闷不舒。

王孟英云：是证下虽虚而肺不清肃，温补反助其壅塞，上虽实而非寒饮，温散徒耗其气液，须开气行痰，以治上实，兼摄纳下焦虚阳，终以便畅溺长，去紫菀、白前，加枸杞、寸冬、白石英。填补而安。宜熟地、当归、薏苡、巴戟之类。

十二、本汤治伏饮于内与大青龙汤治热闭于经辨

夫热郁于经而不用石膏，汗为热隔，宁有能发之者乎？饮伏于内而不用姜夏，邪与饮搏，宁有能散之者乎？其芍药五味，不特靖逆气而安肺气，抑且制麻、桂、姜辛之势，使不相鹜而相就，以成内外协济之功。

十三、本汤治水与五苓散治水异同辨

五苓散治表不解，而心下有水气，与本汤同。惟五苓治水之留而不行，与本汤治水之动而不居，则异矣。故五苓大利其水，微发其汗，是为水郁折之也。本汤备举辛温散水，并用酸苦安肺，是为培其化源也。

十四、本汤兼治

1. 凡咳嗽费力而又咳痰不出者，均宜小青龙汤或加白术亦可。

2. 凡腹胀及水寒射肺冷哮，久咳肺虚等证，用之最效。

十五、本汤与《金匮》对举合勘之点

（一）《伤寒》原文

如上述。

（二）《金匮》原文

1. 治病溢饮者，当发其汗，大青龙汤主之；小青龙汤亦主之。

饮水流行，归于四肢，当汗而不汗出，身疼重，谓之溢饮。

2. 咳逆倚息不得卧，此方主之。

3. 妇女吐涎沫，医反下之，心下即痞，当先治其吐涎沫，小青龙汤主之。涎沫止，乃治痞，泻心汤主之。

4. 治肺胀，咳而上气，烦躁而喘，脉浮者，心下有水，此汤主之。

此汤即小青龙加石膏二两，因有外邪，而复有内热，故加石膏一法，不令成肺痿也。

第五节　麻黄附子细辛汤

一、用量

（一）仲景

麻黄二两，去节　细辛二两　附子一枚，炮去皮破八片

☞麻黄 30 克，细辛 30 克，附子 30 克。

（二）洄溪

麻黄八分　细辛五分　附子钱半，炮

二、定义

此少阴阳虚伤寒。为制温经助阳、托里解外之两感方也。

三、病状

少阴病，始得之，无汗恶寒反发热。

少阴病，谓但欲寐也，今始得之当不发热，而反发热者，是为少阴之里寒，兼有太阳之表热也。要言之，少阴伤寒，一阳无蔽，故假太阳之面目，而反发热也。阴证无发热之理，间有寒极似阳，而外现热证，其内证必现种种寒象。然亦当祛其寒，如本证之类，亦无补寒之法也。

四、脉象

脉沉。

沉者，谓不微细而沉也。由其人肾经素寒，里阳不能协应，故沉而不能浮也。是故传邪与阴寒，皆有沉脉，但沉可为病之在里，未可专以沉为寒也。夫少阴证中，微细而沉与细数而沉，其为寒热之殊，盖大有别矣。

五、药解

附子、细辛为少阴温经之药，人皆知之。用麻黄者，以其发热则邪犹连太阳，未尽入阴，犹可引之外达，不用桂枝而用麻黄者，盖桂枝表里通用，亦能温里，故阴经诸药皆用之。麻黄则专于发表，今欲散少阴始入之邪，非麻黄不可，况已有附子，足以温少阴之经矣。（徐洄溪）

六、煮服法

一斗：2000毫升。☞
三升：600毫升。
一升：200毫升。

上三味，以水一斗先煮麻黄，减二升，去上沫，内诸药，煮取三升，去滓，温服一升，日三服。

按：仲景用麻黄先煮一二沸去上沫者，取其发表迅速也。先煮减水二升者，杀其轻扬之性，欲其徐缓与诸药和合同行也。此方附子、细辛皆少阴里药，欲使麻黄和合，由里祛邪出表，故麻黄先煮减水二升，则与后之葛根汤先煮麻葛，同一义也。

七、本汤与麻黄附子甘草汤均主微发汗辨

仲景治少阴伤寒，未见吐利之里证者，用麻黄附子细辛汤、麻黄附子甘草汤微发汗。盖寒邪乘少阴之虚而欲入，急

以附子保坎中之阳，而以麻黄散外感之寒。用药虽异，而微发汗则一也。（沈尧封）

八、本证辨识在无头痛

脉沉发热以无头疼，故名少阴病。阴证当无热，今反热，是寒邪在表，未传于里，但皮肤郁闭而为热，如在里则无热，则宜用本汤。

九、本汤兼治

脊椎上连颠顶绵绵作痛者，乃房后寒邪直中肾经之故，投本汤其效如响，若服填补督脉之品，则如水投石矣。

第六节 麻黄附子甘草汤

一、用量

（一）仲景

麻黄二两，去节 附子一枚，炮去皮，破八片 炙甘草二两

〔编者注〕麻黄30克，附子30克，炙甘草30克。

（二）洄溪

麻黄八分 附子钱半，炮 甘草八分

二、定义

此少阴伤寒，微发热恶寒，致坎阳无蔽，不能鼓邪外出。为制缓中和阳、微发汗之轻剂也。

三、病状

少阴病，得之二三日，麻黄附子甘草汤微发汗，以二三日无里证，故微发汗也。

三阴证，惟少阴与太阳为表里，而位最近，故犹有汗解之理。况二三日而无里证，则其邪未深入，此方较麻黄附子

细辛汤少轻，以其无里证也。

此条注重“微发汗，微发热，微恶寒”九字。

四、脉象

脉沉。

五、药解

麻黄开腠理，附子固元阳，故以甘草易细辛，微发其汗，甘以缓之，与辛以散之者，又少有间矣。

六、煮服法

七升：1400毫升。☞
三升：600毫升。
一升：200毫升。

上三味，以水七升，先煮麻黄一两沸，此当少煮。去上沫，内诸药，煮取三升，去滓，温服一升，日三服。

七、本汤与麻黄附子细辛汤煮法辨

彼汤细辛微发少阴里邪，故久煮麻黄，欲其缓行同细辛祛邪出表。此汤甘草和中，合附子固其阳气，故麻黄煮一两沸，欲其迅速开泄，则附子助少阴之阳，而寒邪外出。若麻黄久煮，又有甘草缓之，其力不足以出邪矣。于是更可见用麻黄之法也。

八、本汤辨证用药之的据

证无发热，亦以麻黄取汗，病自外来，必达外始解也。用甘草者，附得甘而温及中焦，预防其吐利，麻黄得甘而缓其表邪，但微微作汗，然惟二三日无吐利、躁烦、呕渴里证者，乃可用此。温经散寒之方，若有吐利，麻黄非所宜矣。

九、本汤兼治

（一）肾脏咳

咳则肩背相引而痛，甚则咳涎，此风邪伤肾也，故宜之。

（二）寒犯脑齿

宜急用之，缓则不救。（薛己）

十、本汤与麻黄附子细辛汤缓急用药辨

麻黄附子细辛汤，反发热脉沉，本汤亦反发热脉沉。但彼证言始得之为急，此证言得之二三日为缓，病势稍缓，治法亦缓。

十一、本汤脉沉与四逆汤脉沉用药辨

彼太阳而脉反沉，便用四逆汤，急救其里，是里寒阴盛也。此少阴脉沉，而表反热，便于表剂中加附子，预固其阳，是表热阳衰也。夫以发热无汗，太阳之表，脉沉，但欲寐，少阴之里，设用麻黄开腠理，细辛散浮热，而无附子以固元阳，则太阳之微阳必外亡矣。惟附子与麻黄并用，则寒邪散而阳不亡，此里病及表，脉沉而当发汗者，与病在表，脉浮而当发汗者，实相径庭也。

第三章　葛根汤类

第一节　葛根汤

一、用量

（一）仲景

葛根四两　麻黄三两，去节　芍药二两　生姜三两，切　甘草二两，炙　桂枝二两，去皮　大枣十二枚，擘

葛根60克、可加倍、或用90克，葛根60克，麻黄45克，芍药30克，生姜45克，炙甘草30克，桂枝30克，大枣12枚、擘。

（二）洄溪

葛根钱半　麻黄八分　芍药钱半，酒炒　生姜三片　甘草钱半，炙　桂枝钱半　大枣三枚

二、定义

此开表逐邪之轻剂，专治风寒在表兼自利者之温清合法方也。

三、病状

（一）太阳病，项背强几几，无汗恶风

其症身不疼，腰与骨节不痛，不喘，不烦躁，是无内证。阳明证，汗出而恶热，今无汗而恶风，则未全入阳明，故曰太阳病。

（二）太阳病与阳明合病者，必自不利

合病全在下利一症上审出。盖风邪入胃，则下利矣。两经合病下利，而曰必。必阳并于表，表实而里虚也（必，定然之词）。

凡二阳合病多利，三阳合病多汗。寒毒藏于肌肤，胃所主也，胃热不宣，气阻而饮积，辨脉法所谓晚发水停者也。合病则气并于阳，蓄饮内动，寻路而出，故利。主以葛根汤，升其清阳，则两阳之热，从皮毛而解，不治利而利自止矣。故太阳与阳明合病，必下利者，亦以此治之愈。

四、脉象

脉浮。

脉浮不紧数，是中鼓动之阳风。

中：读 zhòng。

五、药解

此汤以桂枝汤为主。加麻黄以攻其表实，葛根味甘气凉，能起阴气而生津液，滋筋脉而舒牵引，麻黄、生姜开玄府腠理闭塞，祛风而出汗，故以为臣。寒热俱轻，故少佐桂、芍同甘、枣以和里。此于麻、桂二方之间，衡其轻重，而为调和表里之剂也。

徐洄溪云：按葛根《本草》治身大热，大热，乃阳明之证也。以太阳将入阳明之经，故加此药。

六、煮服法

上七味，以水一斗，先煮麻黄葛根，二味主药，先煮。减二升，去白沫，内诸药，煮取三升，去滓，温服一升，覆取微似汗，不须啜粥，已能发汗矣。余如桂枝法将息及禁忌。

一斗：2000 毫升。
三升：600 毫升。
一升：200 毫升。
内：纳入。

七、本证合病与并病之区别

伤寒有合病，有并病，本太阳病不解，并于阳明病，谓之并病。二经俱受邪相合病者，谓之合病。合病者，邪气盛也。太阳阳明合病者，与太阳少阳合病，阳明少阳合病，皆言必自下利者，以邪气并于阴，则阴实而阳虚，邪气并于

阳，则阳实而阴虚。寒邪气甚，客于二阳，二阳方外实而不主里，则里气虚，故必下利。与葛根汤以散经中甚邪。（成无己）

八、本汤对举合勘之点

（一）《伤寒》原文

如上述。

（二）《金匮》原文

太阳病，无汗而小便反少，气上冲胸，口噤不得语，欲作刚痉，葛根汤主之。

二方药剂分两皆同，但在《伤寒》，则治邪从肤表，而涉于经输者，在《金匮》则治刚痉之将成未成者，则异矣。

九、本汤兼治

此外尚可治疗肩凝、落枕，法加羌、防、柴。热痢初起夹表证。

（一）周身发热，发现斑点、呕吐

夫周身肌肉皆属阳明，阳明主发热不恶寒。今为外邪抑郁，壅于阳明，故发热而现斑点。呕吐者，皆邪毒上壅外出之故。葛根汤力能祛邪外出，随其邪之所向而祛之，故愈。

引申扩大于头面部、五官急性炎变。

（二）两眼皮红肿痛甚

眼皮上下皆阳明所主。今为风热所闭，抑郁而为红肿痛甚。葛根汤力能解阳明风热，故可治而愈。

（三）两乳红肿发热

两乳乃阳明所主。今外感之邪，伏于两乳间，故见红肿痛甚。葛根汤专祛阳明之邪，故可治愈。

麻疹表寒郁闭，迟迟不能透发者，宜加鲜芫荽3至5茎。

（四）小儿痘初现点

夫痘毒自内出外，既已现点，此刻毒邪尽在肌肉之间。肌肉属阳明，葛根汤力能宣通肌肉之邪，不使痘毒遗留于内，发透为佳，然后另行养浆之法，若已发透，即不可用此。

按：此方功用颇多，加减亦多，书中言之甚详，兹不多赘。

十、本汤忌与

此汤治表、实、里、虚者甚宜，而胃家实非所宜也。又与大青龙汤治表里俱实者异矣。

十一、本汤精义

太阳病汗不出，从阳明内陷，故用麻黄发表。葛根升津，则一汗表里双解，方重麻黄，不可畏而去之也。

第二节　葛根黄芩黄连汤

一、用量

（一）仲景

葛根半斤　甘草二两，炙　黄芩三两　黄连三两

（二）洄溪

葛根三钱　黄连钱半　甘草钱半　黄芩钱半

二、定义

此误下虚其肠胃，为热所乘。为制解表清里之清方也。

三、病状

太阳病，桂枝证，桂枝证即太阳伤风之正病也。医反下之，大误。利遂不止，邪下陷则利无止时。喘而汗出者，此汤主之。邪束于外，喘而汗出，利遂不止，是暴注下迫，皆属于热也。

四、脉象

脉促者，表未解也。

促与结对，迟而一止为结，迟为寒，结则寒之极矣。数而一止为

促，数为热，促则热之极矣。故促宜泄热除蒸，误用温补，立见危殆。要言之，热邪内陷，脉数而歇止，与寒邪内陷之脉不同也。

五、药解

风邪初中，病为在表，一入于里，则变为热。治表以葛根之辛，治里以芩、连之苦。盖其病为表里并受之病，故其法亦为表里两解之法。（尤在泾）

因表未解，故用葛根。因喘汗而利，故用芩、连之苦，以泄之、坚之。芩、连、甘草为治痢之主药。（徐洄溪）

六、煮服法

上四味，以水八升，先煮葛根，减二升，内诸药，煮取二升，去滓，分温再服。

七、本汤与人参汤先煮后煮之区别

桂枝人参汤，先煮四味，后内桂枝，和中之力饶，而解肌之气锐，是于两解中权宜法也。葛根黄芩黄连汤，先煮葛根，后内诸药，解肌之力纯，而清中之气锐，又与补中逐邪法异矣。

八、本汤与桂枝人参汤误下致病之同异点

1. 外热不除，是表不解。下利不止，是里未和。是两证之误下致利，病因则同也。

2. 彼证脉微弱，心下痞硬，是脉不足而证有余也。此证脉促而喘，反汗自出，是脉有余而证不足也。表、里、虚、实当从脉辨，况弱脉见于数下后，则痞硬，为虚可知。故用理中之辛甘温补，止下利，化痞硬，又加桂枝以解表。桂枝证本脉缓，误下后而反促，阳气内盛，邪蒸于外，故汗出。热暴于内，火迫上冲，故为喘。暴注下迫，故为利。故用葛根黄芩黄连以治之。

九、本汤与麻杏石甘汤治喘汗不同之点

经曰：喘而汗出者，与葛根黄芩黄连汤以利之。汗出而喘者，

与麻杏石甘汤发之。二者如何而然也？盖以邪气内攻，气逆不利而喘者，见其邪气在里也。虽表未解，未可和之，故主葛根芩连汤。若邪气外盛壅遏，使气不利而喘者，虽汗而喘不已，见其邪气在表也。虽经汗下亦可发之，故主麻杏石甘汤。此古人之奥义也。（成无己）

十、本汤与桂枝去芍汤之区别

病在阳而反下之，邪气被抑而未复，正气方虚而不振，是以其脉多促，然当辨其仍在表者，则纯以辛甘发之，桂枝去芍汤是也。辨其兼入里者，则并以苦寒清之，葛根黄芩黄连汤是也。是二汤之区别也。

十一、本汤兼治

（一）外感发热恶寒之下痢

唐容川曰：痢证初起，而发热恶寒者，乃内有郁热，外感风寒，风能煽热，互相蒸发，是生寒热，宜兼疏其表，故宜葛根黄芩黄连汤。如有宿食，加枳壳、厚朴。

（二）病疹

疹之原出于胃，治疹者当治胃，以清凉为主，而少佐以升达。痧之原出于肺，治痧者当治肺，以升达为主，而稍佐以清凉。痧于当主表散时，不可早用寒泻；疹于当主苦泻时，不可更从辛散。大旨升达主升，葛、柴之属。清凉主降，芩、栀、桑、丹之属。惟宗仲景葛根芩连一法，出入增减，而得治痧疹之要道焉。（世补斋）

（三）不恶寒之温热病

此温病辛凉之轻剂，为阳明主方，不专为下利设也。尤重在芩、连之苦，不独可升可降，且合苦以坚之之义。坚毛窍可以止汗，坚肠胃可以止利。所以此汤又有下利不止之治。（世补斋）

（四）病疫

广东罗哲初，以葛根黄芩黄连汤加甘草、半夏，治时疫甚效。肢冷脉伏者，亦莫不起死回生。（周凤岐）

季按：本汤原有炙甘草，此加甘草者，或系生甘草。

十二、本汤与太阳、少阳解表清里之法同辨

阳明之有葛根芩连汤也，犹太阳之有大青龙，少阳之有小柴胡也。太阳以麻、桂解表，石膏清里。少阳以柴胡解表，黄芩清里。阳明则以葛根解表，芩、连清里。表里各不同，而解表清里之法则一也。（世补斋）

十三、本汤治阳明成实之证

凡由太少阳陷入阳明者，为阳邪成实之证。不论有无下利，皆以此方为去实之用。

十四、本汤随证之加法

如芎、芷、羌、独、荆芥、藁、蔓、薄荷、桑叶、藿香、香薷、赤芍、丹皮、黑栀等药，皆可随证加入。（世补斋）

十五、本汤与三承气汤主治之区别

本汤主阳明之表，三承气主阳明之里，此其区别也。

十六、本汤治利非协热辨

今人每以本汤证之利为协热利，实则本汤之利虽属热性，仲景并未称之为协热利。至桂枝人参汤证之寒性利，反称之为协热而利。盖热者，犹言挟表邪也，不可不知。（姜佐景）

第三节　葛根加半夏汤

一、用量

（一）仲景

葛根汤原方加半夏半升，洗。

（二）洄溪

即葛根汤（见前）加半夏。

二、定义

此太阳与阳明合病，不利但呕。为制因势利导、宣通逆气之方也。

三、病状

太阳与阳明合病，不下利但呕者，葛根加半夏汤主之。

太阳阳明合病，太阳少阳合病，阳明少阳合病，必自下利，则下利似乎合病当然之理。今不下利而呕，又似乎与少阳合病矣。但呕者，便合少阳。（柯韵伯）

四、药解

邪气外甚，阳不主里，里气不和，气下而不上者，但下利而不呕。里气上逆而不下者，但呕而不下利，与葛根汤以救其邪，加半夏以下逆气。（成无己）

五、煮服法

煎服法同前葛根汤。

六、本汤与葛根芩连汤之区别

前条误下而成利，则用芩连治痢，因其本属桂枝证而脉促，故只加葛根一味，以解阳明初入之邪。此条乃太阳阳明合病，故用葛根汤全方，因其但呕，加半夏一味以止呕。随病立方，各有法度。（徐洄溪）

七、本汤之治呕利与理中汤之治呕利辨

阴邪内合阳明，陷于大肠，则自下利。逆于胃中，则但呕。理中汤之治呕利，以寒单在里，故以温里为急。葛根汤之治呕利，则以寒自外来，故仍以发表为主，使寒仍从外解，然用此方亦无汗可知。

季按：此方在“无汗”二字，须切记。

第四章　柴胡汤类

小柴胡汤为浓缩☞剂。

第一节　小柴胡汤

一、用量

（一）仲景

柴胡125克。☞
生姜45克。
半夏75克。

柴胡半斤　黄芩　人参　甘草炙　生姜各三两，切　半夏半升，洗　大枣十二枚，擘

（二）洄溪

柴胡八分　人参八分　半夏钱半，制　黄芩钱半　甘草五分　生姜三片　大枣三枚

二、定义

此表寒里热，两郁不得升顺。为制和解表里之温清方也。

三、病状

1. 伤寒五六日，正当传少阳之期。中风往来寒热，太阳之寒热，寒时亦热，热时亦寒。往来者，寒已而热，热已而寒也。胸胁苦满，胸胁为少阳之位。默默不欲饮食，心烦，喜呕，或胸中烦而不呕，或渴，少阳火邪。或腹中痛，木克土。或胁下痞硬，木气䐜郁。或心下悸，有痰饮。小便不利，或不渴，有蓄饮。身有微热，太阳未尽。或咳者，此汤主之。少阳所现之症甚多，柴胡汤所治之症亦不一。加减法具载方末。

季按：寒热往来，是寒已而热，热已而寒，往来不断而无止期。故曰往来。

2. 血弱气尽腠理开，邪气因入，与正气相搏结于胁下，

正邪分争，往来寒热，休作有时，默默不欲食，脏腑相连，其痛必下。邪高痛下，故使呕也。邪在上焦水谷不得入，而痛在下焦，逆气上行，故使水谷呕出也。小柴胡汤主之。服柴胡汤已，渴者，属阳明也，以法治之。渴者是虽水已得下，而三焦油膜中火仍不已，熏灼其油干燥，遂为转属阳明之燥气矣。邪在上焦为邪高，邪在下焦为痛下。

3. 伤寒四五日，身热恶风，颈项强，此是太阳所同。胁下满，此是少阳所独。手足温而渴者，前条之渴者属阳明，此因胁下满则虽似阳明，不作阳明治矣。小柴胡汤主之。

4. 凡柴胡汤病证而下之，误治。若柴胡证不罢者，复与柴胡汤，凡误治而本证未罢，仍用本证之方。他经尽同，不独柴胡证也。必蒸蒸而振却，发热汗出而解。邪已陷下，故必振动，而后能达于外。辨脉法篇云：战而汗出者，其人本虚，是以发战。发热汗出，邪仍从少阳而出。

5. 伤寒十三日不解，过经二候。胸胁满而呕，此少阳的证。日晡所发潮热，此似阳明。已而微利，又现里证，药乱则证亦乱。此本柴胡证。下之而不得利，今反利者，知医以丸药下之，非其治也。以汤剂，利之不应，复以丸药利之，是谓重伤。潮热者，实也。先宜小柴胡汤以解外，虽潮热本属少阳之邪，故仍以柴胡解外。后以柴胡加芒硝汤主之。解在后，加芒硝汤下。

6. 阳明病，发潮热，大便溏，小便自可，胸胁满而不去者，小柴胡汤主之。

阳明潮热，乃当下之症。因大便溏，小便自可，则里证未具，又胸胁常满，则邪留少阳无疑，故用此汤和解之。

7. 阳明病，胁下硬满，少阳证。不大便，可下。而呕，亦少阳证。舌上白苔者，邪未结于阳明，故舌苔白。虽不大便，不可下，此要诀也。可与小柴胡汤。上焦得通，津液得下，胃气因和，身濈然汗出而解也。此四句申明小柴胡之功效如此，所以诸症得之皆愈也。

按：少阳之外为太阳，里为阳明，而少阳居其间。故少阳之证，有兼太阳者，有兼阳明者。内中见少阳一证，即可用小柴胡汤，必能两顾得效，仲景所以独重此方也。（徐洄溪）

8. 呕而发热者，小柴胡汤主之。

但发热而非往来寒热，则与太阳阳明同。惟呕则少阳所独，故亦用此汤。

附：少阳与太阳、阳明之呕辨

同一呕也。发热仍恶寒而呕者，属太阳。寒热而呕者，属少阳。恶热属阳明，当分三阳而治之。其无寒不热之呕，则专取诸中焦。

9. 伤寒中风有柴胡证，但见一症便是，不必悉具。

少阳与太阳、阳明相为出入，一症可据，虽有他症可兼治矣。

四、脉象

1. 伤寒五六日，头汗出，微恶寒，手足冷，心下满，口不欲食，大便硬，脉细者，此为阳微结，阳气不能随经而散，故郁结不舒。非药误即迁延所致，亦坏症之轻者。必有表，复有里也。以上诸症，有表有里，柴胡汤兼治表里。脉沉，亦在里也。脉细者必沉。汗出为阳微，假令纯阴结，不得复有外证，阴则无汗。此为半在里半在表也。脉沉为里，汗出为表。脉虽沉紧，细即有紧象。不得为少阴病。所以然者，阴不得有汗，此为要诀。今头汗出，故知非少阴也。可与小柴胡汤，设不了了者，得屎而解。得汤而不了了者，以其有里证。故大便硬，必通其大便，而后其病可愈。其通便之法，即加芒硝及大柴胡等方是也。

2. 太阳病十日已去，脉浮细而嗜卧者，外已解也。设胸满胁痛者，与小柴胡汤。脉但浮者，与麻黄汤。解见麻黄汤。

3. 阳明中风，脉弦浮大，弦属少阳，浮大属阳明。而短气，腹都满，胁下及心痛，此少阳证。久按之气不通，鼻干不得汗，嗜卧，此症又似少阴。一身及面目悉黄，小便难，此二症又似太阴。有潮热，此似阳明。耳前后肿，刺之小瘥。外不解，病过十日，脉续浮者，与小柴胡汤。脉浮虽有里证，邪仍欲外出。脉但浮，无余症者，与麻黄汤。但浮无余症，则里证全无，必从汗解，故用麻黄汤。若不屎，膀胱气绝。腹满，加哕者，不治。

此二条说明阳明中风之证，有里邪，用小柴胡汤。无里邪，则用麻黄汤。以脉症为凭，无一定法也。

论中阳明篇云：阳明病不能食，攻其热必哕，所以然者，胃中虚冷故也。“虚、冷”二字尤明，盖阳微欲尽也。又云：大吐，大下，汗出怫郁，复与之水，以发其汗，因得哕。《灵枢》云：真邪相攻，气并

相逆，故为哕，即呃逆也。《素问》云：病深者，其声哕，乃肺胃之气隔绝所致，兼以腹满，故不治。（徐洄溪）

4. 伤寒，阳脉涩，阴脉弦，法当腹中急痛，先与小建中汤。不瘥者，与小柴胡汤主之。（详见桂枝类中）

5. 本太阳病，转入少阳者，此为传经之邪也。胁下硬满，干呕，不能食，往来寒热，以上皆少阳证。尚未攻下，脉沉紧者，未吐下，不经误治也，少阳已渐入里，故不浮而沉紧，则弦之甚者，亦少阳本脉。与小柴胡汤。

6. 伤寒瘥以后更发者，小柴胡汤主之。此复症也。非劳复，非女劳复，乃正气不充，余邪未尽，留在半表、半里之间，故亦用小柴胡。复病治法明著于此，后世议论不一，皆非正治。脉浮者，以汗解之。脉沉者，以下解之。复症之中更当考此二脉。如果脉见浮象，则邪留太阳，当用汗法。如脉见沉实，则里邪未尽，当用下法。但汗之，不著方名者，因汗下之法不一，医者于麻黄、桂枝及承气、大柴胡等方，对症之轻重择而用之，则无不中症矣。

五、药解

柴胡疏木，使半表之邪得以外宣。黄芩清火，使半里之邪得以内彻。半夏豁痰饮，降里气之逆。人参补久虚，助生发之气。甘草助柴芩调和内外。姜、枣助参、夏，通达营卫。相需相济，使邪无内而直从外解也。

本方注重柴胡。

唐容川曰：仲景所用柴胡，是今四川产者，一茎直上，中通有白瓤，非别省红软银白等柴胡也。各省各柴胡性烈，非少阳之性也，用之伤人，比羌独活更烈，决不可用。读仲景书者，若见四川柴胡，则知仲景用药之妙。

六、本汤加减法

徐洄溪曰：本方加减须细审。

1. 若胸中烦而不呕者，去半夏、人参，加栝楼实一枚。

胸中烦者，邪气内侵君主，故去半夏之燥。不呕者，胃中和而不虚，故去人参之补，加栝楼实之苦寒，导大热以下降也。栝楼实除胸痹，此小陷胸之法也。

2. 若渴者去半夏，加人参，合前成四两半，栝楼根四两。

半夏燥津液，非渴者所宜。人参甘而润，栝楼根苦而凉，彻热生津，二物为当。徐洄溪云：半夏能涤痰湿，即能耗津液。

3. 若腹中痛者，去黄芩，加芍药三两。

腹中痛者，邪干中土，胃阳受困，故去黄芩之苦寒，加芍药以通脾络也。

4. 若胁下痞硬，去大枣，加牡蛎四两。

甘者，令人中满。痞者，去大枣之甘，咸以软之。痞硬者，加牡蛎之咸，故《别录》云治胁下痞热。

5. 若心下悸，小便不利者，去黄芩，加茯苓四两。

饮而水蓄不行为悸，小便不利。《内经》曰：肾欲坚，急食苦以坚之，坚肾则水益坚，故去黄芩之苦寒，淡味渗泄为阳，茯苓甘淡以泄伏水。又齐有堂曰：无口苦咽干者，不可用黄芩。

6. 若不渴，外有微热者，去人参，加桂枝三两，温覆取微似汗愈。

此病仍在太阳，故不用生液之人参。宜加解外之桂枝，温取微汗也。

7. 若咳者，去人参、大枣、生姜，加五味子半升、干姜二两。

咳者，肺气逆也。甘则壅气，故去人参、大枣。《内经》曰：肺欲收，急食酸以收之。肺气上逆，故加干姜之热以温肺，五味之敛以降逆。凡咳皆去人参，长沙之秘旨：既有干姜之温，不用生姜之散。既用五味之敛，不用大枣之缓也。

论中凡可通用之方，必有加减法。

七、煮服法

去滓再煎即浓缩。☞

上七味，以水一斗二升，煮取六升，去滓，再煎取三升，温服一升，日三服。

（一）去滓再煎之异义

少阳经用药，有汗、吐、下三禁，故但取小柴胡汤以和之。然一药之中，柴胡欲出表，黄芩欲入里，半夏欲祛痰，纷纷而动，不和甚矣。故去滓再煎，使其药性合而为一，漫无异同，俾其不致偾事耳。

徐洄溪曰：去滓再煎者，此乃和解之剂。再煎则药性合和，能使经气相融，不复往来出入，古圣不但用药之妙，其煎法俱有精义。

季按：再煎各煎之义，分辨清晰，宜深思熟记。

（二）日三服之意义

古方一剂必分三服，一日服三次，并有日服三次者。盖药味入口，即行于经络，祛邪养正，性过即已，岂容间断。今人则每日服一次，病久药暂，此一曝十寒之道也。

一日服三次：一剂。

徐洄溪云：此汤除大枣共二十八两，较今秤亦五两六钱零。虽分三服，已为重剂。盖少阳介于两阳之间，须兼顾三经，故药不宜轻。

八、本汤按古准今之分两

王孟英谓小柴胡汤柴、半各八两。以今准之，各得六钱零八厘。参、草、芩、姜各三两，准今各得二钱二分八厘。大枣十二枚，以水一斗二升，准今则八合零四抄。煮至减半，去滓，再煮至减半。夫煎而又煎，仅四分之一，其汤之浓郁甘柔可知矣。喻氏谓和剂取其各药气味之相和。余谓取其气缓味厚，斯为补正托邪之用。故惟风寒正疟，可以按法而投，则参、甘、姜、枣，补胃滋营，半夏利其枢，柴芩解其热，病无不愈矣。

九、本汤用人参之理由

和解药中，有人参之大力居间，外邪遇正，自不争而退舍。设无大力者当之，则正气不足以胜邪气，其猛悍纵恣，安肯听命和解耶？小柴胡汤之人参者，在借人参之力，领出在外之邪不使久留，乃得速愈为快。所以虚弱患感之体，必用人参三五七分入表药中，少助元气，以为祛邪之主。李东垣治内伤外感者，用补中益气，加表药一二味热服最效。

十、本汤柴胡发汗之原理

病之用柴胡而汗出者，上焦得通，津液得下，胃气因和，故汗自作耳，非柴胡发其汗也。升葛亦然，即荆防亦然。

十一、本汤治半表半里证与五苓散理中汤治半表半里证辨

邪在营卫之间，谓之半表半里，太阳阳明之间，少阳居身之半表半里，五苓散分阴阳膀胱经之半表里，理中汤治吐泻上下之半表里。

十二、本汤兼治

（一）两胁胀痛

两胁乃少阳所主，今见胀痛，是少阳之气抑郁不舒也。柴胡力能舒太阳之气，故治之愈。

（二）头响两侧胀

头之两侧，乃少阳所主，今见胀而响，是少阳之火浮于上也。柴胡汤力能治少阳之经，倍黄芩力能清少阳之火，故治之愈。

（三）两耳红肿痛甚

两耳前后，俱属少阳所主，今见红肿痛甚，是风热之邪，聚于少阳也。小柴胡汤力能治少阳之风热，故治之愈。

（四）疟疾

疟之为病，多缘外邪伏于少阳，不能从转输而出。少阳居半表半里，邪欲从阳明而出则热，欲从太阴而入则寒。诸书云疟不离少阳，皆是明少阳之经气不舒，转输失职，邪故伏而不出。小柴胡汤力能伸少阳之气，少阳之气伸，转枢复运，邪自从此而出，病自愈而人自安也。

（五）吐酸不食

不食而吐之症属于太阴，理宜温中、健脾。今见不食吐酸，明是木气不舒，上克脾土，土畏木克，故不食。酸属木，乃是禀少阳热气所化，土木相凌故见以上症形。小柴胡汤力能舒少阳之气，少阳之气伸，即不克制脾土，两经气平，而病自不作矣。

（六）妇女热入血室

肝为藏血之所，肝与胆相为表里，胆移热于肝，热入血室，故见谵语。小柴胡汤力能治肝胆邪热，故治之愈。

（七）鼻渊

鼻流浊涕，名曰鼻渊，此胆热移于脑也。宜小柴胡汤，外用吹药。

按：此方功用颇多，加减变化亦无穷，伤寒书言之甚详，兹不多赘。

十三、验舌参证宜本汤

（一）白苔中红舌

白苔舌中轮红，舌尖白，此太阳经初传寒邪之舌，乃元津内亏，亦有少阳受寒，经血素虚，而郁热俱不解者，均宜本方去半夏加淡豉。

（二）白苔尖红舌

满舌白苔而尖色鲜红，此乃热邪内盛，而后感客寒入少阳经也。宜小柴胡加淡豆豉。

（三）白尖红根舌

此邪在半表半里也。其证寒热往来，耳聋口苦，脚痛，脉浮弦。宜小柴胡加淡豆豉和之。

（四）白苔薄白沿红舌

在表证为邪初入里，丹田有热，胸中有寒，乃少阳半表半里证。宜小柴胡加栀子豉汤。

（五）全舌淡红，薄白苔，右边中截至根，白苔偏厚者

此舌病在肌肉，邪在半表半里，必往来寒热，故宜小柴胡和解之。

（六）苔色微白舌

小柴胡治疟，认证在“呕吐胁痛，畏寒不渴，苔色微白”十二字。若苔黄微燥或绛，大渴思凉，寒微热甚，则此汤不可与也。

（七）舌上白苔者

阳明病，胁下硬满，不大便而呕，舌上白苔者，予以小柴胡，上焦得通，津液得下，胃气因和，身濈然汗出而解也。

十四、小柴胡汤去人参、生姜、大枣加干姜、五味治咳之发明

咳嗽初由风寒，久久不愈，则声哑羸瘦，痰中带血，气喘偏睡，变成虚劳。时医或谓外邪失表所致，或谓内伤及酒色过度所致，既已成痨，即戒用辛热之品，取甘润之剂，静以养阴，令真阴复而阳不亢，金水相滋，则咳嗽诸病除矣。然此说一行，误人无算。南医六味地黄丸、黑归脾汤等料，加麦门冬、五味、淡菜胶、海参胶、阿胶、人乳粉、秋石霜、紫河车、八旦杏仁、川贝母、猪脊髓之类，百服百死，诚可痛恨。余读《金匮》书中，隐寓有大手眼，喻嘉言亦悟其妙，俱隐而不发者，难与俗人言也。余临证以来，每见咳嗽百药不效者，摒去杂书之条绪纷繁，而觅出一条生路，止于《伤寒论》得之。《伤寒论》云：上焦得通，津液得下，胃气因和三句，是金针之度。盖寒热之邪，挟津液而上聚于膈中，以致咳嗽不愈。若风寒不解，其津液何以得下耶？若误行发散，不惟津液不下，而且转增其上逆势矣！此所以通其上即和其中，和其中愈通其上矣。至于风寒缠绵不已，积而成痨及一切痰火哮喘，咳嗽瘰疬等证，皆缘火势熏蒸日久，顽痰胶结经隧，所以火不熄，则津液不能下灌灵根，而菁华尽化为败浊耳。且人全赖水谷之气生此津液，津液结则病，津液枯则死。《伤寒论》小柴胡汤谓咳者去人参、生姜、大枣，加干姜、五味子，此为伤寒言而不尽为伤寒言也。余取“三焦得通”三句，借治痨伤咳嗽。往往获效。

季云按：取“上焦得通”“津液得下”“胃气因和”三句，治痨伤咳嗽甚效。

十五、本汤人参柴胡祛邪健中之精义

疟之寒热往来，乃邪在少阳，木邪侮土，中宫无主，故寒热无定。于是用柴胡以祛少阳之邪，柴胡必不犯脾胃，用人参以健中宫之气，人参必不入肝胆，则少阳之邪自去，而中土之气自旺，二药亦各归本经。

十六、本证之往来寒热与疟相似之异点

本证之往来寒热与疟相似，而实不同。疟当病来之时，汗出之后，动作饮啖如平人，有寒热往来不能也。

十七、本汤治风寒入足少阳之正疟

王孟英曰：果系足少阳风寒正疟，则参、甘、姜、枣补胃和营，半夏利其枢，柴芩解其热，无不立愈。盖风寒自表而受，胃腑空虚，自能纳谷。治必先助胃气，托邪外出。即御外邪，杜其内入，诚一举两全之策也。故以小柴胡汤为适宜。

十八、本汤不适于阳明暑疟

《潜斋医学丛书》载论轩岐长沙之书，论疟不止少阳一经，治疟不仅柴胡一方，何以今人患疟，必以柴胡为不祧之药耶？夫风寒之疟，可以升散。暑湿之疟，必须清解。尝见误用小柴胡汤于暑疟者，将热邪肝火，一并提升，遂呕逆头眩，汗出热壮，胁痛耳聋，神昏欲绝。医者不察病因，但泥呕逆耳。聋胁痛为少阳的证，更不辨其邪之为寒为暑，而小柴胡之错遂成铁铸。

今人因《伤寒》少阳篇有耳聋一证，遂以小柴胡汤为外感耳聋之专方。若温热暑湿诸感见耳聋者，皆热邪上熏金受火克之故也，岂小柴胡之可投哉？往往初不耳聋，而柴胡一进，其耳遂聋者，柴胡提其热邪上升使然耳。

又徐洄溪治疟概用柴胡，是其一短。

又医者执此和解之法，谓不犯汗吐下之险，病者见其参、胡并用，

谓补正祛邪，具一举两全之美，最为上策。孰知和解是少阳传经伤寒之剂，不可以概和各经各气之各病，徒使参、胡升提热邪上逆，致一身之治节，无以清肃下行。而姜、枣温腻湿浊于中焦，致运化之枢机，失其灌溉之敷布，气机愈窒，津液愈干，和解之汤愈进，而气愈不和，病愈不解，往往以此误人多矣。

十九、本汤为湿热暑温诸疟所忌

本方乃治正疟之主方，古人谓为和剂。凡温热暑湿诸疟，邪从口鼻而受，肺胃之气，先已窒滞，病发即不饥恶谷，脘闷苔黄。苟不分别，但执此汤为圣法，则参、甘、姜、枣，温补助邪，骤则津涸神昏，缓则邪留结痞。且有耗散阴液而成疟痨者，即不用全方，而专以柴胡为治疟主药，亦惟荣阴充裕，或温热暑湿之邪，本不甚重，及兼感风寒之表邪者，乃可见功。古云柴胡劫肝阴，良有以也。

二十、本汤与《金匮》对举合勘之点

（一）《伤寒》原文

如上述。

（二）《金匮》原文

1. 诸黄腹痛而呕者，宜柴胡汤。（见黄疸篇）

2. 呕而发热者，小柴胡汤主之。（见呕吐篇）

3. 产妇郁冒，其脉微弱，呕不能食，大便反坚，但头汗出。所以然者，血虚而厥，厥而必冒，冒家欲解，必大汗出。以血虚下厥，孤阳上出，故头汗出。所以产妇喜汗出者，亡阴血虚，阳气独盛，故当汗出，阴阳乃复，大便坚，呕不能食，小柴胡汤主之。（见产后篇）

二十一、本汤不能解热之点

1. 太阳经表热。

2. 阳明经标热。

以上二热，皆不能解，误用之，害立至。

二十二、本汤禁用

1. 夹阴伤寒，面赤发热，脉沉足冷者——服之，立至危殆。

2. 内虚有寒。

3. 大便不实。

4. 脉息小弱。

5. 妇人新产发热。

二十三、本汤治热入血室有三而其旨不同

所谓热入血室者，乃经水方至，遇热不行，故用清凉解之也。

1. 妇人中风七八日，续得寒热，发作有时，此即如下文所谓疟也。经水适断者，此为热入血室，其血必结，血因热结而成瘀矣。故使如疟状，发作有时，小柴胡汤主之。即以治疟之法治之。（见《金匮》妇人杂病篇）

按：室者，屋室也，谓可以停止之处。人身之血室者，荣血停止之所，经脉留会之处，即冲脉是也。王冰曰：冲为血海，言诸经之血，朝会于此。男子则上行生津，女子则上为乳汁，下为月水。（成无己）

2. 妇人中风发热恶寒，经水适来，彼云断此云来。得之七八日，热除而脉迟身凉，外邪内伏。胸胁下满如结胸状。谵语者，此为热入血室也，血室为中焦荣气之所聚。肝藏血，心主血，荣血结滞，则肝气与心经之气亦凝，故胁满而神昏谵语。当刺期门，随其实而泻之。

释引：期门在乳下第二肋端，去乳头约四寸。肝募也，厥阴、阴维之会，刺入四分，血结则为有形之证，汤剂一时难效，故刺期门以泻厥阴有余之热，则尤亲切而易散。

此是血全空而热乃入者。空则热不得聚而游其部，故胁满疼。小柴胡加赤芍、生地亦已。冲脉为血海即血室也，男女皆有之。（王宇泰）

“血室”二字，或主于冲，或主于肝，一就源头言之，一就藏聚言之，两说虽异，其理则同。（沈芊绿）

3. 妇人伤寒发热，经水适来，昼日明了，暮则谵语如见鬼状者，此为热入血室，昼清而夜昏者，血室属阴，病在阴经也。无犯胃气及上二焦，

必自愈。此为中焦营气之疾，汗下二法皆非所宜，小柴胡汤刺期门则其治也。

按：热入血室之状，此二条为最详。妇人伤寒，此证最多，前条证稍轻，后二条尤重，男子亦有之。

陆九芝云：大柴胡及桃仁承气、犀角地黄汤，俱为热入血室的对之方。妇人经水适来适断，表邪乘血之虚，入于血室。若昼日谵语，为邪客于腑与阳争也。此昼日明了，暮则谵语如见鬼状，是邪不入腑，而入于血室，与阴争也。（成无己）

二十四、本证由问而得之一般

本证大半由问而得。如口苦、咽干、目眩、往来寒热、胸胁苦满、默默不欲饮食、心烦喜呕等，则皆因问而知。此孙真人所以有未诊先问也。

第二节　大柴胡汤

☞大柴胡汤为浓缩剂。

一、用量

（一）仲景

柴胡半斤　黄芩三两　半夏半升，洗　芍药三两　枳实四枚，炙　生姜五两，切　大枣十二枚，擘　大黄二两

☞柴胡125克，黄芩45克，半夏62克，芍药45克，枳实1枚14.4克、合56克，生姜75克。

此即小柴胡去人参、甘草加枳实、芍药、大黄，乃少阳阳明合治之方也。

1983年12月2日，☞东关王玉梅，女，46岁，胆蛔症合并胆道胰腺感染，因虫，方合乌梅丸，高热，上腹绞痛及跳痛，合并急性胰腺炎。加金银花90克、连翘45克、元明粉（冲）40克，一剂分两次服，得畅泻后痛止。次日下蛔虫一团而愈。

（二）洄溪

柴胡八分　白芍钱半，炒　黄芩钱半　枳实

钱半　半夏钱半，制　生姜五片

徐洄溪曰：热结胸中，少阳不解，故心下急，郁郁微烦，而呕不止者，为大柴胡证。因往来寒热，故倍生姜佐柴胡以解表。结热在里，故去参、甘之补益，加枳、芍以舒急也。后人因“下之”二字妄加大黄，要知条中并无大便硬，更有下利证，则不得妄用大黄以伤胃气也。

二、定义

此少阳表里未解，热结在里。为制攻里解表之温清合法方也。

三、病状

1. 太阳病经过十余日，反二三下之，一误再误。后四五日柴胡证仍在者，如寒热呕逆之类。先与小柴胡汤。呕不止，心下急，郁郁微烦者，犹有里证。为未解也，与大柴胡下之则愈。前虽已下，非下法也，以大柴胡汤两解之。

经过与坏病同，不知何逆而二三下之，适所以致逆，故曰反也。下而又下，阳明虽未伤，而少阳亦未除，故曰柴胡证仍在也。呕不止，郁郁微烦，乃邪扰三阳，必中有燥屎，非下除之不可，故以大柴胡汤兼治之。

2. 伤寒十余日，热结在里，此大黄之对症。复往来寒热，此柴胡之对症。与大柴胡汤。

此攻里结热以解表邪也。

3. 伤寒发热，汗出不解，当用柴胡。心下痞硬，呕吐而下利者，邪内陷，故用枳实、半夏、大黄。此汤主之。

言“主之”者，为必用也。

四、脉象

1. 伤寒后，后者过经之后诸症见轻而未痊愈也。脉沉者，内实也，沉为在里。下解之，宜大柴胡汤。

按：《伤寒论》中，言宜某汤者，此临证审决也。

2. 弦数。

五、药解

大柴胡为下剂之缓也。柴胡味苦平微寒，伤寒至于可下，则为热气有余，应火而归心，苦先入心，折热之剂，必以苦为主，故以柴胡为君。黄芩味苦寒。王冰曰：大热之气，寒以除之，推除邪热，必以寒为助。故以黄芩为臣。芍药味酸苦微寒，枳实味苦寒，《内经》云：酸苦涌泄为阴，泄实折热，必以酸苦。故以枳实、芍药为佐。半夏味辛温，生姜味辛温，大枣味甘温。辛者，散也，散逆气者，必以辛。甘者，缓也。缓正气者必以甘。故半夏、生姜、大枣为之使也。一方加大黄，以大黄有将军之号，而功专于荡涤，不加大黄，恐难攻下，必应以大黄为使也。用汤者审而行之，则十全之功可得矣。（成无己）

六、煮服法

上七味，以水一斗二升，煮取六升，去滓再煎，取三升，温服一升，日三服。

七、本汤辨正

许叔微曰：大柴胡汤，一方无大黄，一方有大黄，此方用大黄者，以大黄有荡涤蕴热之功，为伤寒中要药。王叔和云：若不用大黄，恐不名大柴胡汤。且经文明言下之则愈，若无大黄将何以下心下之急乎？就此而论，应从许叔微为近是。

八、本汤与《金匮》对举合勘之点

（一）《伤寒》原文

如上述。

（二）《金匮》原文

按之心下满痛者，此为实也，当下之，宜大柴胡汤。

此方药味分两皆同，惟条列病证异耳。

九、本汤舌辨

（一）舌现白苔，中夹变黄者

此阳明里证夹温舌也。邪热上熏，土色上溢，故令白苔中夹两条黄色。若脉长，烦躁恶热，转矢气者，宜大柴胡汤。或调胃承气汤。

别证见此舌，是病在脾胃而诸经无病。宜用生大黄、枳壳、厚朴等药治之。

（二）久病舌微黄者

舌微黄不甚燥，此表邪失汗，初传于里，用大柴胡汤。

（三）舌苔白中满干黑芒刺者

此乃少阳不解，热郁阳明腑也。其证不恶寒反恶热。脉实者，有宿食。大柴胡汤加芒硝急下之，然多危证。

附：白苔黑刺舌刮之净否辨

刮之黑刺即净，光润不干，口渴而消水不多，身灼热，欲剥衣滚地，在杂病为真寒假热之里证。法宜甘温除大热加减，甘温救补汤治之愈。若刮之不净，干燥粗涩，乃十二经皆热极，不独伤寒传阳明里证始有此舌，故用大柴胡汤加芒硝下之为适宜。

（四）舌尖苔黄，中根红，脉浮恶寒者

黄尖舌者，此邪热初传胃腑也。如脉浮恶寒者，系表邪未解也。故用大柴胡汤两解之。

（五）黄尖白根舌者

此伤寒少阳胆经传阳明腑病也。若阳明病多者，宜大柴胡汤。

（六）中间一路舌质润，苔黑燥，两边白者

此因素有蓄血，正气内虚，邪气外实，两边独白者，故宜大柴胡汤。

十、本汤升降同剂之妙用

按：柴胡、大黄之药，升降同用，正是仲景处方之妙。柴胡升而散外邪，大黄降而泄内实，使病者热退气和而自愈。

十一、本证呕不止应急下与阳明证呕多不可下辨

阳明证呕在上，而邪亦在膈之上，未入腑，故不可下。本证呕不止，心下急，乃邪在膈之下，已属胃，乃可下也。可下不可下，最不容误。

十二、本汤与小柴胡汤主攻主和之异点

大小柴胡汤俱是两解表里之剂，而有主攻主和之殊。所以大柴胡主降气，小柴胡主调气，调气无定法，故小柴胡除柴胡、甘草外，皆可进退。降气有定局，故大柴胡无加减法。此其异点也。

十三、本证与调胃承气、生姜泻心、桂枝人参三证之区别

汗出不解，蒸蒸发热者，是调胃承气汤证。汗出解后，心下痞硬下利者，是生姜泻心证。本证心下痞硬，协热而利，表里不解，似桂枝人参证，然彼在妄下而不呕，此则未经下而呕。夫呕而发热，小柴胡汤主之矣。然痞硬在心下而不在胁下，斯虚实补泻之所由异也，故去参甘之甘温益气，而加枳实之酸苦涌泄耳。此四证之区别也。

十四、本汤加石膏、花粉治噤口痢

唐容川曰：噤口痢者，胃为邪热浊气所攻，踞其清和之气，尽化而为浊滞，下注于大肠则为痢。停聚胃中，则拒而不纳，用大柴胡汤加石膏、花粉、人参，则攻逆生津、开胃进食，面面俱到。治噤口痢者，从无此论。吾今悟出切实之理，为斯人大声疾呼：予谓此能化生胃津，得进食之本。

十五、本汤兼治

1. 表有寒热胁痛诸证。

2. 小儿挟热泻利。

第三节 柴胡加桂枝汤

☞浓缩剂。

一、用量

（一）仲景

柴胡四两 黄芩 人参 桂枝去皮 芍药 生姜各一两半，切 半夏二合半，洗 甘草一两，炙 大枣六枚，擘

（二）洄溪

柴胡七分 白芍钱半，酒炒 桂枝八分 人参八分 黄芩钱半，酒炒 甘草五分 半夏钱半，制 生姜三片 大枣三枚

此小柴胡与桂枝汤并为一方，乃太阳少阳合病之方。

二、定义

此太少两阳合病。为制和解少阳、发散太阳之温清合法方也。

三、病状

伤寒六七日，发热微恶寒，肢节疼烦，以上太阳证。微呕，心下支结，以上少阳证。外证未去者，太阳证为外证。柴胡桂枝汤主之。

此邪入少阳而太阳证未去也，发热恶寒，肢节烦疼，太阳证也，乃恶寒而微，但肢节烦疼而不头项强痛，则太阳证亦稍减矣。呕而支结，支者，侧也、小也。支结者，即心下侧之小结也。少阳证也，乃呕逆而微，但结于心下之偏旁，而不结于两胁之间，则少阳亦浅也。故合柴胡桂枝二汤两解表里之邪。

四、脉象

脉弦浮数。

五、药解

以桂枝解太阳未尽之邪，柴胡解心下之微结微呕，合两方为一，则两阳表里之邪，无不尽解矣。凡口不渴，身有微热者，当去人参。此以六七日来，邪虽不解，而正气已虚，故用人参以和之。

柯韵伯曰：桂枝、甘草得桂枝之半，柴、参、芩、夏得柴胡之半，姜、枣得二方之半，是二方合半，非各半也。与麻黄桂枝各半汤又不同。

六、煮服法

上九味，以水七升，煮取三升，去滓，温服一升。

七、本汤与《外台》对举合勘之点

（一）《伤寒》原文

如上述。

（二）《外台》原文

治心腹卒中痛者，谓从表入者，从半表治也。

八、本汤兼治

1. 心腹卒痛，肝木乘脾土者。

2. 伤风，发热自汗，或鼻鸣干呕，或痰气上攻等症。（薛立斋）

此部分为补充。☞ 3. 抗癫痫作用（中医药信息报，1988年6月10日一版，日本神奈川齿科大学教授菅谷英一实验证实）。

第四节　柴胡加龙骨牡蛎汤

一、用量

（一）仲景

柴胡　龙骨　生姜　人参　茯苓　铅丹　黄芩　牡蛎　桂枝各一两半　半夏二合　大枣六枚　大黄二两

柴胡应四两、60克，生姜22.5克，茯苓22.5克，黄丹（绢包）22.5克，黄芩22.5克，牡蛎22.5克，桂枝22.5克，半夏26克，大枣6枚，大黄（后下煎两沸）30克，炙甘草23克。

（二）洄溪

柴胡八分　龙骨三钱　生姜三片　人参八分　茯苓二钱　铅丹钱半　黄芩钱半　牡蛎三钱　桂枝八分　半夏钱半，制　大枣二枚　大黄钱半

二、定义

此妄下后，正气虚耗入里，而复外扰三阳。为制和解镇固、攻补兼施之杂疗方也。

三、病状

伤寒八九日，下之，即陷入里。胸满，柴胡、黄芩。烦惊，龙骨、铅丹、牡蛎。小便不利，谵语，大黄。一身尽重，不能转侧者，茯苓。此汤主之。

现症错杂，药亦随症施治，真神化无方者也。

四、脉象

脉细数。

五、药解

是证也，本阴阳错杂之邪。是方也，亦攻

1983年5月6日，治党校黄宝银50岁，感冒久延，渐至腹胀，服小承气加木香，不久出现癫痫样发作，夜卧惊醒，梦话（谵语），3个月不愈，经现代检查，无异常发现，舌中根黄腻，六脉沉细数实，遂于本方厘订后剂量，服1剂而愈。追访至60岁，再未发作。

坊林之外孙毛毛，15岁，每日迷蒙瞪眼3~5次，直视，目呆，目珠不动，每次5或6秒，脑电诊为癫痫，因而休学。断为痰热内蕴，上蒙清窍。予本方，黄丹绢包，用四分之一量，3日1剂，每服，必泻秽臭黏涎便2至3次，服5剂大便黄软，其症遂愈，不久复学。

补错杂之药。柴、桂解未尽之表邪，大黄攻已陷之里热，人参、姜、枣补虚而和胃，茯苓、半夏利水而降逆，龙骨、牡蛎、铅丹之涩重、镇惊、收心而安神明。此以错杂之药，而治错杂之病也。

《别录》：铅丹即黄丹。生于铅，出蜀郡平泽，气味辛，微寒无毒。主治惊痫癫疾，除热下气，久服通神明。附录发明如下：

久服：此处有疑问

1. 成无已曰：仲景龙骨牡蛎汤中用铅丹，乃收敛神气以镇惊也。

2. 王好古曰：涩可去脱而固气。

3. 李时珍曰：铅丹体重而性沉，味兼盐矾，走血分，能坠痰去怯，故治惊痫癫狂吐逆反胃有奇功。能消积杀虫，故治疳疾下痢有实绩。能解热拔毒，长肉去瘀，故治恶疮肿毒，及入膏药，为外科必用之物也。

铅丹：不可久用，防铅中毒。

盐矾：咸涩。

六、煮服法

上十二味，以水八升，煮取四升，内大黄，切如棋子，更煮一二沸，去滓，温服一升。

八升：1600毫升。

四升：900毫升。

温服一升：分4次服，当下黏涎秽臭便，至大便中无秽物，色黄软时停药。

此煎药成而后内大黄也。大黄只煮一二沸，取其生而流利也。（徐洄溪）

纳大黄，煮沸后加冷水，再沸后去渣过滤即得，煮大黄之时间约为一分钟许。

附：多煎少煎之法

大抵发散之药及芳香之药，不宜多煎，取其生而疏荡。补益滋腻之药，宜多煎，取其熟而停蓄。此其总诀也。

七、本汤攻补同用之意义

本汤大黄与人参同用。大黄自能逐去坚

积，决不反伤正气。人参自能充益正气，决不反补邪气。盖古人制方之法，分经别脏，有神明之道焉。

八、本证身重不能转侧与风湿证身疼不能转侧辨

身重不能转侧者，下后血虚，津液不荣于外也。身疼不能转侧者，风湿相搏于经，而里无邪也。经曰：伤寒八九日，下之胸满烦惊，小便不利，谵语，一身尽重，不能转侧者，柴胡加龙骨牡蛎汤主之。又曰：伤寒八九日，风湿相搏，身体疼烦，不能自转侧，不呕不渴，脉浮虚而涩者，桂枝附子汤主之。二者身体皆系不能转侧，颇相类似，但有差殊耳。

九、本汤热湿身重与真武、桂附二汤寒湿身重辨

寒湿身重，用真武汤、桂枝附子汤，以不渴里不热也。而热湿身重，用白虎汤与柴胡加龙骨牡蛎汤，以谵语胃有热也。其风温风湿身重，亦不外兼寒兼热，故本汤用芩、半、大黄为佐也。

十、本汤下后胸满烦惊与各汤下后现象治法辨

下后心烦腹满，治以栀朴，为邪入腹也。下后胸满烦惊，治以龙牡，为邪入心也。因火结而致烦惊，治以桂枝、龙、牡，挽心阳之外越也。因下而致烦惊，治以柴胡、龙骨、牡蛎，解心阳之内塞也。大小陷胸，以高、下、缓、急别之。诸泻心汤，以寒、热、虚、实辨之。半、苓治痰，芩、连降逆，栀、豉涌虚烦，参、附回阳虚，下后大法，于斯备矣。

十一、本汤兼治惊痰癫痫

徐洄溪云：此方能下肝胆之惊痰，以之治癫痫必效。

第五节　柴胡桂枝干姜汤

一、用量

（一）仲景

柴胡半斤　桂枝三两，去皮　干姜　牡蛎熬　甘草各二两，炙　黄芩三两　栝楼根四两

柴胡125克，桂枝45克，牡蛎（煅）30克，甘草30克，黄芩45克，天花粉60克。

（二）洄溪

柴胡八分　黄芩钱半　桂枝八分　栝楼三钱　干姜八分　甘草五分　牡蛎三钱

二、定义

此汗下后，胃虚邪陷，热郁于半表半里，无阳明症状。为制解表里而复津液之温清方也。

三、病状

伤寒五六日，已发汗而复下之，一误再误。胸胁满用牡蛎。微结，小便不利，渴，以上皆少阳证，渴故用栝楼。而不呕，故去半夏、生姜。但头汗出，阳气上逆用牡蛎。往来寒热，用柴芩。心下烦者，黄芩、牡蛎。此为未解也，柴胡桂枝干姜汤主之。

若邪陷入阳明之表，则必作结胸痞硬，协热下利等证。今邪陷入少阳之里，故令胸胁满微结也。小便不利，渴而不呕者，非停水之故，乃汗下损其津液也。论中有身无汗，独头汗出，发热不恶寒，心烦者，乃阳明之表热郁而不得外越之头汗也。今但头汗出，往来寒热，心烦者，无阳明证，知为少阳表热，郁而不和，上蒸之头汗也。此为少阳表里未解之证。故用本汤以专解半表之邪兼散半里之结也。

头汗解：头为诸阳之首，阳气不得降，故但头汗出，半表半里之寒邪未解，是上、下二焦之邪热已甚，故往来寒热，

心烦耳。易言之，伤寒头汗出，乃阳郁于表，非阳虚于上也。又张寿颐云：头乃诸阳之会，手足六阳经皆上于头，会于巅顶。故头汗出者，无非阳盛于上也。季云每治小儿头汗出，用白虎汤加味，其效如神。

如治司徒弟弟，年五岁，头汗出，夜枕皆湿。用：

生石膏二钱，肥知母一钱，炙草一钱，粳米五钱，淡竹叶一钱，乌梅二枚，鲜白茅根三钱，鲜竹茹三钱，茵陈蒿二钱。服二剂头汗全止。即遵阳盛于上而兼血热治之之效也。

四、脉象

脉数紧细。

紧与散对，乃得紧之真象。紧如转索，散似飞花，紧散相反，形容如生。易言之，紧即聚之极也。其象左右弹人手指，而妖娇刚劲之状可掬。本证因寒水闭塞故现紧，因火郁于内故现数，因发汗伤阴故现细。

五、药解

少阳表里未解，故以柴胡桂枝合剂而主之，即小柴胡汤之变法也。去人参者，因其正气不虚。减半夏者，以其不呕恐助燥也。加栝楼根者，以其止渴兼生津液也。倍柴胡加桂枝，以主少阳之表。加牡蛎，以软少阳之结。干姜佐桂枝，以散往来之寒。黄芩佐柴胡，以除往来之热，且可制干姜，不益心烦。诸药寒温不一，故和则必需甘草焉。

六、煮服法

上七味，以水一斗二升，煮取六升，去滓，再煮取三升，温服一升，日三服。初服微烦，复服汗出便愈。分解如下：

1. 初服微烦，药力未及，复服汗出即愈者，可知此证非汗出不解也。

2. 初服烦即微者，是黄芩、栝楼之效。继服汗出周身而愈者，是又姜、桂之功也。

3. 邪气已深，一时不能即出，如蒸蒸而振，发热汗出而解之类。

七、本汤与《外台秘要》对举合勘之点

（一）《伤寒》原文

如上述。

（二）《外台秘要》原文

治疟病寒多，微有热，或但寒不热，服一剂如神。

此方条文虽异，而药味分两煮服法皆同，可见一方不仅治一病也。

八、本汤与五苓散之同义

已发汗则阳气外泄矣。又复下之，则阳气下陷，水饮内动，逆于胸膈，故胸胁满微结。小便不利，水结则津不升，故渴。所谓与五苓散同一义者以此。

九、本证微结与阳微结之异点

阳微结，系对纯阴结而言，是指大便硬结实在胃。此微结，系对大结胸而言，是指心下痞，此异点也。其病在胸胁，与心下硬、心下支结同义，是又异中见同也。（柯韵伯）

十、本汤与小柴胡汤之同义

阳遏于外，不能四散，但能上冒为头汗出，而通身阳气，欲出不能，则往来寒热，所谓与小柴胡证同一义者以此。（唐容川）

十一、本证头汗出与遍身汗出辨

邪热内蓄，蒸发腠理，遍身汗出者，谓之热越。若身无汗，则热不得越，热蒸于阳，故但头汗出也。要言之，头者，诸阳之会也。邪传诸阳，津液上凑，则汗见于头也。

十二、本汤治疟之神效

《金匮》以此汤治疟，寒多微有热及但寒不热者，一剂如神。

第六节　柴胡加芒硝汤

一、用量

(一)仲景

柴胡二两十六铢　黄芩　甘草炙　人参　生姜各一两，切　半夏二十铢，洗　大枣四枚，擘　芒硝二两

(二)洄溪

柴胡八分　黄芩钱半　半夏钱半，制　人参钱半　甘草六分　生姜三片　大枣三枚　芒硝三钱

二、定义

此因误服丸药，致少阳、阳明并病，潮热而利。为制解表除里之温清合法方也。

同起者为合病。一经未罢，一经复起者，为并病。合病者何？谓两经各半，并势相持而不移易也。并病之义有二：一曰兼并，一曰吞并。例如太阳证未罢，而阳明少阳之证即兼见者，为兼并也。所谓吞并者，如太阳证罢，而尽归并于阳明也。(参舒驰远)

三、病状

伤寒十三日不解，胸胁满而呕，日晡所发潮热，已而微痢，此本柴胡证，下之而不得利，今反利者，知医以丸药下之，非其治也。潮热者，实也。先宜小柴胡汤以解外，后以柴胡加芒硝汤主之。

四、药解

先服小柴胡以解少阳之表，后加芒硝以除阳明之里，不加大黄者，以地道原通，不用大柴胡者，以中气已虚也。

徐洄溪曰：《本草》芒硝，治六腑积聚，因其利而复下之，所谓通因通用之法也。潮热而利，则邪不停结，故较之大柴胡证用药稍轻。

五、煮服法

上八味，以水四升，煮取二升，去滓，内芒硝，更煮微沸，分温再服，不解更作。

释：不解，不大便也。

此药剂之最轻者，以今秤计之约二两，分二服，则一服止一两耳。

六、本汤加芒硝与大柴明汤加大黄枳实之治法

大柴胡汤加大黄、枳实，乃合用小承气也。此汤加芒硝，乃合用调胃承气也。皆少阳、阳明同治之方。

七、本证标本互见之真象及先后治法之准绳

先得之证为本，后得之证为标。此证满而呕吐，明是小柴胡本证，而标病又见潮热者，是阳明大肠之实热也。其治法先用小柴胡以解外，使少阳呕满之本证得上达而解，后用加芒硝汤以泄大肠之实热，则潮热并愈矣。所谓先后准绳者以此。

八、本证十三日及日晡所之诠释

十三日，经尽一周，既来复于太阳，当解而不能解，又交阳明主气之期，病气亦随经气而涉之。阳明主胸，少阳主胁，胸胁满而呕者，阳明之阖，不得少阳之枢以外出也。日晡所者，申、酉、戌之际也，阳明旺于申、酉、戌，故应其时而发潮热。（陈古愚）

第五章　栀子汤类

第一节　栀子豉汤

一、用量

（一）仲景

栀子十四枚，擘　香豉四合，绵裹

（二）洄溪

栀子三钱　淡豉三钱

二、定义

此因汗吐下余邪未净，胸膈壅滞，烦扰不宁。为制泄热除烦之小辛凉之清方也。

三、病状

1. 发汗吐下后，诸法俱用，未必皆误，而正气已伤矣。虚烦不得眠，虚为正气虚，烦为邪气扰，发汗吐下，实邪虽去，而其余邪因正气不充，留于上焦，故阳气扰动而不得眠。若剧者，必反覆颠倒，心中懊憹，反覆颠倒，身不得宁也。心中懊憹，心不得安也。栀子豉汤主之。此非汗下之所能除者，吐之而痰涎结气，无不出矣。

按：汗吐下之后而邪未尽，则不在经而在肺胃之间，为有形之物，故必吐而出之。反覆颠倒，心中懊憹，摩写病状何等详切。凡医者之于病人，必事事体贴如身受之，而后用药无误。

心中懊憹，即是阳气内陷。懊憹者，郁闷不舒之象。故烦则懊憹不眠，躁则扬手掷足。盖烦轻而躁重也。

2. 发汗若下之，而烦热胸中窒者，烦热且窒，较前虚烦等象为稍实。栀子豉汤主之。

按：胸中窒结痛，何以不用小陷胸？盖小陷胸证，乃心下痛，胸中在心之上，故不得用陷胸。何以不用泻心诸法？盖泻心证乃心下痞，痞为无形，痛为有象，故不得用泻心。古人治病，非但内外不失毫厘，即上下亦不逾分寸也。

3. 伤寒五六日，大下之后，误治。身热不去，心中结痛者，未欲解也，外内之邪俱未解，结痛更甚于窒矣。栀子豉汤主之。

4. 阳明病下之，其外有热，表邪未尽。手足温，不结胸，无实邪。心中懊侬，饥不能食，痰涎停结。但头汗出，阳邪在上，欲泄不泄。栀子豉汤主之。

身无汗，则热不得越，而上蒸阳分，故但头汗出。（张介宾）

头者，诸阳之会，邪搏诸阳，津液上凑，则汗见于头。（刘守真）

5. 下利后更烦，按之心下濡者，濡者，湿滞之象，非窒非痛也。为虚烦也，宜栀子豉汤。

四、脉象

阳明病，脉浮而紧，咽燥口苦，胸满而喘，发热，汗出，不恶寒反恶热，身重。以上阳明本证，非因误治而得者。若发汗则躁，心愦愦，反谵语，汗多阳虚。若加烧针，必怵惕烦躁不得眠。即前以火逼汗，亡阳惊狂之意。若下之，则胃中空虚，客气动膈，心中懊侬，以前因用三法未必合度，故病不解，各有现症如此。舌上苔者，此句乃要诀。舌上有白苔，则胸中有物，而可用吐法。否则邪尚未结，恐无物可吐也。栀子豉汤主之。

按：《难知》载，烦者，气也。躁者，血也。气主肺，血主肾，故用栀子以治肺烦，用香豉以治肾躁。烦躁者，懊侬不得眠也。

五、药解

栀子苦能泄热，寒能胜热，主治心中上下一切证。豆制而为豉，轻浮上行，化浊为清。

王孟英云：豆豉咸平和胃，解鱼腥毒，入药和中，治温热诸证。

六、煮服法

上二味，以水四升，先煮栀子，得二升半，内豉，煮取一升半，去滓，分为二服，温进一服，得吐者止后服。

此剂分两最小，凡治上焦之药皆然。

七、本汤栀子宜炒黑

《本草》谓栀子生用泻火，炒黑止血。《临证指南》治外感证，多用黑山栀。黄退庵云：近多炒用，用生者绝少。

按：本汤有病人旧微溏，不可与服，盖以其苦寒，若炒黑，则寒性减，无论旧溏与否，皆可服矣。此所以用生者少欤。

八、本汤验舌参证

1. 舌苔微黄不滑者——火初入胃，宜清解。

2. 微黄不滑，及舌苔不滑而涩者——微黄不滑者，火初入胃也。不滑而涩者，胃中有热也。皆阳明传里，宜清解，故主栀子豉汤。

九、本汤表里施治

病仍在表者，即不可下，病已入里者，又不可汗，故栀子豉汤为表里兼治。（魏荔彤）

十、本汤兼治

（一）阴虚劳复

吴归安曰：热病伤寒，肾气已亏，稍加劳动，微挟风寒，其病复作。证仍头痛，发热恶风，舌燥口渴，六脉浮数者，此阴虚劳复也。凡复证必挟风寒外邪，仍宜栀子豉汤加葱白、薄荷、鲜生地、淡竹叶、麦冬、地骨皮之类，微汗之。如兼太阳，加羌活。阳明加葛根。少阳加柴胡。

（二）出痘烦躁者

东垣云：火入于心则烦，入于肾则躁，皆心火为之。盖火旺则金燥水亏，故心肾合而为烦躁也，宜栀子豉汤。

（三）痰涎滞气者

凡汗下之后，正气已虚，尚有痰涎滞气，凝结上焦，以此引吐，宜栀子豉汤。（《辨舌指南》）

（四）暑热霍乱者

王孟英谓此方治暑热霍乱，兼解暑证，误服桂附而致殆者。又云为宣解秽毒恶气之圣药。

论曰：余之治热霍乱，独推以为主剂者，盖栀子苦寒，善泄郁热，故《肘后方》以之治干霍乱矣。豉经蒸腐，性极和平，凡霍乱多由湿郁化热，挟秽浊恶气扰攘中宫，惟此二物最为对证良药，奈昔人皆不知察也。且二物之奇，匪可言罄，如偶以银花、竹叶清暑风，配以白蔻、菖蒲宣秽恶。湿胜者，臣以滑、朴；热胜者，佐以芩、连，同木瓜、扁豆则和平，合甘草、鼠黏而化毒。其有误投热药而致燥乱昏沉者，亦必借以为解，厥功懋矣，而古今之治霍乱者，从不引用，岂非一大缺点耶！

（五）卒然发呃者

周凤岐曰：卒然发呃不止，用栀子豉汤一啜即安，如呃而兼呕者，加生姜立效。

十一、本证心之反覆颠倒与三阴证身之反覆颠倒辨

身之反覆颠倒，则谓之躁无宁时，三阴死证也。心之反覆颠倒，则谓之懊侬，三阳热证也。故烦属心，躁属肾。懊侬者，即心中欲吐不吐，烦扰不宁之象也。

十二、本证虚烦与实烦辨

未经汗吐下之烦，多属热，谓之热烦。已经汗吐下之烦，多属虚，谓之虚烦。不得眠者烦，不能卧，若剧者，较烦尤甚。

十三、本汤祛邪救误

阳明栀豉汤，犹太阳桂枝汤，既可祛邪，亦可救误。（吴绶）

十四、温病阴阳当行解散者宜本汤加生地、寸冬

温病之发，阴气先伤，设有当行解散者，必兼滋阴清热之品参其间，昔贤于本汤加生地、寸冬是也。又葱豉汤加童便亦可。

十五、本汤与《金匮》对举合勘之点

（一）《伤寒》原文

如上述。

（二）《金匮》原文

下利后，更烦，按之心下濡者，为虚烦也，栀子豉汤主之。

此条与《伤寒》原文同。

十六、本汤服后吐与不吐之辨证

陈元犀谓此汤旧本有“得吐止后服”等字，故相传为涌吐之方，柯韵伯亦因其说。惟张隐庵、张令韶极辩其讹曰：瓜蒂散二条，本经必曰吐之，栀子汤六节，并不言一“吐”字，且吐下后虚烦，岂有复吐之理？此因瓜蒂散内用香豉二合而误传之也。愚每用此方，服之不吐者多，亦或有时而吐。要言之，吐与不吐，皆药力胜病之效也。其不吐者，所过者化，即雨露之用也。一服即吐者，战则必胜，即雷霆之用也。方非吐剂，而病间有因吐而愈者，所以为方之神妙欤。

季云按：此说独出心裁，极表赞同，徐洄溪尚不能辨，何况其他。

十七、本证邪热与白虎、猪苓二证邪热辨

邪热客于上焦，虚烦与栀豉汤。邪热客于中焦，干燥烦渴与白虎汤。邪热客于下焦为三焦俱热，与猪苓汤。（成无己）

十八、本汤治喘与承气汤治喘辨

阳明病，发热汗出，不恶寒，胸满而喘，用栀子豉汤者，此阳

明内热出表，非治外感也。阳明病，直视微喘，用承气者，此阳明坏病也。

第二节　栀子甘草豉汤

一、用量

（一）仲景

栀子汤原方加甘草二两，炙。

（二）洄溪

栀子　淡豉　甘草各一钱半

二、定义

此热乘心膈伤气，而现阳明里之表证。为制和中益气之方也。

三、病状

凡用栀子汤，病人旧微溏者，不可与服之。此服栀子汤之戒。若少气者，栀子甘草豉汤主之。甘草能补中气。苦寒之性，却与虚寒之体不宜。

四、脉象

脉浮数。

五、药解

热伤气者少气，故用甘草以补中益气，而气自调耳。

六、煮服法

上三味，以水四升，先煮栀子、甘草取二升半，内豉，煮取升半，分二服，温进一服，得吐便止。

七、医案

薛生白治某病，本湿温，元气不能载邪外出，有直犯中焦之势。

仿栀子甘草豉汤以栀子上下分开之，姜、芩左右升降之，芳香之草横解之，以冀廓清诸邪，未识得奏肤功否。用：黑山栀、炒香豉、甘草，加淡芩、川郁金、生姜、生香附、鲜石菖蒲。

第三节　栀子生姜豉汤

一、用量

（一）仲景

栀子汤原方加生姜五两。

（二）洄溪

栀子　淡豉各一钱半　生姜五分

二、定义

此虚热相搏，胃气不顺，频作呕吐，为欲止其呕，反令其吐而出之，妙方也。无物为呕，有物为吐，止呕令吐，而呕反止，匪夷所思也。

三、病状

凡用栀子汤，病人旧微溏者，不可与服之。若呕者，栀子生姜豉汤主之。

四、脉象

脉浮数弦。

浮为在表，多主寒。弦脉从中直过，挺然指下，多主肝胆经病，与弱脉对勘，更为显露。数为阴不胜阳，脉流薄疾，一息常六，此病寒热错杂，故现浮数之象。弦属少阳，呕病亦多属少阳。

五、药解

虚热相搏者多呕，生姜散逆止呕，栀、豉泄热化浊，而虚热自平，胃气自调，呕无不止。

六、煮服法

先煮栀子、生姜，余俱如前法，得吐止后服。

七、本汤兼治

《汉药神效方》载：本汤治膈噎食不下者，应如桴鼓。用：栀子八分，甘草一钱，豉二钱，先用水一盏六分，煎栀子至一盏，去渣，入豉、甘草煎至六分。

按：膈噎即食道麻痹、食道狭窄、食道隔等之谓。盏，即指通常茶杯。

八、医案

叶天士治张五，七脉小弦，纳谷脘中梗噎。自述因平素抑郁强饮。则知木火犯土，胃气不得下行。议苦辛泄降法：栀子、香淡豆豉、生姜汁，加黄连、郁金、竹茹、半夏、丹皮。

第四节　栀子干姜汤

一、用量

（一）仲景

栀子十四枚，擘　干姜二两

（二）洄溪

栀子钱半　干姜二钱

二、定义

此下后虚烦，寒气留中，上焦留热。为制温脾散热之温清方也。

三、病状

伤寒，医以丸药大下之，下未必误，以丸药大下则误矣。身热不去，外有微邪。微烦者，下后而烦，即虚烦也。此汤主之。下后故用干姜。

身热不去，是伤寒原有之证。故但曰不去，非因下后伤脾而身始热也，亦非因下所致，是因热不去而烦也。（唐容川）

四、药解

栀子导阳热以下行，干姜温中土以上达，上下交，烦热止矣。

五、煮服法

上二味，以水三升半，煮取一升半，去滓，分二服，温进一服，得吐者止后服。

六、本汤用干姜要点

干姜为温脾之药，是治大下之后，利尚未止，盖与烦热两歧也。此用干姜者，正是大下微溏泻，借以为急救药也。不废栀子者，以原有热微烦之证尚在，其泻特暂时病，用干姜足矣，不似病人旧有微溏之禁用栀子也。故仍寒热并用，以见施治之精。

注意：如烦热重者，仍宜去姜。

第五节　栀子厚朴枳实汤

一、用量

（一）仲景

栀子十四枚，擘　厚朴四两，姜炙，去皮　枳实四枚，水浸，去麸炒

（二）洄溪

栀子三钱　厚朴钱半，制　枳实钱半，炒

二、定义

此妄下邪热内乘，中气不化，证关太阴、阳明。为制除烦泄满、两解心腹之清剂也。

三、病状

伤寒下后，心烦即微烦。腹满，卧起不安者，栀子厚朴枳实汤主之。烦而加之腹满，则卧起俱不宁矣。

心烦则难卧，腹满则难起，起卧难安，是心热移于胃，与反覆颠倒之虚烦不同。

四、脉象

脉弦。

五、药解

栀子除心烦，枳实泄腹满，此两解心腹之妙剂也。

六、煮服法

煮服法同前。

七、本汤之既烦且满与满而不烦、烦而不满辨

热气入胃之实满，以承气汤下之，寒气上逆之虚满，以厚朴生姜甘草半夏人参汤温之，然皆下后满而不烦也。热邪入胃之虚烦，以竹叶石膏汤清之，懊侬欲吐之心烦，以栀子豉汤吐之，然皆下后烦而不满也。今因妄下既烦且满，既无三阳之实证，又非三阴之虚证，惟热与气结壅于胸腹之间，故用栀子厚朴枳实汤，涌其热气，则胸腹和而烦自去、满自消矣，此亦吐中寓和之意也。

第六节　栀子柏皮汤

一、用量

（一）仲景

栀子十五枚，擘　黄柏二两　甘草一两，炙

(二)洄溪

栀子三钱　柏皮一钱半　甘草五分

二、定义

此内热蒸腾，湿热发外。为制清热和中之清方也。

三、病状

伤寒身黄发热者，栀子柏皮汤主之。

胃火蒸腾于经脉，黄色外见于皮肤。

张令韶曰：阳明病湿热相熏，最易发黄。

四、脉象

脉数。

五、药解

栀子治内烦，柏皮泄外热，《本草》柏皮散脏腑结热黄疸。甘草和中，则热解气调，而黄自退矣(然须已黄方可用)。

栀子、柏皮之用，专以清热为主。

按:《医宗金鉴》云：此方之甘草，当是茵陈蒿，必传写之误也。

柏皮，谓黄柏连皮用。

黄坤载云：黄柏清脏腑之湿热，柏皮清经络之湿热，故发热身黄用柏皮。

六、煮服法

上三味，以水四升，煮取升半，去滓，分温再服。

七、本证身热发黄与麻黄连轺赤小豆、茵陈蒿二汤清、汗、下三法辨

设有无汗之表，宜用麻黄连轺赤小豆汤汗之。若有成实之里，以茵陈蒿汤下之。今外无可汗之表，内无可下之里，惟有黄热，宜用栀子

柏皮汤清之。同一发黄也，而清与汗下不同如此。

八、本汤与茵陈蒿汤同治阳黄之点

茵陈蒿汤，治湿热也。栀子柏皮汤，治燥热也。如苗涝则湿黄，旱则燥黄，湿则泄之，燥则润之，故二汤为治阳黄药。

九、本汤与栀子豉汤治黄之要诀

柯韵伯曰：未发黄宜栀子豉汤，已发黄宜栀子柏皮汤。

十、本汤与栀黄、茵陈蒿、大黄硝石三汤皆标见阳明而治分经腑辨

发热汗出懊侬，皆经证也。腹满，小便不利，皆腑证也。栀子大黄汤证，经多而腑少。茵陈蒿汤证，有腑而无经。大黄硝石汤证，经少而腑多。栀子柏皮汤证，有经而无腑。（邹润安）

十一、本汤兼治急惊

小儿口噤龂齿，背反张，脚挛急，卧不着席者，宜栀子柏皮汤。

急惊风者，病之热也，病之实也。宜用清法也，即泻也。故风之一动，窜入筋中则挛急，流入络脉则反张。要言之，即燥病与痉病也。

十二、本汤假形色以治病之原理

栀、柏、甘草，皆色黄而质润。栀子以治内烦，柏皮以治外热，甘草以和中气，形色之病，仍假形色以通之，神乎神矣。

第七节　枳实栀子汤

一、用量

仲景

枳实三枚，炙　栀子十四枚，擘　豉一升，绵裹

二、定义

此因病后气虚，热气浮越，邪结上焦。为治清肺除烦散表之清方也。

三、病状

大病瘥后劳复者，劳复乃病后之余症，不在吐法，故取微汗。枳实栀子汤主之。伤寒新瘥，血气未平，余热未尽，早作劳动者，名曰劳复。若有宿食者，加大黄如博棋子大五六枚。病热少愈，而强食之，热有所藏，因其谷气留搏，两阳相合而病者，名曰食复。

伤寒瘥后，元气未复，余邪未清，稍加劳动，其热复作。即多语、梳头、洗面、更衣之类，皆能致复。既经复热，必有余火余邪，所以仲景主以枳实栀子汤。

四、药解

劳则热气浮越，与枳实栀子豉以解之。食则胃有宿积，加大黄以下之。缘豆豉撤表邪，栀子清里热，枳实开胸中余邪之结，凡治劳复，当以此方为主。

五、煮服法

上三味，以清浆水七升，空煮，又一煮法。取四升，内枳实、栀子，煮取二升，下豉，更煮五六沸，去滓，分温再服，覆令微似汗。此不取吐而取汗。

归安陈氏曰：阳明旺于申、酉、戌，宿食在胃，故日暮微烦，当小下之，以损宿谷，枳实栀子汤主之。

《伤寒论》注云：妙在空煮酢浆，使酸味先入厥阴而后三物从之，以达三焦则阴阳调和，水火交济，而汗自出矣。有宿食加大黄，欲其急下也。浆水，古人煮以解渴者，以炊米渍经三宿，令水微酸。本方云：酢浆水，取酸味之稍重，煮蓄豉，令人吐，得此则不吐，又含米性，可养中也。

（一）浆水考

浆水，即淘米之泔，释名酸浆。嘉谟曰：浆，酢也。炊粟米熟，投冷水中，浸五六日，味酢生白花，色类浆故名。若浸至败者害人。气味甘酸微温无毒，主治调中引气，解烦消食，通关开胃，久贮味酸为佳。

（二）覆令微似汗之义

枳实栀子豉汤则应吐剂，此云覆令微似汗出者，以其热聚于上，苦则吐之，热散于表者，苦则发之。《内经》曰：火淫所胜，以苦发之。此之谓也。

六、本汤之加减

（一）文献记载

1. 广剂：加葱白、粟米、雄鼠粪。

2. 范汪：加桂枝、大黄、麻黄。

3. 千金：加石膏、鼠粪。

4. 崔氏：单加鼠粪一味。

5. 古今录验：加麻黄、大黄。一加鼠粪、大黄，一去栀豉，一加鼠粪、麻黄，一去栀子加甘草、大黄、芒硝。

6. 许仁则：又加葱白、生姜、干葛、麦冬、生地。

（二）按症状各异

1. 兼呕恶痞满：加半夏、竹茹。

2. 舌黄口渴：加黄芩、连翘。

3. 兼饱闷挟食：加楂肉、麦芽。

4. 兼头痛恶寒：加薄荷、葱白。

5. 兼寒热：寒多加桂枝、紫苏，热多加黄芩、知母。

观上加减，或主表，或主里，或兼养，或兼滋，或表里与滋养并施，凡十余变，而栀豉之法尽矣。用一二剂后，必复汗而解，此屡试屡验者，不可妄投补中，以致闭邪增病。

第六章　承气汤类

第一节　大承气汤

一、用量

（一）仲景

大黄四两，酒洗　厚朴半斤，炙去皮　枳实五枚，炙　芒硝三合

大黄60克，厚朴125克，枳实72克，芒硝60克。

芒硝三合等于60克，是约数，未见准确资料，不过前人以古之一两为今之一钱，不过取十分之一，今远其原貌。且本汤服法，中病则止，可视病情消息进退。

枳实1枚为14.4g。

（二）洄溪

大黄三钱　厚朴钱半，制　枳实钱半　芒硝三钱

二、定义

此治阳明实热，地道不通，燥屎为患。为制通滞泄邪、利塞通闭之荡涤清方也。

此方专指大肠而言。大肠与胃同秉燥气，故用润燥疏泄以治之。

诸病皆因于气，秽物之不去，由气之不顺也，故攻坚之剂，必用气分之药，因以承气名汤。

且以气药为帅。

三、病状

1. 汗出谵语者，以有燥屎在胃中，此为风也。阳明本自汗出，然亦有不汗出者，此指明汗出为风，则知汗出乃表邪尚在，不汗出者为火邪内结也。须下之，过经乃可下之，此下之之时。下之若早，语言必乱，轻于谵语。以表虚里实故也，下早则引表邪入里，故表虚而里实。下之则愈，宜大承气汤。虽已误下，然见谵语等症，则更下之，亦不因误下而遂不复下也。

谵语为燥屎确据，此以风木之邪，燥其津液，而为谵语也。

胃中实：当作“胃家实”。指阳明病，胃家实。胃家即胃腑，包括大肠在内。

胃中非存燥屎之所，此言胃中者，指阳明而言，即所谓胃中实是也，乃肠胃之总名。

2. 二阳并病，同起者为合病。一经未罢，一经又病者为并病。太阳证罢，但发潮热，手足漐漐汗出，大便难而谵语者，以上皆阳明现症。下之则愈，宜大承气汤。

柯韵伯曰：发汗是胃燥之因，便难是谵语之根。

胃实诸证，以手足汗出为可据，而观其潮热，尤为亲切，以其为阳明主时也。仲景书中有单言潮热者，有单言谵语者，至潮热谵语并见，为热之极矣。四肢为诸阳之本，津液足而热蒸之，则周身汗出，津液不足而热蒸之，则手足濈然。

下午3时至晚9时，一大时段。

方中行曰：申、酉、戌间独热，余时不热者，为潮热。

二阳并病者，太阳病气俱已归并于阳明，无复有恶寒头痛之表证也。（陈修园）

附：阳明谵语与少阴郑声之区别

谵语一证，原有阴阳虚实不同。经曰：实则谵语，虚则郑声也。郑声谵语，胃热不实，则神明不至甚乱，而口语亦不甚糊涂，但说了又说，繁言絮语，失其常度。

在阳明为实证，为谵语。乃阳明胃实燥结不通，阳火亢极，真阴立亡，而神明内乱，狂谵无伦。法主大承气汤，急驱其阳以救其阴。

在少阴为虚证，为郑声。乃少阴中寒，魄汗出而下利，气虚阳脱，神魂无主，细语呢喃，错乱颠倒。法当急回其阳以固脱。方用：芪、术、姜、附、参、苓、益智、故纸等药。（《齐氏医案》）

附：俞东扶所述之谵语有三路

（1）邪传阳明：此热邪与燥屎搏结而谵语，三承气合白虎之一路也。此自是三承气证，不必合白虎。

（2）内属虚寒：此外象实热而谵语。王宇泰所述丹溪治卢兄吕仲陶明节三案俱见《名医类案》江选内伤门。之一路也。

（3）病本虚寒，恰挟宿食，因发热熯为燥屎而谵语。慎柔案与阳旦证之一路也。

附：王孟英所述温热病之谵语有四路

（1）心阳素扰之神不安者。

（2）热邪烁营之欲逆传者。徐亚枝云：此即三阳合病之谵语。

（3）痰因热动而蒙闭其清明者。据上所述，殆不止俞氏所云之三路也。

（4）凭脉审舌按胸腹，诘二便——查虚实寒热之的据。古人成案皆以脉为凭，然伤寒温热，不比内伤杂证，脉难全持，必须详审舌苔，按其胸腹，诘其二便，汇而参之，庶可得其真谛也。此古人隐而未露之秘，学者尤宜究心焉。（以上见《王氏古今医案》）

3. 阳明病下之，心中懊侬而烦，此乃下之未尽，故有此实烦。胃中有燥屎者，可攻。胃中燥屎，必别有现症。腹微满，初头硬，后必溏，不可下也。仅微满则无燥屎，故不可攻。若有燥屎者，宜大承气汤。

4. 阳明病，谵语，有潮热，反不能食者，客热不能消谷。胃中必有燥屎五六枚，若能食者，但硬耳，能食非真欲食，不过粥饮犹可入口耳。不能食，则谷气全不可进，肠胃实极故也。宜大承气汤下之。硬即可下。

按：燥屎当在肠中，今云胃中何也？盖邪气结成糟粕，未下则在胃中，欲下则在肠中。已结者，即谓之燥屎，言胃，则膈已该矣。

魏荔彤曰：燥屎者胃中宿食，因胃热而肠结燥丸之屎也。

此以能食不能食，以验谵语，有便硬燥屎之不同，而又明肠胃更虚、更满之义。胃主纳谷，胃满则不能纳谷，故不能食。肠满则难以变化，故但硬。然肠虽满而胃则虚，故又能食，谵语潮热毕具，故宜大承气汤下之。

万密斋曰：潮热发作有时，如水之潮过即退，次日依时每发于申、酉、戌，故知是宿食发热也。

附：各种潮热

冯楚瞻曰：潮热之症，有阴阳之分，试列如下：

（1）平旦潮热：此自寅至申，行阳二十五度，诸阳用事，热在行阳之分，肺气主之，宜清肺。

（2）日晡潮热：此自申至寅，行阴二十五度，诸阴用事，热在行阴之分，肾气主之，宜滋肾。

（3）气虚潮热：宜参、芪、术、附，所谓甘温能除大热也。

（4）血虚潮热：宜归、芍、地骨皮，所谓养阴退阳也。

以上所谓潮热颇详，如《伤寒》所云：日晡潮热，以阳明王于申、酉、戌之故。则所谓行阳主肺气，行阴主肾气，乃浑举之辞，不可执一。

5. 病人不大便五六日，绕脐痛，正在燥屎之位。烦躁发作有时者，故令不大便也。

不大便五六日，则邪热在里。脐者，腹之中央，内居大肠。绕脐而痛，乃燥屎结于肠中，欲出不出之状。发作有时，谓日晡潮热之时，当下之。

柯韵伯曰：二肠附脐而绕痛，痛则不通矣。

张隐庵云：病人不大便五六日，则热邪在里，绕脐痛者，入于胃下，近于大肠也。

6. 病人小便不利，大便乍难乍易，时有微热，喘冒不能卧者，有燥屎也，喘冒不能卧，燥屎现症，宜大便有难无易，所以乍易者，以小便不利之故，燥屎不以易便而去也。宜大承气汤。此以喘满不能卧，辨燥屎也。

汪友苓云：大便为燥为壅塞其未坚结者，或有时而并出，故乍易。其极坚结者，终滞于大肠之中，故乍难。

7. 大下后，六七日不大便，烦不解，腹满痛者，此有燥屎也。所以然者，本有宿食故也。惟有宿食故虽大下而燥屎终未尽。

此言未病时，本有宿食，宜先消导，乃不先消导而剧下之，则宿食仍不随利减，过六七日，当复结，所以烦满亦不除也。

《病源》云：被下后，六七日不大便，其烦不解，腹满而痛，此为胃内有干粪挟宿食故也。或先患寒癖，因有宿食，又感于寒热气相搏，故宿食不消。

附：伤食及外感试验法

（1）伤食者，舌根色黄而浊。

（2）伤食者，往往发热而渴，有似外感。辨之之法，以皮硝用纸纸须厚而坚，包固缚置胃脘，静卧数刻，启纸视之，皮硝若湿，便是伤食。伤之轻者，此亦可以消化，伤之重者，其湿必甚，乃服消食药可也。

8.腹满不减，减不足言，当下之，宜大承气汤。

“减不足言”四字，形容腹满如绘，见满至十分，即减去一二分，不足杀其势也。又下之而腹满如故，减去一二分，算不得减，下之无妨，再下必当以减尽为度也。

9.发汗不解，腹满痛者，急下之，宜大承气汤。

表虽不解，邪甚于里，急当攻里，故宜大承气里和而表自解矣。

“不解”二字，必兼有阳明证，加以腹满且痛，则实邪有微矣。

王朴庄曰：发汗不解，知汗已误，腹仍满痛，知下已急。急下云者，急引大热从大肠出，庶津液不致尽劫——此阳明急下者一。

10.阳明病，此三字包阳明诸证。发热汗多者，急下之。此重在汗多，恐内热甚而逼阳于外，以致亡阳。

发热汗多，恐其亡阳，当急下以存津液，宜大承气汤，则里和而热解，汗自止矣。

喻嘉言曰：汗多则津液外渗，加以发热，则津液尽随热势蒸蒸腾达于外，更无他法以止其汗，惟有急下一法，引热从大肠出，庶津液不致尽越于外耳——此阳明急下者二。

11.伤寒六七日，目中不了了，睛不和，皆阳盛之象。无表里证，邪已结在里，大便难，身微热者，此为实也，邪结为实。急下之，宜大承气汤。

燥热之气，从膜网缝隙之中而上入脑，而直冲目系。目中不了了，睛不和者，是脑髓瞳神，有立时败坏之势，危之极矣。急宜釜底抽薪，故当急下之。无表里证，何故下之？以外不恶寒，内无谵语，而但七八日发热，燥其津液，正是阳盛阴虚之时，苟不攻之，其势不已而变生焉。急下之，则浊阴出下窍，清阳走上窍矣。

成无己曰：大抵伤寒必先观两目，目中不了了，尚为可治之候，直视，则为不治之疾——此阳明急下者三。

12.少阴病得之二三日，阳邪初转入阴。不大便，口燥咽干者，急下之，阳邪传阴，肾水欲涸，故当急去其邪，以保津液。宜大承气汤。

邪至三阴，二三日即口燥咽干者，必其人胃火素盛，肾水素亏，是当急泻胃火，以救肾水。若复迁延时日，一到肾水告竭，虽下无及，水干则土燥，土燥则水愈干，所以急于下也——此少阴急下法者一。

少阴邪热，已转属于胃腑，实热消烁肾水，故口燥咽干，用大承气以泻腑，而实热自除，盖泻土乃所以救水也。

13. 病腹中满痛者，此为实也，当下之，宜大承气汤。

14. 少阴病自利清水，色纯青，心下必痛，口干燥者，急下之，宜大承气汤。

阳邪热结，口必干燥，设系阴邪，则口中和而不干燥矣。故宜急下之以伐阳，即所以救阴也。认证在此。

自利清水，谓所下无糟粕也。色纯青，谓所下皆污水也。此属少阴实热。所以心下必痛，为少阴必下之症无疑，此亦通因通用之法也，不可不知。青，即黑也。故徐洄溪曰：纯青则非寒邪，乃肝邪入肾也。《难经》曰：从前来者为实邪——此少阴急下法者二。

附：少阴下利清水及虚寒、虚热、湿热三种下利辨

少阴自利最多，如虚寒则下利清谷，虚热则下利脓血，湿热病则自利烦渴，此则传经热邪则自利纯清水，并宜下专清热。盖其邪热转归阳明，而为胃实之证，乃挟热而下利，非完谷而不化者比也。

15. 下利不欲食者，以有宿食故也，伤食误食，凡噤口痢，亦因宿食之故。当须下之，宜大承气汤。

16. 少阴病六七日，腹胀不大便者，急下之，宜大承气汤。

不便而久，为日又久，是以当下。

《医宗金鉴》云：腹胀不大便者，阳气素盛，胃有宿食可知。所以复转阳明而成胃实——此少阴急下法者三（此时少缓须臾瓮干杯罄）。

附：合解阳明急下法三法与少阴急下三法

阳明经有急下三法，少阴经亦有急下三法，但阳明主津液所生病，急下以存胃液，肾主水所生病，急下以生肾水。

附：少阴不可执精伤从麻辛治法

观少阴急下三法，即使其邪伏在少阴，而出路总在阳明，故有用黄芩汤不解，而即现承气证者。况口燥咽干，心下痞痛，其为少阳阳明合病，尤属显然，岂可执少阴精伤而谓当从麻辛治乎？喻嘉言“温病篇”中，误人不少。

17. 下利瘥后，至其年月日复发者，以病不尽故也，当下之，宜大承气汤。☜休息痢。

四、本汤症脉并见

1. 伤寒若吐若下后，坏症。不大便五六日，上至十余日，日晡时潮热，不恶寒，独语如见鬼状，若剧者，发则不识人，循衣摸床，惕而不安，微喘直视。以上皆阳明危证。因吐下之后，竭其中气，津液已耗，孤阳独存，胃中干燥，或有燥屎，故现此等恶症。脉弦者生，涩者死。弦则阴气尚存，且能克制胃实，涩则气血已枯矣。然弦则尚有可生之理，未必尽生，涩则断无不死者也。微者，但发热潮热。谵语者，恶症皆无。大承气汤主之。若一服利，止后服。中病即止。

成无己曰：直视者，谓视物而目睛不转动者是也。若目睛转者，非直视也。独语如见鬼状便是狂，即心之神气虚，而病合于少阴，少阴之神机枢转，时出时入，发则神气昏愦而不识人。

附：阳明直视与少阴直视之区别

直视一症，有阴阳之分。若阳明胃实，火亢火亏，外见口臭恶热等症，最患亡阴直视，直视者，肾水垂绝之微也，法当急夺其土以救肾水。若少阴中寒，真阳遭其埋没，津液不上腾而直视者，此津不荣目也，外见身重恶寒等症，此则不患水绝，最患亡阳，法当补火殖土，以回其阳。

☜火亢火亏：当作“火亢水亏”。

试将颈间两人迎脉按住，即壅遏不识人。人迎者，胃脉也。故《金匮》云：邪入于腑，即不识人。

病人循衣缝谵语者，不可治。制衣掇空妄言者，死。

不识人、循衣摸床，心欲绝也。动惕不安，肝欲绝也。微喘，肺欲绝也。直视，肾欲绝也。

脉滑者通，涩者死。凡物理皆以通为生，塞为死。涩脉象短，是正气不胜，更下，故死。

微者，无以上之剧证，而但发热谵语，则尚可救，故以大承气主之。止后服者，不必尽剂。盖用之当，则大承气可以养阴，用之不当，则大承气亦可亡阴也，可不慎欤！

附：陆士谔厥阴谵语与阳明谵语辨

厥阴心包之谵语，昏不识人，虽唤之不醒也。此是神明已蔽之铁证，以通经透络犀角开透为主。

阳明之谵语，呼之即醒，呼过仍谵语如旧，足证神明未尽蔽也，以专主阳明，硝黄荡涤为主。

2. 病人烦热汗出则解，又如疟状，日晡所发热者，属阳明也。脉实者，宜下之。脉虚浮者，宜发汗。下之与大承气汤，发汗宜桂枝汤。

如疟者，发作有时，或日再发或日二三发，邪气微也。

3. 得病二三日，脉弱者，无太阳柴胡证，烦躁，心下硬。邪热入里。至四五日，又隔二日，虽能食，以小承气汤少少与微和之，不必用全方，只通其胃气而已，又用药之一法。令小安。至六日，又隔一日而病未除。与大承气汤一升，亦不必用全方，古人用药虽现症凿凿而轻方小试，谨慎小心如此。若不大便六七日，小便少者，虽不能食，但初头硬，后必溏，未定成硬，小便不利，则水谷不尽分，大便犹湿也。攻之必溏，须小便利，屎更硬，乃可攻之，以小便之利否，定宜下不宜下，又一法。宜大承气汤。

4. 阳明、少阳合病，必下利，其脉不负者，顺也，负者，失也。少阳属木，脉当弦紧，阳明属土，脉当洪缓。若少阳脉胜为负，阳明脉胜为不负也。厥阴篇云：少阴负趺阳者为顺也。少阴属水，趺阳属土，土能胜水，则胃气尚强，故为顺，即此意。但彼处乃手足厥阴之利，故属少阴，此则属少阳为异耳。互相克贼，名为负也，脉滑而数者，有宿食也，滑数则阳明之脉独见而过盛，此为实邪故知有宿食。当下之，宜此汤。

翕奄沈名曰：滑，阴阳和合，故令脉滑。今脉滑而数，则非阴阳和合之比，必胃腑实热，而有宿食也。(张隐庵)

5. 寸口脉浮而大，按之反涩，尺中亦微而涩，有食而反微涩，此气结不通之故。当下之，宜大承气汤。

6. 下利，三部脉皆平，无外邪症。按之，心下硬者，实邪有形。急下之，宜大承气汤。

7. 下利，脉迟而滑者，内实也。利未欲止，当下之，宜大承气汤。

8. 下利，脉反滑，当有所去，下之乃愈，宜大承气汤。

9. 脉双弦而迟者，必心下硬，脉大而紧者，可下之，宜大承气汤。

五、药解

枳实苦寒，溃坚破积，则以苦寒为之主，是以枳实为君。厚朴味苦温，《内经》曰：燥淫于内，治以苦温，泄满除燥，则以苦温为辅。是以厚朴为臣。芒硝味咸寒，《内经》曰：热淫于内，治以咸寒，人伤于寒，则必病热，热气聚于胃，则谓之实，咸寒之物，以除消热实。故芒硝为佐。大黄味苦寒，《内经》曰：燥淫所胜，以苦下之，热气内胜，则津液消而肠胃燥，苦寒之物，以荡涤燥热，故以大黄为使。

六、煮服法

上四味，以水一斗，先煮厚朴、枳实取五升，去滓，内大黄煮取二升，去滓，内硝，更上微火一两沸，分温再服，得下余勿服。

先煮厚朴、枳实：气药为帅。
内大黄煮取二升：煮10分钟以上。
得下余勿服：不必尽剂。

七、本汤试用法

（一）先和后攻

阳明病潮热，大便微硬者，可与承气汤。不硬者，不可与之。若不大便六七日，恐有燥屎，欲知之，法少与小承气汤，汤入腹中转矢气者，此有燥屎，此以药探之又一法。乃可攻之。若不转矢气者，此但初头硬，后必溏，不可攻之。攻之，必胀满不能食也，欲饮水者，饮水则哕，其后发热者，必大便复硬而少也，以小承气汤和之。不转矢气者，慎不可攻也。

此必因脉之迟弱，即潮热尚不足据，又立试法。如无燥屎而攻之，则胃家虚胀而不能食，虽复潮热便硬而少者，以攻后不能食故也。

转矢气，则知肠胃燥热之甚，故气不外宣，待转而下。若不转矢气，则肠胃虽热，而渗孔未至于燥，即渴欲饮水尚不可与，况攻下乎？以小承气为和，即以小承气为试，仍与小承气为和，总是慎用大承气耳。

（二）里虚慎攻

阳明病，谵语，发潮热，脉滑而疾者，小承气汤主之，因与小承气汤一升，腹中转矢气者，更服一升，若不转矢气者，勿更与之。明日不大便，脉反微涩者，里虚也，为难治，攻之不应，是为难治。不可更与承气汤。

脉滑而疾，为有宿食，谵语潮热，下证已具，仍与小承气试之。不转矢气，宜为易动，明日仍不大便，乃胃家似实，而脉反微涩，是阳证反见阴脉，元气衰而邪不易制也，故为难治。此脉症之假有余，小试而即见真不足，凭脉辨证，可不慎哉。

宜蜜煎导而通之，虚甚者，与四逆汤，阴得阳则解矣。（柯韵伯）

季按：凡见胃实脉弱者，只好先和而后下，至于一见阴脉，并和不能矣，故曰难治。

八、验舌参证宜本汤

（一）全舌变黄而苔涩者

（二）舌根灰色，中尖黄滑，兼烦躁直视者

（三）黄苔生瓣，舌苔黄而涩，中有花瓣形兼心火烦渴者

此热入胃腑，心火烦渴，邪毒深矣。

（四）舌灰黑者

此厥阴肝木相承，速用大承气下之，可保五死一生。

（五）舌全变黄而苔涩者

此必初白苔而变黄，正阳阳明也，故宜大承气汤下之。

（六）白滑舌苔，尖微黄，有灰刺者

伤寒见此舌而干厚者，系邪热入里，热逼心肺矣，不必论脉之长短，即用大承气汤，不次即下，以灰刺退净为止。

（七）黄变沉香色者

舌苔老黄而兼灰焦燥之状，似沉香之色，若胸满热甚，则全舌将变黑生芒刺，宜大承气，下后酌用养营诸汤。

（八）白苔双灰色者

全色白苔，双路灰色，如干无津，刮不净者，乃伤寒化火郁热攻里也，宜大承气，急下，灰色退净乃愈。

（九）白苔燥裂色者

舌苔白厚，甚燥而裂，多因误服温补，灼伤真阴所致，非伤寒过汗所致也。无黄黑色者，真阴将枯竭，舌上无津，苔已干燥，故不能变现他色，脏腑有逼坏处，故舌形皲裂也，治宜大承气，合增液汤，急下以救其阴。

（十）孕妇现卷短舌而黑干卷短，或黄黑刺裂者

此伤寒化火，传足厥阴也，宜本方加元明粉急泻之则愈。

九、本汤兼治

（一）咳嗽声如洪钟

咳嗽之病，似不可与此方，其所以必用此方者，诚以咳嗽声如洪钟，乃邪火旺极之征。火刑于肺，若不亟用此方，以扑灭其火，肺有立坏之势，故不得不用之。

（二）食入即吐

食入而出，亦非可下之候，其所以可下者，盖以吐则为逆，非寒即火，今食入而出，是胃中之火逆行于上，其食故不得下降也。但寒与火会须辨明，方可用此。

（三）头晕昏乱无主，三五日一发者

火晕之证，原非应下之候，其所以应下者，盖以气血虚极，不能制其亢龙。龙奔于上，则浊火乱其神明，故昏昏无主，大承气汤力能制其亢龙，故治之愈。

（四）痢证喉痛、气呛、喘逆者

唐容川曰：痢证喉痛，气呛喘逆，名曰恒痢，以其异于常痢也。是火逆攻肺，有立时败绝之虞。仲景云：急下之，宜大承气汤，然病此者，多死少生。

（五）湿温证发痉撮空

证现神昏笑妄，舌苔干黄起刺或转黑色，大便不通者，热邪闭结胃腑，宜本方。

（六）热结旁流之温邪

热结旁流者，温邪传里将粪结住不下，只能于粪旁流出臭水，并所进汤药，全然无粪，宜大承气。得结粪而利自止，不得结粪邪仍在也，病必不减，宜更下之。

十、本汤与《金匮》对举合勘之点

（一）《伤寒》原文

如上所述。

（二）《金匮》原文

1. 痉病胸满口噤，卧不着席，脚挛急，必齘齿，可与大承气汤。

2. 腹满不减，减不足言，当须下之，宜大承气汤。

3. 病解能食七八日更发热者，此为胃实，大承气汤主之。

4. 产后七八日，无太阳证，少腹坚痛，此恶露不尽，不大便，烦躁发热，切脉微实，再倍发热，日晡时烦躁者，不食，食则谵语，至夜即愈，宜大承气汤主之。热在里，结在膀胱也。

十一、本证有急下、当下、缓下三种

下法之轻重，总以见证为主。若缓下者不下，则必渐重而为当下证。当下者缓下，则必加重而为急下证。急下者失下，则虽下之亦不通，而结热自下逆上，胀满直至心下，上透膈膜，至胸满如石，咽喉锯响，目直视反白，或睛盲瞳散耳聋，九窍不通，虽有神丹，莫能救矣。

（一）缓下证之现状

舌淡黄苔，微渴，大便闭，小便黄赤，潮热齿燥。

（二）当下证之现状

舌黄，谵语，多言，善忘，协热利，头胀痛，烦躁。

（三）急下证之现状

舌干，舌卷短，舌生芒刺，舌黑，齿燥，鼻如烟煤，胸腹满痛，狂，昏沉，发热多汗，身冷，呃逆。

第二节　小承气汤

一、用量

（一）仲景

大黄四两，酒洗　厚朴二两，炙去皮　枳实三枚大者，炙

（二）洄溪

大黄三钱　厚朴钱半，制　枳实钱半，炒

二、定义

此太阳坏病转属阳明，胃虽实非大实。为制润燥和胃、勿令大攻之清方也。

三、病状

1. 太阳病，若吐若下，若发汗后过治。微烦，小便数，大便因硬

者，因字当着眼。大便硬，由小便数之所致。盖吐下汗已伤津液，而又小便太多，故尔微硬，非实邪也。小承气汤和之愈。

吐下后，而见烦症，征之于大便硬，固非虚烦者比。然烦既微而小便数，当由胃家失润，燥气客之使然，胃虽实，尚非大实也。以此汤取其和也，非大攻也。

2. 阳明病，其人多汗，以津液外出，胃中燥，大便必硬，硬则谵语，谵语由便硬，便硬由胃燥，胃燥由汗出津液少，层层相因，病情显著。小承气汤主之。若一服谵语止，更莫复服。

王朴庄曰：胃家者，上脘至中脘两穴处。

3. 下利谵语者，有燥屎也。

燥屎者，胃中宿食，因胃热而肠结燥丸之屎也。惟利而仍谵语，邪火不因利而息，则必有燥屎不因下利而去也。后医见利则不复下，岂知燥屎之不能自去乎。

燥屎坚结，怕手按腹，若竟脓血黏稠而痛，亦不喜手按。

四、本汤脉症互见

1. 阳明病，脉迟，虽汗出不恶寒者，凡汗出者皆恶寒。其身必重，短气腹满而喘，有潮热者，以上皆内实之症。此外欲解，不恶寒。可攻里也。手足濈然汗出者，此大便已硬也，四肢为诸阳之本，濈然汗出，阳气已盛于土中矣。以此验大便之硬，又一法。大承气汤主之，若汗多，微发热恶寒者，外未解也，其热未潮，未可与承气汤。若腹大满不通者，可与小承气汤微和胃气，勿令大泄下。腹满不通，虽外未解，亦可与小承气者，乃和胃之品，非大下之峻剂也。

手足濈然而汗出者，脾主四肢，而胃为之合，胃中燥实，而蒸蒸腾达于四肢，故曰大便已硬也。潮者，如潮汐有信，于申、酉时独热，故以潮热有无为下证可否之的据。

2. 弦实数。

五、药解

大黄通地道，枳实消痞实，厚朴除胀满。名之曰小，味少力缓，制小其服耳。

六、煮服法

上三味，以水四升，煮取一升二合，去滓，分温二服，初服汤当更衣，不尔者尽饮之，若更衣勿服。

小承气三物同煮，不分次第，只服四合，但求地道之通，不用芒硝之峻，自远于大黄之锐，故称微和之剂。

七、本证发汗吐下后之微烦与栀子豉证发汗吐下后之虚烦辨

太阳病，若吐若下，若发汗后不解，入里虚烦者，乃栀子豉证也。今微烦而见小便数，大便因硬，是津液下夺也，当与小承气汤和之，以其结热未甚，入里未深也。

八、本证微烦与大烦辨

大烦者，邪在表也。微烦者，邪在里也。

九、验舌参证宜本汤者

（一）舌苔黄，腹满胀痛者

舌苔黄甚，如现沉香色、灰黄色、老黄色，或中有断纹，其腹或满、或胀、或痛者，此邪已入里，表证必无或十之一二，宜小承气加槟榔、青皮、元明粉等。

（二）碎舌

红舌中有红点，如虫碎之状者，宜小承气，此热毒炽盛也。不退，宜大承气。

十、本汤大黄宜生用

大黄生者走后阴，熟者但走前阴，亦非生者重而熟者轻也。承气法加芒硝以助之，是欲其举重若轻也。

第三节　调胃承气汤

一、用量

（一）仲景

大黄四两，去皮，清酒洗　甘草二两，炙　芒硝半升

（二）洄溪

大黄三钱　炙草钱半　芒硝半升

二、定义

此两阳合病，邪热实里。为制苦寒咸寒，而存津液之调停和剂之清方也。

三、病状

1. 阳明病，不吐不下，心烦者，未经吐下而心烦，中气实也。可与调胃承气汤。

吐后心烦，谓之内烦。下后心烦，谓之虚烦。今阳明病不吐不下，心烦，则是胃有郁热也，下其郁热自愈。

本汤揭出心烦，以见胃络通于心，而调胃承气，是注意在治胃燥，去胃热也。

2. 太阳病三日，发汗不解，头不痛，项不强，不恶寒，反恶热。蒸蒸发热者，属胃也，外邪已解，内热未清。此汤主之。

此言里热不同于表热也。表热之热曰翕翕。里热之热曰蒸蒸。热蒸于内，已在汗后，非发汗所能解矣，故宜调其胃。

3. 伤寒吐后，腹胀满者，已吐而胃中仍满，则非上越所能愈，复当下行矣。与调胃承气汤。

去邪已尽，胃中壅热故也。

4. 发汗后恶寒者，虚故也。不恶寒但热者，实也。当和胃气，与调胃承气汤。此必发汗后无他症，但现微寒微热者，故止作虚实观，否则，安知非更有余邪将复变他症耶。

不恶寒乃外邪已尽，方可下，此仲景之要法。

5. 太阳病，过经十余日，心下温温欲吐，而胸中痛，大便反溏，腹微满，郁郁微烦，以上皆类少阳证。先其时自极吐下者，邪气乘虚陷入。与调胃承气汤。以涤胃邪。若不尔者，不可与。未经吐下，则邪在半表半里，不得用下法。但欲呕，胸中痛，微溏者，此非柴胡证，以呕故知极吐下也。此段疑有误字。

四、本汤脉症互见

1. 伤寒脉浮，自汗出，小便数，心烦，微恶寒，脚挛急，反与桂枝汤攻其表，此误也。得之便厥，咽中干，烦躁吐逆者，作甘草干姜汤与之，以复其阳。若厥愈足温者，更作芍药甘草汤与之，其脚即伸。若胃气不和谵语者，少与调胃承气汤。阴阳错杂之症，多方以救之，必有余邪在胃，故少与以和之，余详杂方条。

谵语，是胃热所发，调胃承气，下其热而谵语自止，少与者，即调之之法。

2. 太阳病未解，脉阴阳俱停，脉法无停字，疑似沉滞不起，即下微字之义，寸为阳，尺为阴。先振栗汗出乃解。阴阳争而复和。但阳脉微者，先汗出而解。当发其阳。但阴脉微者，下之而解。当和其阴。若欲下之，宜调胃承气汤。按：此“微”字，即上“停”字之意，与微弱不同，微弱则不当复汗下也。

3. 伤寒十三日不解，二候。过经谵语者，以有热也，当以汤下之。即大小承气之类。若小便利者，大便当硬，而反下利，脉调和者，此言下后之证。以丸药下之，非其法也。下非误，误下之法误。若自下利者，脉当微厥，今反和者，知为内实也，调胃承气汤主之。当下，而下非其法，余邪未尽，仍宜更下。

五、药解

经曰：热淫于内，治以咸寒，火淫于内，治以苦寒。君大黄之苦寒，臣芒硝之咸寒，二味并举，攻热泻火之力备矣。更佐甘草之缓，调停于大黄、芒硝之间，胃调则诸气皆顺，故亦以承气名之。

六、煮服法

上三味，以水三升，先煮大黄、甘草取一升，去滓，内芒硝，更上火微煮令沸，少少温服之。

少少服之，是不取势之锐，而欲其味之留中，以润濡胃腑而存津液也。

七、本汤与大承气解热辨

芒硝善解结热之邪，大承气用之，解已结之热邪。此汤用之，解将结之热邪。其能调胃，则全赖甘草也。（徐洄溪）

八、阳明病心烦可下与阳明病心下硬满不可下之疑义

心下，正胸膈之间而兼太阳，故硬满为太阳阳明之候，不可攻下，攻之利遂不止者，死。至于心烦一证，乃津液内耗，大率当调其胃，然尚有重伤津液之虑，若不由吐下所致，是津液未亏，反见心烦者，其为邪热灼胃，审矣，当用调胃承气，夫复何疑。然曰可，亦是少少和胃，以安津液之法，非下法也。

九、本汤诊脉定燥屎

凡右关尺迟缓有力者，即知有燥屎也，承气加减用之。

十、本汤验舌参证

（一）白苔黑点舌

全舌白苔中见黑点者，此少阳阳明证也。有表者，凉膈散合小柴胡。里证已具，调胃承气汤。身有斑者，从斑治，用化斑汤。

附：凉膈散

连翘、焦栀、桃仁、大黄、甘草、朴硝、条芩、竹叶、薄荷、白蜜。

（二）舌苔白燥而厚者

（三）中间一路，舌质润，苔黑燥，两边黄者

（四）舌苔焦黄，土燥火炎，津液告竭者

黄苔者，里证也。伤寒初病无此舌，邪传少阳，亦无此舌，直至

阳明腑实，胃中火盛，故邪遏胃虚，土气洋溢，乃见此舌。

（五）黄尖舌者

舌尖黄苔，此热邪传入胃腑，而元阴素亏也。调胃承气加人参、生地。如脉浮恶寒，表证未解，则宜大柴胡汤和解之。

十一、本汤不用气药之理由

此方专为燥屎而设，故芒硝分两多于大承气，因病不在气分，故不用气药。前辈见条中无“燥屎”字，便云未燥坚者用之，是未之审耳。

十二、本汤兼治休息痢

唐容川曰：休息痢者，谓逾时逾年而又复发，即已休止，而又复生息也。此瘀热伏于油膜隐匿之地，仲景立承气汤下之。

十三、本汤与大小承气立名之意义

三承气之立名，而曰大者，制大其服，欲急下其邪也。小者，制小其服，欲缓下其邪也。曰调胃者，则有调胃承顺胃气之义，非若大小承气专取攻下也。

第四节　桃仁承气汤

一、用量

（一）仲景

桃仁五十个，去皮尖　大黄四两　甘草二两，炙　桂枝二两，去皮　芒硝二两

（二）洄溪

桃仁三钱　大黄钱半　甘草六分　桂枝六分　芒硝钱半

〔编〕桃仁25至30克，大黄60克，炙甘草30克，桂枝30克，芒硝30克。

二、定义

此治热结膀胱，小腹急结，阴血蓄而不行。为制下热行血、轻表重里之温清方也。此汤重在治表攻里。

三、病状

1. 太阳病不解，热结膀胱，太阳之邪，由经入腑。其人如狂，血自下，下者愈。膀胱多气多血，热甚而血凝上干心包，故神昏而如狂，血得热而行，故能自下，则邪从血出，与阳明之下燥屎同。其外不解者，尚未可攻，外不解而攻之，外解则邪反陷入矣。当先解外，宜桂枝汤，外解已，但小腹急结者，乃可攻之，宜桃核承气汤。小腹急结，是蓄血现症。

按：“宜桂枝汤”四字，从《金匮》增入。

小腹者，膀胱所居也。外邻冲脉，内邻于肝，冲任之血，会于少腹，热极则血不下而反结，故急病自外矣。

夏月热久入血，最多蓄血一证，谵语昏狂，看法以小便清长，大便必黑为是（见《叶天士幼科》）。

2. 伤寒小便利，大便黑，漱水不欲咽，口燥，下焦瘀血也。

此汤治热邪传里，热蓄膀胱，其人如狂，小便自利，大便黑，小腹满痛，身面目黄，谵语燥渴，为蓄血证，脉沉有力。

小腹急者，邪在下焦也。大便黑者，瘀血积之也。小便利者，血病而气不病也。上焦主阳，下焦主阴，阴邪居上焦者，名曰重阳，重阳则狂。今瘀热客于下焦，下焦不行，则上干清阳之分，而天君弗宁矣，故其症如狂。

四、脉象

脉浮涩。

五、药解

桃仁润物也，能润肠而滑血。大黄行血也，能推陈而致新。芒硝咸物也，能软坚而润燥。甘草平剂也，能调胃而和中。桂枝辛物也，能利血而行滞。又曰血寒则止，血热则行，桂枝之辛热，和以桃仁、芒硝、大黄则入血而助下行之性矣，斯其制方之意也。

六、煮服法

上五味，以水七升，煮取二升半，去滓，内芒硝，更上火微沸，下火，先令温服五合，日三服，当微利。

七升：1400毫升。二升半：450毫升。五合：100毫升。

服五合，取微利，则仅通大便，不必定下血也，亦见不欲大下意。

七、本汤兼治

1. 凡血结胸中，手不可近，或中焦蓄血，寒热胸满，漱水不欲咽，喜忘昏迷者。

2. 凡女子月事不调，先经作痛，与经闭不行者，最佳。

3. 过啖炙煿辛热等物，血出紫黑作块者，此上焦壅热，胸腹满痛，此釜底抽薪法也。（齐有堂）

八、本汤治瘀血与抵当汤治瘀血辨

二汤同为蓄血之证，但抵当汤治瘀血喜忘，大便反易，其色必黑，非水蛭、虻虫，不能化瘀逐蓄。本汤治小腹急结，由经入腑，非桂枝、甘草无以解表清热。

第五节 抵当汤

一、用量

（一）仲景

水蛭熬　虻虫去翅足熬，各三十六个　大黄三两，酒浸　桃仁二十个，去皮尖

熬：烘、烤、焙，与现代加水煮不同。

（二）洄溪

水蛭五个，熬令入水不转色　虻虫十个　大黄三钱　桃仁三钱

二、定义

此血瘀下焦，其人如狂，制取血虫之类，直抵瘀结之所。为攻瘀之峻剂杂疗方也。

三、病状

喜忘者：善忘即狂乱之轻者，病象见于上，病根在于下，心主血，乃神明之府，脑又称元神之府，血瘀不行则脉不通，精气不能上达，故见喜忘，甚则狂不识人。外感内伤，其理皆同，不论何部血瘀，皆可见神志异常。

阳明证，其人喜忘者，必有蓄血。心主血，血凝则心气结，而失其官矣。蓄不甚，故不狂。所以然者，本有久瘀血，故令喜忘，此乃旧病，非伤寒所得者也。屎虽硬，大便反易，血性滑利。其色必黑，浮血亦有随便而下者。宜抵当汤下之。

太阳经少血，阳明经多血，所以阳明蓄血，宜用抵当汤峻攻之。（郑在辛）

太阳蓄血在膀胱，故验其小便之利与不利。阳明蓄血在肠胃，故验其大便之黑与不黑。（张隐庵）

《内经》曰：血并于下，乱而喜忘。此下本有久瘀血，所以喜忘也。津液少，大便硬，以蓄血在内，屎虽硬，大便反易，其色黑也，与抵当以下其瘀血。（成无己）

又喜忘即善忘，必兼有如狂之状，此当与太阳经所言参看。（尤在泾）

蓄血于下，所以如狂者，经所谓热结膀胱，其人如狂者也。要言之，蓄血者，下焦结聚而不行，蓄积而不散者之谓也。

四、本汤脉症互见

1. 太阳病，六七日，过经。表证仍在，脉微而沉，向里。反不结胸，向下。其人发狂者，以热在下焦，少腹当硬满，外证。小便自利者，内证。下血乃愈。所以然者，以太阳随经，瘀热在里故也，抵当汤主之。

误下热入于血必结，故少腹硬满，病在血分，故小便自利。

少腹满者，脐下满也。少腹者，下焦所治。《难经》曰：

下焦者，当膀胱上口，主分别清浊，其治在脐下。邪气自上而下，至于下焦结而不利，故少腹满也，此非止气也，必有物聚于此，而为之满耳。所谓物者，即溺与血也。

2. 太阳病，身黄，脉沉结，少腹硬，小便不利者，为无血也。以上皆似血证谛。因小便不利，安知非湿热不行之故？不可断为有血也。小便自利，其人如狂者，血证谛也，并无湿热而如狂，非蓄血而何。如此审证，无遁形矣。抵当汤主之。

3. 病人无表里证，发热七八日，过经。虽脉浮数者，可下之。脉虽浮数，而无表里证，则其发热竟属里实矣。七八日故可下。假令已下，脉数不解，合热则消谷善饥，脉数不解，邪本不在大便也。消谷善饥，蓄血本不在水谷之路，故能食。至六七日不大便者，有瘀血也，宜抵当汤。其脉数不解，而下不止，必协热而便脓血也。

不头痛恶寒，变为无表证，不烦躁呕恶，为无里证，非无热也。七八日下当有不大便句，故脉虽浮数，有可下之理。观下六七日犹然不便，可知合热协热内外热也。前条据证推原，此条凭脉辨证，表里热极，阳盛阴虚，必伤阴，故仍不大便者，必有蓄血，热利不止，必大便脓血矣，宜黄连阿胶汤主之。六经惟太阳、阳明有蓄血证，以二经多血故也。故脉症异而治则同。

太阳协热利有虚有实，阳明则热而不虚，少阴便脓血属于虚，阳明则热数为虚热，不能消谷，消谷善饥，此为实热矣。（柯韵伯）

五、药解

水蛭味咸苦微寒，《内经》曰：咸胜血。血蓄于下。胜血者必以咸为主，故以水蛭为君。虻虫味苦微寒，苦走血，血结不行，破血者必以苦为助，是以虻虫为臣。桃仁味苦甘平，肝者，血之源，血聚则肝气燥，肝苦急，急食甘以缓之，散血缓急，是以桃仁为佐。大黄味苦寒，湿气在下，以苦泻之，血亦湿类也，荡血逐热，是以大黄为使。四物相合而方剂成，病与药对，药与病宜，虽奇毒重疾，必获全济之功矣。

注：水蛭有毒，宜炒过再用。

六、煮取法

五升：1000毫升。
三升：900毫升。
一升：200毫升。

上四味，以水五升，煮取三升，去滓，温服一升，不下再服。

七、本汤邪结与陷胸邪结辨

若从心下至少腹，皆硬满而痛者，是邪实也，须大陷胸汤下之。若但少腹硬满而痛，小便利者，则是蓄血，小便不利者，则是溺涩之证。（成无己）

故邪结于胸，则用陷胸以涤饮，而邪结少腹，则用抵当以逐血。（《金鉴》）

八、本汤与桃核承气治瘀之区别

二汤皆治热结膀胱之证，但桃核承气汤乃治瘀血将结之时，而抵当汤乃治瘀血已结之后，此其区别也。

九、本汤蓄血与吐血薄厥辨

血菀于上而吐血者，谓之薄厥。血留于下而瘀积者，谓之蓄血 。（成无己）

十、本证热结蓄血与热结溺涩辨

热结于气分，则为溺涩。热结于血分，则为蓄血。既蓄而不行，自非大下其血不愈。

十一、大肠蓄血与膀胱蓄血辨

血蓄膀胱，小腹硬满，小便自利，大肠蓄血，粪虽硬，色必黑，仲景之法以此为别。（齐有堂）

十二、本汤治蓄血与芍药地黄汤治蓄血辨

芍药地黄汤，疗伤寒及温病，应发汗而不发汗之内有蓄

血者，及鼻衄吐血不尽，内有瘀血，面黄，大便黑者，盖主消化瘀血也。抵当汤为热结膀胱，小腹硬，故主峻攻之药，亦逐瘀下行也。

附：芍药地黄汤

犀角、地黄、芍药、丹皮四味。

十三、舌苔有花瓣形者宜本汤

黄苔生瓣，舌苔黄而涩，中隔有花瓣形者，此热入于胃，邪毒深矣。审系少腹痛，小便利者，必下焦蓄血也，宜抵当汤。

十四、本汤与桃仁承气汤、犀角地黄汤蓄血部位辨

蓄血在上焦，胸中手不可近而痛者，犀角地黄汤。中脘手不可近，桃仁承气汤。脐下小腹手不可近，抵当汤。盖伤寒蓄血，医多不识，若能识此，则垂手取效也。至血未下，犀角地黄汤加大黄、枳实、桃仁、红花、苏木尤妙。(《全生集》)

十五、本汤兼治

(一)癥病

癥之为病，有形为癥。总是气与血轇轕而成，须破血行气以推除之，即虚人久积不便攻治者，亦宜攻补兼施，故攻血质者，宜抵当汤。(唐容川)

(二)癫狗咬伤

己丑象邑多癫狗，遭害死者甚多，张君晓用仲景下瘀法治之，活人甚多。试列如下：

1. 煎服方法

桃仁七粒，去皮尖　大黄三钱　地鳖七个，焦去足

上三味研末，加白蜜三钱，酒一杯，煎至七分，连滓服。不能饮酒，用水对和。此即本方去水蛭、虻虫加地鳖也。小人减半。孕妇不忌。

2. 方之释义

桃仁春生，禀阳和之气。地鳖谷食，得中和之性。酒以养阳，蜜

以养阴，大黄推陈致新，得蜜与酒，化苦寒为驯良。共成去瘀生新之功，邪去正安。

3. 服后验断

空心服后，别设粪桶一个，以验大小便。大便必有恶物如鱼肠猪肝之类，小便如苏木汁，数次后，药力尽，大小便如常，再服恶物又下，不拘帖数。总以大小便无丝毫恶物为度，稍留恶物，必滋蔓延难图。

第六节　抵当丸

一、用量

(一)仲景

水蛭熬　虻虫去翅足，各二十个，熬　大黄三两，酒洗　桃仁二十五个，去皮尖

(二)洄溪

水蛭三十个，炙透　虻虫五十个，炙　大黄三两　桃仁三两

二、定义

此蓄血结于少腹，满而不硬，热而不狂。变汤为丸，以峻剂为缓剂之下血法也。

热虽盛而未狂，少腹满未硬，则因小其制，为丸以缓治之。

三、病状

伤寒有热，少腹满，应小便不利，今反利者，为有血也，当下之，不可余药，宜抵当丸。

热而少腹满，又小便利，必兼三者，乃为血证谛也。不可余药，谓此证须缓下其血，用丸使之缓下。

季云按：脐下为小腹，小腹两旁为少腹。小腹者，少阴水脏，膀胱水腑之所属也。少腹者，厥阴经脉，胞中血海之所属也。

四、脉象

脉涩。

涩脉最不易诊，惟滑与涩形状对面看来便见。盖滑脉往来流利，而涩脉往来艰难。简言之，血不流通，故往来艰滞。

五、药解

取水陆之善取血者，佐桃仁、大黄，而丸以缓之，使膀胱之蓄血，无不潜消默夺矣。

六、捣煮法

上四味，捣分为四丸，以水一升，煮一丸，取七合服之，晬时当下血，若不下更服。

释义：晬，一周时也。

本方变汤为丸，名虽丸也，而犹煮汤焉。汤者，荡也。丸者，缓也。然汤虽变丸，而独不离乎汤，盖取欲缓不缓，不荡而荡之意也。

☞晬日，晬时：一周日、一周时。一周时为一昼夜。

第七节　十枣汤

一、用量

（一）仲景

芫花熬　甘遂　大戟等份　大枣十枚肥者，擘

（二）洄溪

芫花　甘遂　大戟各三钱　大枣十枚

二、定义

此表解里未和，水蓄于内，为制泄水排饮之温清方也。

三、病状

太阳中风，下利呕逆，表解者，乃可攻之。其人漐漐汗出，发作有时，头痛，心下痞硬满，引胁下痛，水停也。干呕短气，汗出不恶寒者，此表解里未和也。不恶寒为表解。以上诸症皆里不和，蓄水之病皆如此，不特伤寒为然也。

此证多面带灰色，舌带灰色。

四、药解

积水洋溢中外，非此下水峻剂不能应敌。甘、芫、大戟辛苦气寒，秉性最毒，一下而水患可平，君以大枣，预培脾土，不使邪气盛而无制，元气虚而不制也。

附：荛花与芫花之辨正

按：《神农本经》云：荛花味苦寒，主伤寒温疟，下十二经水，破积聚、大坚、癥瘕，荡涤肠中留癖、饮食、寒热邪气，利水道。仲景本方取用，正取此义。后人乃遂改芫花，何也？即曰：芫花，《别录》亦云消胸中痰水，五脏五水。然本经云味辛温，全与荛花不同，且亦并不云伤寒温疟等证也，权宜通用，殊非仲景立方本旨。仲景《伤寒论》以荛花治利者，取其行水也，水去则利止，用当酌斟，不可过使。

五、煮服法

上三味，各别捣为散，以水一升半，先煮大枣，取八合，去滓，内药末，强人服一钱匕，羸人服半钱。得快下利后，粥糜自养，平旦温服，若下少病不得除者，明日更服。

得快利后，粥糜自养，一以使谷气内充，一以使邪不复作。此仲景用毒攻毒祛邪养正之法。

六、本汤治里未和之要紧处

昔杜兆曰：里未和者，盖痰与燥气壅于中焦，故头痛干呕，短气汗出，是痰膈也，非十枣汤不治。但此汤不宜轻用，恐损人于倏忽，用者慎之。

按：痰与燥气壅于中焦，名为痰膈。理论甚精。

痰之本，水也、湿也。得气与火，则凝滞而为痰、为饮、为涎、为涕、为癖。故十枣汤逐水祛湿，正所以治痰膈耳。

《辨舌指南》云：此汤治水蓄积胁内肿胀者。

七、本证发作有时与疟疾发作有时辨

水停胸胁，在油膜中，与疟邪客于募原间，募原，即三焦油膜。邪在膜中，正气过此，与之相争，则疟发作。此证水停膈膜间，卫气与争则发作，卫气已过则止，与疟疾发作有时，其理甚同。卫气争而得出，则漐漐汗出，寒水之气，随太阳经脉，上攻于头则为头痛。故但用十枣汤攻其水，而诸证自解。此证与他证病状相似颇多，惟发作有时，仅与疟疾相类。辨病者不可不知。

八、本汤与小青龙汤、真武汤治表里水咳辨

小青龙汤，治太阳表水也。真武汤，治少阴水气也。十枣汤，治太阳里水也。此水咳三证也。

九、本汤与小柴胡汤同现干呕胁痛主攻之治法

小柴胡汤证，邪在半表半里，外有寒热往来，内有干呕诸症，所以不可攻下，宜和解以散表里之邪。十枣汤证，外无寒热，其人漐漐汗出，此表已解也，但头痛，心下痞硬满，引胁下痛，干呕短气者，即邪内蓄而有伏饮，是里未和也，与十枣汤以下热逐饮。

总之有表证而干呕胁痛，乃柴胡证。无表证而干呕胁痛者，即十枣汤证也。

十、本证硬满与但气痞辨

但气痞云者，止是寒热无形之气。硬满云者，则是有形之水邪留结于中拒隔而难通也。

十一、本汤头痛属饮证

本证所言头痛者，乃饮家有此症，不可以常法拘，仲景所以述此者，恐后学见其头痛，以为表不解不可用也。

十二、本汤专治痰隔

齐有堂曰：此汤袪逐里邪，使水气自大小便而泄，《内经》谓洁净腑去陈莝之法。内里不和，痰与燥气壅于中焦，故头痛干呕，短气汗出，乃是痰隔。痰亦水湿病耳，得气与火则凝滞而为痰、为饮、为涎、为涕、为癖，非十枣汤、妙应丸一名控涎丹不治。须知缓宜用丸，急宜用汤，在神而明之耳。

十三、本汤与小青龙汤同治心下有水气干呕咳喘辨

小青龙，治未发散表邪，使水气自毛窍而出，乃《内经》所谓开鬼门法也。十枣汤，袪逐里邪，使水气自大便而泄，乃《内经》所谓洁净腑去陈莝法也。同一心下有水气干呕咳喘，而用药所主不同如此。

十四、本汤兼治

《三因方》：以芫花、甘遂、大戟为末，枣肉为丸，治水气喘急浮肿，盖善变通者也。

十五、本汤忌与

用本汤者，必太阳中风，下利呕逆，表解者，乃可攻之。易言之，表未解者，不可与也。

十六、本汤对举合勘之点

（一）《伤寒》原文

如上述。

（二）《金匮》原文

1. 脉沉而弦者，悬饮内痛，病悬饮者，十枣汤主之。

何谓悬饮？谓水在肝，胁下支满，嚏而痛也。

2. 咳家，其脉弦，为有水，十枣汤主之。

二汤用药则同，但一则治表解里未和，一则治悬饮内痛则异矣。本证因心下痞硬满，引胁下痛。彼证因水在肝，胁下支满，嚏而痛。又脉弦为有水，均主水气在肝，则又病因相同矣。

第八节　大陷胸汤

一、用量

（一）仲景

大黄六两，去皮　芒硝一升　甘遂一钱匕

（二）洄溪

大黄三钱　芒硝三钱　甘遂末三钱

大黄90克（15.625×6=93.75克），芒硝100克（200毫升=100克），甘遂2克。

二、定义

此汗下损伤津液，燥热结胸。为制太阳阳明峻下之方也。壮实者宜下。

三、病状

1. 伤寒十余日，过经。热结在里，复往来寒热者，与大柴胡汤。但结胸，无大热者，为水结在胸胁也，结胸本无他物，气与水所停也。但头微汗出者，热结在上。大陷胸汤主之。

2. 太阳病，重发汗，则复下之，不大便五六日，舌上燥而渴，胸有蓄饮。日晡所小有潮热，从心下至少腹硬满而痛不可近者，大陷胸汤主之。

从心下至少腹硬满而痛不可近者：类似急性胰腺炎之水肿型。

已汗下而大痛如此，知非有物之实邪矣。前云膈内拒痛，又云心下石硬，专指上焦说。此云从心下至少腹硬满，则上下皆痛，其根总由心上而起。与承气证自殊。

唐容川云：从心下至少腹硬满而痛，是指胸膈，连中下焦之膜中，皆有结热，又兼日晡潮热，不大便，则大肠中亦有结热也。凡言潮热，皆应大肠燥金申酉旺时而热，大肠与下焦膜网相连，大肠既有燥热硬满又抵少腹，则在下焦膜网之中，与大肠热气相合矣。用大陷胸者，使膜中、肠中之结并除乃愈矣。

3. 伤寒五六日，呕而发热者，柴胡汤证具。而以他药下之，误治。柴胡证仍在者复与柴胡汤，此虽已下之不为逆，必蒸蒸而振，却发热汗出而解，邪向里而更虚，故汗出为难。若心下满而硬痛者，大陷胸汤主之。

四、本汤脉症互见

1. 太阳病脉浮而动数，浮则为风，数则为热，动则为痛，数则为虚，头痛发热，微盗汗出，而反恶寒者，表未解也。医反下之，经云病发于阳，而反下之，热入因作结胸是也。动数变迟，正气益虚。膈内拒痛，胃中空虚，客气动膈，短气躁烦，心中懊侬，阳气内陷，心下因硬，则为结胸。此段申明所以致结胸之由及结胸之状最详。乃因邪在上焦，误下以虚其上焦之气，而邪随陷入也。此证与承气法迥殊。若不结胸，但头汗出，余处无汗，齐颈而还，小便不利，身必发黄也。此乃误下而邪气不陷入上焦，反郁于皮肤肌肉之间，故现此等症。

2. 伤寒六七日，结胸热实，脉沉而紧，心下痛，按之石硬者，大陷胸汤主之。此段申明结胸之状尤明。

病在表而下之，热入因作结胸。此不云下后，而云伤寒六七日，则是传里之实热也。沉为在里，紧为里实，以心下痛，按之石硬，是以为结胸，与大陷胸汤以下结热。

凡脉紧皆断为寒，亦不尽然。不知紧是绞结迫切之象，无论寒热，但是绞结迫切等证，皆能见此脉形，通考仲景脉法自见。

五、药解

此水邪结于心胸，而热邪实于肠胃，用大遂以浚太阳之寒水，硝黄以攻阳明之实热，故用汤以荡之，与用丸以缓之者有别。

结胸，乃水饮为患。《伤寒论》云：此为水结，故用甘遂。

六、煮服法

上三味，以水六升，先煮大黄取二升，去滓，内芒硝，煮一两沸，内甘遂末，温服一升，得快利，止后服。

☞六升：1200毫升。

得快利，止后服：中病则止，不必尽剂。

七、辨证参舌宜本汤

舌现鲜红，中微黑，外淡红淡黑者。

若现此舌，恶风则表证未罢，用解毒汤，发解散各半，以微汗之，汗罢即下。下后热不退，如现结胸烦躁，目直视者，宜大陷胸汤。(《舌鉴辨正》)

八、除大小结胸外之各种结胸症状

(一)热结胸

其症懊侬发热，烦渴，心下痛硬，大便闭，昏闷者是。少与大陷胸汤加黄连。

(二)水结胸

其症心下怔忡，头汗出，无大热，先渴后闷痛，揉之有声汩汩者是。宜用半夏茯苓汤。

(三)寒结胸

其症懊侬满闷，身无热，口不渴者是。用枳实理中汤，重则三物白散。

(四)血结胸

其症吐衄血不尽，蓄在上焦，胸腹胀满硬痛，身热，漱水不咽，喜忘如狂，大便黑，小便利者是。宜犀角地黄汤。如血未下，加桃仁、红花、枳实。

(五)痰结胸

须导痰。其法以鹅毛、桐油、皂荚末，入喉中探吐，痰出为愈。设或咯吐不出，身热，喘急满闷，喉中辘辘有声如水车响者，此名肺家独喘，为难治。

此外尚有食结微结，治各不同，要在明辨治之。

九、结胸分水火先重理气

气不得出于膈，则为水结。火不得下于膈，则为火结。此痞结陷胸之所由来矣。

陶节庵曰：一切结胸证，先理其气，用枳壳、桔梗以宽之，此精确之论也。

十、结胸外治法

一切寒结、热结、水结、食结、痞结、痰结、支结、大小结胸、痞气结，或满、或痛者，俱用生姜捣烂如泥去汁，取滓炒热，绢包，渐渐揉熨心胸胁下，其满痛豁然自愈，盖取其辛而散之也。如姜柤与楂同，音滓。冷，再入姜汁，再炒再熨揉之，以愈为效。

惟热结用冷姜柤，再入揉之，不可炒热，医当慎之。(《全生集》)

十一、本证脉沉紧与大乌头煎脉沉紧辨

《金匮》论寒疝绕脐痛，若发则白津出，手足厥冷，其脉沉紧者，大乌头煎主之。而《伤寒》论结胸，热实脉沉而紧，心下痛，按之石硬者，大陷胸汤主之。同一沉紧脉，一则属寒，一则属热，然则临证者，岂可专凭脉乎。

十二、本汤与承气汤同用大黄治法

结胸为阳邪内陷而里未成实，既不得从汗外泄，亦不得从溺下出，势必挟痰亲食，固结不解，故燥粪在肠，必借推荡之力，而须枳朴。若水食在胃者，又必兼破饮之长，而用甘遂。同一大黄，而用法各异如此。(尤在泾)

十三、治结胸灸法

巴豆十四枚　黄连连皮用，七寸

上捣为末，用津唾和成膏，填入脐心，以艾灸其上，腹中有声，其病去矣，不拘壮数，以病退为度。才灸了，以温汤浸手帕拭之，恐生疮也。此法最稳，凡胸中病俱可依此法外治。

叶天士曰：巴豆气味辛温，入足太阴阳明，黄连气味苦寒，入手少阴心，伤寒结胸证汤药不能效者，乃邪结于胸，致升降失司，以大温之药通之，大苦寒之药降之，惟恐药气不能深入，再以艾火灸之，必使腹中有声，庶几升降有权，方能中病耳。

《本草》云：中巴豆毒者，用黄连冷水解之。此方用巴豆加黄连七寸，又恐巴豆有毒，和以黄连则无毒，叶天士、徐灵胎均未阐明此理。

第九节　大陷胸丸

一、用量

(一)仲景

大黄半斤　葶苈子熬　芒硝　杏仁各半升，去皮尖熬黑

(二)洄溪

大黄三两　甜葶苈　芒硝　杏仁各二两

附:《全生集》改定用量

大黄三钱　葶苈一钱，纸炒　杏仁二钱　芒硝二钱五分

二、定义

此误下过早，水与气结于胸膈，外现拘急反张之状。为制峻泄缓下、以攻为和之方也。

三、病状

病发于阳，而反下之，热入因作结胸。病发于阴，而反下之，热入因作痞。此明所以致结胸与痞之故。发热恶寒之症，则热入于阳位而作结胸，无热恶寒之症，则热入于阴位而作痞。故治结胸用寒剂，治痞用温剂也。所

以成结胸者，以下之太早故也。二病未尝不可下，但各有其时，不可过早耳。结胸者项亦强，如柔痉状，此结胸之外证。下之则和，宜大陷胸丸。

项强如柔痉者，胸中邪气紧实，项势常昂有似柔痉之状。然痉病身手俱张，此但项强，原非痉也。借此以验胸胁十分紧张耳。

结胸病项强者，为邪结胸中，胸膈结满，心下紧实，但能仰面不能俯，是项强亦如柔痉之状也。

四、脉象

脉浮紧数。

五、药解

水结因于气结，气结因于热结，故用杏仁以开胸中之气，气降则水自降矣。气结因于热邪，用葶苈以清气分之湿热，源清而流自洁矣。水结必成窠臼，佐甘遂之苦辛以直达之。太阳之气化不行，则阳明之胃腑亦实，必假硝黄小其剂而为丸，和白蜜以留恋胸中，过宿乃下，即解胸中之结滞矣。其捣丸而又纳蜜，盖欲峻药不急下行，亦欲毒药不伤肠胃也。

六、本丸做服法

大黄、葶苈捣末，内杏仁、芒硝，合研如脂，和散，取如弹丸一枚。别捣甘遂末一钱匕，白蜜二合，水二升，煮取一升，温顿服之，一宿乃下，如不下更服，取下为效。

甘遂末，人壮用一分，弱者半分。研匀入白蜜，丸如弹子大，每服一丸，用水一盅，煎至六分，服过一宿，大便乃利。如不利，再服一丸，须连柤服之，不可去柤也。（《全生集》）

按：甘遂末，仲景定一钱匕。《全生集》定一分及半分，并分人之强弱，较为有准，故录之。

七、本丸主泻与承气汤主泻之区别

大黄之泻，从中焦始。葶苈之泻，从上焦始。故《伤寒论》中，承气汤用大黄，而大陷胸丸用葶苈者，此其区别也。

八、结胸与痞气辨

结胸不按而自痛，痞气但满而不痛，二证皆不汗误下而成。

九、大陷胸丸之缓攻与大陷胸汤之急攻辨

结胸从心上至少腹，硬满痛不可近，则其热甚于下者，治下宜急攻之，主以大陷胸汤。结胸从胸上硬满，项强如柔痓状，则其热甚于上者，治上宜缓攻之，主以大陷胸丸。直攻肺胃之邪，煮服倍蜜，峻治缓治，下而和之，以其病势缓急之形既殊，汤丸之制亦异也。故知此项强，乃结胸之项强，下之则和，非柔痓之项强也。

释音　痓，充自切。《说文》无此字。《广雅·释诂》：痓，恶也。王注：骨痓，疆而不举。按本经厥论痓治主病者。林校据全元起本，痓作痉。《说文》：痉，强直也。痓，但训恶，无疆意。当定为痉字之讹。

附：柔痉刚痉辨

何胃刚痉？即太阳病发热无汗，反恶寒者是也。何谓柔痉？即太阳病发热汗出，而不恶寒者是也。

痉，音泾，风强病也。其病皆由血枯津少，不能养筋所致。燥之为病也，但痉有燥风湿，及小儿痫热致病之源，主治亦复各异。约言之，亡阴筋燥，为治痉病之指南。

本证言如柔痉者，恐医者认为太阳经风寒未解，反疑其当用发汗药。殊不知项虽强，表证已解，里证甚急，治法宜下也。下之则邪实去，胸中和，而强自舒矣，故曰和。

附：温病结胸宜加减陷胸丸

温邪五日，舌苔干黄，壮热无汗，胸腹板满硬痛，手不可近，此属结胸。烦躁气促，口吐涎沫，防其喘厥。用：栝楼仁、川连、枳实、柴胡、黄芩、元明粉、葶苈子、杏仁、豆豉。原注：凡结胸证最忌烦躁促，此大柴胡、大小陷胸、栀豉汤合剂。

柳宝诒按：葶苈治痰喘之属实者，若身不热而脉微者，忌之。

十、本丸与泻心汤均用大黄治痞满结胸之理由

大黄为五经血分之药，凡病在五经之血分者宜之。故病发于阴，而反下之，则作痞满。乃寒伤营血，邪气乘虚结于上焦，则用泻心汤，以泻肝胃之湿热，非泻心也。病发于阳，而反下之，则成结胸。及热邪陷入血分，亦在上脘分野，主大陷胸丸，亦泻脾胃血分之邪。二者皆用大黄降其浊气，虽治痞满、结胸不同，而所治血分则一。

第十节 小陷胸汤

一、用量

（一）仲景

黄连一两　半夏半升，汤洗　栝楼实大者一枚

（二）洄溪

黄连一钱　半夏二钱，制　栝楼五钱

二、定义

此热痰结胸，痞实心下。为制除烦涤痰、开结宽胸之清方也。

小陷胸汤为治饮痞之圣法。

三、病状

小结胸病，正在心下，按之则痛。上不至心，下不至少腹，必按之方痛，非不可近手，与大陷胸证迥别。

四、脉象

脉浮滑。不若大陷胸证之沉紧，其邪尚未深入也。

五、药解

痰热据清阳之位，当泻心而涤痰。用黄连除心下之痞实，半夏

清心下之痞结，栝楼助黄连之苦，滋半夏之燥，寒温并用，温热之结自平。

成无己曰：苦以泄之，辛以散之。黄连、栝楼之苦寒以泄热，半夏之辛以散结。

六、煮服法

上三味，以水六升，先煮栝楼，取三升，去滓，内诸药，煮取二升，去渣，分温三服。乃缓以治上之义也。一服未知，再服微解，下黄涎、便安也。

七、本汤加减法

1. 发热潮热客热，加柴胡三钱。
2. 热甚加黄芩。
3. 口渴加天花粉、干葛，去半夏。
4. 干呕加陈皮。
5. 胸内闷加枳壳、桔梗。
6. 心下痛加枳实。
7. 小便少加茯苓。
8. 有痰加杏仁。
9. 心中烦热加山栀。(《全生集》)

八、陷胸之变法

《串雅内编》云：治伤寒结胸，用栝楼一枚（碎），入甘草一钱，同煎服之。

缘食在胸，非大黄、芒硝、枳壳、槟榔、厚朴之类所能祛逐，必得栝楼始得陷之入于脾中，尤恐其过于泄也，少加甘草以留之，且得甘草之和，不致十分推荡，此变证而用变法，胜于用正也。

九、本汤服后下黄涎便安之理由

按：大承气所下者燥屎，大陷胸所下者蓄水，此症所下者黄涎。

涎者，轻于蓄水而未成水者也。审病之精，用药之切如此。

十、本汤与大结胸病状脉象及用药辨

热入有浅深，结胸分大小。心腹硬痛，或连小腹按之石硬而不可近者，为大结胸。此土燥水坚，故脉应其象而沉紧。兹止心下不及胸腹，按之知痛不甚硬者，为小结胸。是水与热结，凝滞成痰留于膈上，故脉亦应其象而浮滑。此辨别一。约言之，小陷胸按之则痛，不似大陷胸之痛不可近也。其脉浮滑，不似大结胸之脉沉而紧也。此辨别二。是以黄连之下热，轻于大黄，半夏之破饮，缓于甘遂，栝楼之润利，减于芒硝，此辨别三。

十一、本汤与泻心汤之区别

结胸在气分，则只用小陷胸汤。痞满在气分，则只用泻心汤。此其区别也。

十二、本汤与白散治结反佐之妙用

热结与停饮结，治以栝楼，而佐之者，反用半夏、黄连。寒邪与停饮结，治以巴豆，而佐之者，反用桔梗、贝母。于寒因热用、热因寒用之中，反佐以取之，可谓精义入神，以致用者矣。

十三、小陷胸汤治结胸与栝楼薤白白酒汤治胸痹辨

观仲景之用栝楼实，在此汤曰小陷胸，正在心下，按之则痛。在栝楼薤白白酒汤曰喘息咳唾，胸背痛，短气。而其脉一则曰浮滑，再则曰寸口沉迟，关上小紧数，是皆阴中有阳，且居于阳者也。夫胸背痛，与按之方痛则甚，痹则较结为轻，咳唾喘息，是其势为上冲，而居于心下，按之才痛，似反痹静而不动，此其机总缘气与饮相阻，寒与热相纠。

热甚于寒者，其束缚反急而为结。寒甚于热者，其闭塞自盛而为痹。是故结胸之病伏，胸痹之病散，伏者宜开，散者宜行。

故一则佐连、夏之逐饮泄热，一则佐以薤、酒之滑利通阳，栝楼实之里，无形攒聚有形。使之滑润而下则同。

十四、大小陷胸汤与大小青龙汤之区别

大、小青龙攻太阳之表，有火水之分。大、小陷胸攻太阳之里，有火水之辨。此其区别也。

十五、本汤兼治

1. 凡痰疟热痰，及温病邪传心包，舌苔黄腻，仍属气分湿热，内蒙包络，皆能治之。

2. 小儿痰壅喘促。万密斋曰：小陷胸汤加大黄用代葶苈丸，即原方加枳实、甜葶苈、大黄等份。上剉，先以水煎栝楼一沸，煎七分，食后服。

第十一节　三物白散

一、用量

（一）仲景

桔梗　贝母各三分　巴豆一分，去皮心，熬黑，碾如脂

（二）洄溪

桔梗一两　贝母二两，去心　巴豆三钱，去皮，熬黑，研泥

二、定义

此太阴腹满时痛，因误下成寒实结胸。内外无热证。为制下寒破结之方也。

本散治痰在中焦。

三、病状

寒实结胸，结胸皆系热陷之证。此云寒实，乃水气寒冷所结之痰饮也。无热证者，与三物小陷胸汤，白散亦可服。按：《活人书》云与三物白散，无“小陷胸汤亦可用”七字。盖小陷胸寒剂，则非无热之所宜也。

成无己曰：无热证者，外无热而热悉收敛于里也，与小陷胸汤以

下逐之，白散下热，故亦可攻。

四、脉象

脉沉紧。

查此证脉必当沉紧。若脉沉迟。或证见三阴，则又非寒实结胸可比，当以枳实理中汤治之矣。

五、药解

君以巴豆，极辛极烈，攻寒逐水。佐以贝母开胸之结。使以桔梗，载巴豆搜逐胸邪。

成无己曰：辛散而苦泻，桔梗、贝母之苦辛，用以下气，巴豆之辛，用以散实。

《本草》云：巴豆，未泻者，能令人泻，已泻者，能令人止，积去泻止，故有下积止泻之功。

巴豆味极辛，性大温，具两火之性，且气合阳明也。

张隐庵曰：凡服巴霜，即从胸胁大热，达于四肢，出于皮毛，然后复从肠胃而出，古人称为斩关夺门之将。用之若当，真瞑眩瘳疾之药，用之不当，非徒无益，而反害之矣。

六、制服法

上三味为散，内巴豆，更于臼中杵之，以白饮和服。强人服半钱匕，今秤约重三分。羸者减之。

使惟知任毒以攻邪，不量强羸。鲜能善其后也，故弱者减焉。白饮和服者，甘以缓之，取其留恋胸中，不使速下耳。散者，散其痞结，此汤以荡之，更妙。《全生集》谓壮人用五分，弱人用二分半可也。

七、本散熬黑及用散之意义

法用熬黑者，熟则性缓，欲其入胃缓缓劫寒破结也。作散服者，至中焦而药性散也。三味分入手足两经者，以脾胃寄旺于各脏，借以治标本也。

八、本散服后现象及救济法

1. 病在膈上者必吐，在膈下者必利。不利，进热粥一杯，利过不止，进冷粥一杯。巴豆得热则行，得冷则止。

桔梗之用，使气上越。而不使气下泄。今病在至高，固宜操上而纵下，不使中下无过之地，横被侵伐，故曰病在膈上必吐，在膈下必利也。（邹润安）

病原吐利，因胸下结硬，反不能通，因其势而利导之，则结硬自除矣。（柯韵伯）

此散非欲其吐，本欲其利，亦不欲其通利。故不利进热粥一杯，利过不止，进冷粥一杯，此又复方之妙理也。仲景每用粥为反佐者，以草木之性，各有偏长，惟稼穑作甘，为中和之味，人之精神血气，皆赖以生。故桂枝汤以热粥发汗，理中汤以热粥温中，此以热粥导利，复以冷粥止利。东垣云：淡粥为阴中之阳，热泻冷补，亦助药力利小便之意。今人服大黄后，用冷粥止利，即此遗意耳。（柯韵伯）

2. 身热皮粟不解，畏冷起寒粟。欲引衣自覆者，若以水潠之洗之，益令热却不得出，当汗而不汗则烦，假令汗出已，腹中痛，与芍药三两如上法。

九、本证外治法

凡寒实结胸并水结，姜柤擦胸中心上。

十、本散兼治及禁用

凡患冷痰肺喘，或痫证，独狂乱，一服如神。

惟水肿病发浮，断不可用。（叶批《全生集》）

叶天士云：若寒痰阻闭，喘急胸高，用三白吐之。

十一、本散之辨证

《伤寒论》载：寒实结胸，无热证者，与三物小陷胸汤，白散亦可服。按：无热证之下，与三物小陷胸汤，直是三物白散，而“小陷胸汤”四字，当是传写之误。桔梗、贝母、巴豆，其色皆白，有三物白散之义，欲以别于小陷胸之黄连，故以白名之。且温而能攻，与寒实之理相属，小陷胸乃栝楼、黄连，皆性寒之品，岂可以治寒实结胸之证耶？是“亦可服”三字，亦衍文耳。故尤在泾亦曰：既已寒矣，何可更用栝楼、黄连苦药耶！

十二、本散与小陷胸汤之区别

太阳表热未除，而反下之，热邪与水气相结，而成热结胸证，故主小陷胸汤。太阴腹满时痛，而反下之，寒热相结，而成寒实结胸证，故主以三物散。夫结胸皆热陷之证。此云寒实，乃水气寒冷所结之痰饮也，故小陷胸寒剂，非无热之所宜也。要言之，黄连、巴豆寒热天渊，非区别精详，鲜不误乃事矣。

十三、本散与枳实理中汤轻重用法辨

叶批《全生集》云：若懊侬满闷，身无热，口不渴，名寒结胸。轻则用枳实理中汤，重则用三物白散。

十四、本散与金匮急备丸温下辨

白散治寒结在胸，故用桔梗佐巴豆。急备丸治寒结肠胃，故用大黄佐姜巴以直攻其寒。世徒知有温补法，而不知有温下法，所以但讲虚实，不议及虚实也。

附：急备丸

大黄、干姜各二两，巴豆一两，去皮，研如脂。

此丸治寒气冷食稽留胃中，心腹满痛，大便不通。

第十二节　麻仁丸亦名脾约丸，即小承气加芍药二仁。

一、用量

仲景

麻子仁二升　杏仁一升，去皮尖，熬别作脂　枳实半斤，炙　厚朴一尺，

炙，去皮　芍药半斤　大黄一斤，去皮

注：按《医心方》引《小品方》云：厚朴一尺，及数寸者，厚三分广一寸半为准。

二、定义

此脾太阴脾土被胃热熏灼枯缩。不敢恣下。为制养液润燥、清热通幽、推陈致新之清方也。

此治肠胃燥结，大便秘结，亦润肠之主方也。

三、本丸脉症互见

趺阳诊足背脉浮而涩。浮则胃气强，阳盛。涩则小便数，阴不足。浮涩相搏，大便则硬，其脾为约，此即论中所云太阳阳明者，脾约是也。麻仁丸主之。太阳正传阳明，不复再传，故可以缓法治之。

趺阳胃脉，在足跗上。动脉应手，浮则阳热盛而胃强，涩则阴精少而小便数也。

此言若不出汗，不血虚，而为小便数，则津又从小便泻去，膜中不润，被胃热灼枯其膏，则膏油亦缩而为脾约。约者，约结之约，又约束也。脾指膏油，约谓枯灼。

四、药解

麻仁味甘平，杏仁味甘温。《内经》曰：脾欲缓急食甘以缓之，麻仁、杏仁润物也。《本草》曰：润可去枯，脾胃干燥，必以甘润之物为之主。是以麻仁为君，杏仁为臣。枳实味苦寒，厚朴味苦温，润燥者必以甘，甘以润之，破结者必以苦，苦以泄之，枳实、厚朴为佐，以散脾之约结。芍药味酸微寒，大黄味苦寒，酸苦涌泄为阴，芍药、大黄为使，以下脾之结燥。肠润结化，则大便利，小便少而愈矣。

五、制服法

上六味为末，炼蜜为丸，如梧桐子大。饮服十丸，日三服，渐加，以知为度。

六、本丸专治热甚禀实

既云脾约血枯，火燔津竭，理宜滋阴降火，津液自生，何秘之有？故此惟热甚而禀实者可用，热虽甚而虚者，愈致燥渴之苦矣。

七、本丸与承气诸剂治病之缓急

承气诸剂，腑病也。多属实热阳结。麻仁丸，脏病也。腑病为客，脏病为主，治客须急，治主须缓。故病在太阴，不可荡涤以取效，要必久服而始和。盖阴无骤补之法，亦无骤取之法，故治调胃承气，以为推陈致新之和剂。

附：实热阳结与虚寒阴结之对勘

其证但初硬后溏，脉浮而数，大便不通，燥渴而能食者，此为实热也，名曰阳结。若目中不明者，得屎自解也，宜大柴胡汤下之。甚者，用小承气汤。若脉沉而迟，不渴，不能食，身体重，大便反不通者，此为虚寒也，名曰阴结。此证人所易忽须详查之。用四物麻仁汤加熟、附。若呕者，用金液丹，外用蜜导煎法。

四物麻仁汤：当归上、川芎中、芍药中、熟地中、干姜下、麻仁中、附子中、桂下，加皂荚者，治阴结不大便也。

八、本丸与《金匮》对举合勘之点

（一）《伤寒》原文

如上述。

（二）《金匮》原文

见五脏风寒积聚脉症，与伤寒条文同。

九、本丸之变剂

脾约一证，不可发汗，其人素禀阳脏，多水少火，恶热喜冷，三五日一次，大便结燥异常者，名为脾约。纵有太阳证，壮热无汗，不可发表，缘其人平素火旺津亏，荣卫枯燥，汗不得法，宜生地、阿胶、黑芝麻、核桃肉、大黄、枳实。

原方用麻仁丸，今改易数味，功较倍，润其里燥，通其大便，结去津回自汗而解。（齐有堂）

黑芝麻：即胡麻。甘平，补五内，充胃津，明目息风。

核桃肉：又名胡桃。甘温润肺，益肾利肠，化虚痰，已劳喘。

第七章　泻心汤类

第一节　生姜泻心汤

一、用量

（一）仲景

生姜四两，切　甘草炙　人参　黄芩各三两　半夏半升，洗　黄连　干姜各一两　大枣十二枚，擘

（二）洄溪

生姜三钱　甘草六分　人参六分　黄芩钱半　半夏钱半，制　黄连六分　干姜六分　大枣三枚

二、定义

此汗后邪未尽，胃虚不和，水饮与饮食搏结心下。为制攻补兼施、寒热互用、散水攻痞之温清方也。

三、病状

伤寒汗出解之后，胃中不和，心下痞硬，干噫食臭，胁下有水气，腹中雷鸣下利者，生姜泻心汤主之。

汗出解后，是太阳寒水之邪，侵于形躯之表者已罢，胃中不和，水邪入于形躯之里者未解，必其人平日心火不足，故心下痞硬，胃中虚冷，故干呕食臭。伤食食臭。胁下，即腹中。土不制水，寒水得以内侵，而有水气，虚阳郁而不舒，寒热交争于心下，故腹中雷鸣而下利。约言之，搏聚有声，下利而清浊不分，皆阳不足而阴乘之也。

四、药解

芩连泻心胸之热，干姜散心下之寒，生姜、半夏去胁下之水，参、甘、大枣培腹中之虚，芩、连必得干姜而痞散，半夏必得生姜而水消，名曰泻心，实以安心也。

半夏主治肠鸣，大肠受湿，则肠中切痛而雷鸣濯濯也。故本汤用之以治胸满肠鸣。

生姜干姜同用者，取辛以开之也。

徐洄溪曰：汗后而邪未尽，必有留饮在心下，其证甚杂，而方中诸药一一对证，内中又有一药治两证者，亦有二药合治一证者，错综变化，攻补兼施，寒热互用，皆本内经立方诸法。其药性又皆与《神农本草》所载无处不合，学者能于此等方讲求其理而推之，则操纵在我矣。

五、煮服法

上八味，以水一斗，煮取六升，去滓，再煎取三升，温服一升，日三服。

再煎者，取其热而和胃也。

六、本汤主旨在和胃

柯韵伯曰：病势已在腹中，病根犹在心下，总因寒热交结于内，以致胃中不和。若用热散寒，则热势猖獗；用寒攻热，则水势横行。法当寒热并举，攻补兼施，以和胃气，此本方之主旨也。

七、本证下利非转属阳明与太阴辨

凡外感风寒而阳盛者，汗出不解，多转属阳明而成胃实。本证心下痞硬而下利者，病虽在胃，不是转属阳明矣。

下利不因误下，肠鸣而不满痛，又非转属太阴矣。

八、本汤痞硬下利与十枣汤之痞硬下利异同点

十枣汤因于中风之阳邪外证，尚有余热，是痞硬下利属于热，故可用苦寒峻利之剂以直攻之。生姜泻心汤因于伤寒之阴邪内证，反有郁逆，是痞硬下利属于虚，故当用寒温兼补之剂以和解之。就此而论，彼属阳邪，此属阴邪，异点一。前痞属热，后痞属虚，异点二。一用峻攻，一用和解，异点三。二证皆表解，而里不和见心下痞硬干呕下利，是又异中见同也。

九、本汤与甘草泻心汤之区别

二汤同为治痞之剂，然生姜泻心汤意在胃中不和，故加辛温以和胃。而甘草泻心汤意在下利不止，与客气上逆，故不欲人参之增气，而须甘草之安中，此其区别也。（尤在泾）

十、本汤治水火为病之实证

泻心汤所治之证云心下痞硬，干噫食臭，此火证也。胁下有水气，腹中雷鸣，此水病也。惟其有此火在胃中，水在膈间之实据，故用生姜泻心汤治之，即不得笼统言之，而混为寒热杂方也。

十一、本汤兼治

邹润安曰：生姜泻心汤治吐泻交作者，最效。

十二、本汤治噤口痢与理中汤治霍乱皆主和中辨

噤口痢上噤下痢，法宜和中。霍乱上吐下利，必以和中而愈。则知噤口痢上噤下痢，亦必以和中而痊。第霍乱是中寒，而发为上下均脱之证，故法主理中汤寒霍乱故宜此以温之。而噤口痢上闭下滞，其为中热可知，热结于中，上下不开，和中之法，宜反理中汤诸药，故以寒凉治之，立生姜泻心汤去干姜为近是。

第二节　甘草泻心汤

一、用量

（一）仲景

甘草四两，炙　黄芩　干姜各三两　半夏半升，洗　黄连一两　大枣十二枚，擘

（二）洄溪

甘草钱半　黄芩钱半　干姜钱半　半夏钱半，制　黄连八分　大枣三枚

二、病状

伤寒中风，医反下之，其人下利日数十行，谷不化，腹中雷鸣，心下痞硬而满，干呕，心烦不得安。医见心下痞，谓病不尽，复下之，其痞益甚，此非热结，但以胃中虚，两次误下，故用甘草以补胃，而痞自除。客气上逆，故使硬也，甘草泻心汤主之。

腹中雷鸣者，下后里虚胃弱也。心下痞硬，干呕，心烦不得安者，胃中空虚，客气上逆也。

胃司纳，胃满则不能容谷。肠司输，肠满则不能化谷。若肠虽满而胃尚虚，则又能食，此病胃虚干呕客逆，则不能食可知。

一误下，再误下，客热虚痞，用甘草泻心汤。

三、脉象

脉缓数。

四、药解

方以甘草命名者，取和缓之意也。用甘草、大枣之甘，补中之虚，缓中之急。半夏之辛，降逆止呕。芩、连之苦，泻阳陷之痞热。干姜之热，散阴凝之痞寒。

五、煮服法

上六味，以水一斗，煮取六升，去滓，再煮取三升，温服一升，日三服。

六、本汤与生姜泻心汤同属胃虚而证治各别

前以汗后胃虚是外伤阳气，故加生姜。此以下后胃虚是内伤阴气，故加甘草。（成无己）

七、本汤之完谷不化与下利清谷辨

下利清谷者，属于寒也。下利完谷者，属于热也。但伤寒中风皆有之。《内经》所云暴注下迫，属于热者是。仲景于本汤去人参者，殆以防阳明胃家之实欤。

八、本汤与《金匮》对举合勘之点

（一）《伤寒》原文

如上述。

（二）《金匮》原文

狐惑之为病，状如伤寒，默默欲眠，目不得闭，卧起不安，蚀于喉为惑，蚀于阴为狐。不欲饮食，恶闻食臭，其面乍赤、乍黑、乍白，蚀于上部则声嗄，甘草泻心汤主之。

唐容川曰：别家注有言泻心汤不能杀虫，疑是误写。不知乌梅丸用姜、连，亦是治虫要药，则知泻心汤必能治虫。盖虫因肝风内动而生，用姜之辛助金平木，用连之苦泻火息风，风火之虫，自然消灭。况余药补土，自然肝木平矣。此方原治痞满，予亲见狐惑证腹胸痞满者投此立效，可知仲景之方，无不贯通。

九、本汤主治胃虚非实热

伤寒中风，初无下证，下之利日数十行，完谷不化，腹中雷鸣，其人胃气素虚可知，则心下痞硬而满，非有形之结热，以胃中空虚，客气上逆于胃口，故干呕心烦不得安。所云当汗不汗，其人心烦耳。若认为实热，而后下之，则痞益甚矣。

十、本汤君甘草倍干姜之原理

本汤君甘草者，一以泻心而除烦，一以补胃中之空虚，一以缓客气之上逆也。倍加干姜者，本以散中宫下药之寒，且以行芩连之气而消痞硬，佐半夏以除呕，协甘草以和中，是甘草得位而三善备，干姜任重而四美俱矣。

十一、本证中虚不用人参之理

中虚而不用人参者，以未经发汗，热不得越，上焦之余邪未散，与用小柴胡汤有胸中烦者，去人参同一例也。

十二、本证干呕不用生姜之理

干呕而不用生姜者，以上焦之津液已虚，无庸再散耳。

十三、本汤与生姜泻心汤致病原理

二汤皆下后伤风，胃中空虚之故，设不知此义以为结热，而复下之，其痞必益甚。故复以胃中虚，客气上逆，显揭病由。

十四、本汤兼治

本汤治走马牙疳，即今之牙癌即牙腐。用：半夏二钱五分，甘草四钱，黄芩、干姜各二钱，人参三钱半，黄连一钱，枣二枚，约重五六分。煎汤，温服。（见《汉药神效方》）

第三节　半夏泻心汤即小柴胡去柴胡加黄连、干姜也。

一、用量

（一）仲景

半夏半升，洗　黄芩　干姜　甘草炙　人参各三两　黄连一两　大枣十二枚，擘

（二）洄溪

半夏钱半，制　黄芩钱半　干姜钱半　甘草五分　人参八分　黄连八分　大枣三枚

二、定义

此误下寒热相结，心下痞满不痛。为制清热涤饮、补胃散寒之温清方也。

三、病状

伤寒五六日，呕而发热者，柴胡汤证具，而以他药下之，柴胡证仍在者，复与柴胡汤，此虽已下之不为逆，必蒸蒸而振，却发热汗出而解，本证仍在，则即用本方治之。若心满而不痛者，此为痞，又指"不痛"二字，痞证尤的。柴胡不中与之，宜半夏泻心汤。

若心下满而硬痛者，此为结胸也。但满而不痛者，此为痞。详解见后。

四、脉象

脉弦细数。

五、药解

黄连味苦寒，黄芩味苦寒。《内经》曰：苦先入心，以苦泻之。泻心者，必以苦为主，是以黄连为君，黄芩为臣，以降阴而升阳也。半夏味苦温，干姜味辛热。《内经》曰：辛走气，辛以散之。散痞者，必以

辛为助。故以半夏、干姜为佐，以分阴而行阳也。甘草味甘平，大枣味甘温，人参味甘温。阴阳不交曰痞，上下不通为满，欲通上下，交阴阳，必和其中，所谓中者，脾胃是也。脾不足者，以甘补之，故用人参、甘草、大枣为使，以补脾和中。中气得和，上下得通，阴阳得位，则痞热消，已而大汗解矣。

六、煮服法

上七味，以水一斗，煮取六升，去滓，再煎取三升，温服一升，日三服。

生姜、半夏为治寒饮之证，再煮云者，似先煮半夏也。（徐洄溪）

☞错！诸泻心汤及大小柴胡汤均为和剂，去渣再煎即浓缩，以使诸药和合。

七、本证泻心与结胸证辨

凡陷胸汤，攻结也。泻心汤，攻痞也。气结而不散，壅而不通为结胸，以陷胸汤为直达之所。塞而不通，否而不分为痞，以泻心汤为分解之剂。所以谓之泻心者，谓泻心下之邪也。

痞与结胸，有高下焉。结胸者，邪结在胸中，故治结胸主陷胸汤。痞者，邪留在心下，故治痞主泻心汤。

季云按：二证一在攻结，一在攻痞，施治不可或混。

八、本证痞硬与大柴胡证痞硬辨

痞硬兼少阳里实证者，大柴胡汤证也。痞硬兼少阳里不成实者，半夏泻心汤证也。

九、本汤与《金匮》对举合勘之点

（一）《伤寒》原文

如上述。

（二）《金匮》原文

呕而肠鸣，心下痞者，半夏泻心汤主之。

此取轻清上浮，以成化痞降逆之用耳。

十、本证不从汗泄下夺之法

伤寒下后，心下满而不痛者为痞，主以半夏泻心汤。盖客邪内陷，既不可从汗泄，又不可从下夺，故惟半夏、干姜之辛能散其结，芩连之苦能泄其满。然其所以泄与散者，虽药之能而实胃气之使也。此用人参、甘、枣者，以下后中虚，故以之益气而助其药之能也。（尤在泾）

十一、本汤兼治

1. 疟发时，先呕者甚效。（邹润安）

2. 湿热之疟。

3. 腹中雷鸣上冲胸，邪在大肠者。

十二、本证满而不痛与大陷胸汤满而硬痛之区别

下后变证，偏于半表者，热入而成结胸。偏于半里者，热结而成心下痞。是结胸与痞同为硬满之证，但当以痛与不痛为辨耳。是故满而硬痛者为结胸，热实大陷胸汤下之，则痛随利减。满而不痛者为虚热痞闷，宜清火散寒而补虚，可与半夏泻心汤主之。此其区别也。

十三、本汤与生姜泻心、甘草泻心二方主治辨

仲景立泻心汤以分治三阳：在太阳，以生姜为君者，以未经误下，而心下成痞，虽汗出表解，水气犹未散，故微寓解肌之义也。在阳明，用甘草为君者，以两番妄下，胃中空虚，其痞益甚，故倍甘草以建中，而缓客邪之上逆，是亦从乎中治之法也。在少阳，用半夏为君者，以误下而成痞，邪已去半表，则柴胡汤不中与之，又未全入里，则黄芩汤亦不中与之矣。

未经汗下而胸胁苦满，是里之表证。用柴胡汤解表。心下满而胸胁不满，是里之半里证，故制此汤和里。稍变柴胡半表之治，推重少阳半里之意耳。

名曰泻心，实以泻胆也。（柯韵伯）

第四节　大黄黄连泻心汤

一、用量

（一）仲景

大黄二两　黄连一两

（二）洄溪

大黄三钱　黄连钱半

二、定义

此热结痞硬。为制独任苦寒下泄之清方也。

三、本汤脉症互见

1. 脉浮而紧，而复下之，紧反入里，则作痞，紧脉为阴，此所谓病发于阴，下之作痞是也。按之自濡，但气痞耳。并无胁下之水。心下痞，按之濡，其脉关上浮者，邪气甚高。大黄黄连泻心汤主之。

《金鉴》谓“濡”字上当有“不”字。若按之濡乃虚痞也，补之不暇，岂有用大黄泻之之理乎？徐洄溪谓“濡”当作“硬”，亦切。

心下者，胃口之气，尺寸不浮，而关上独浮，此浮为胃实外见之征，不得责之浮为在表矣。

2. 伤寒大下后，复发汗，再误。心下痞，恶寒者，表未解也。不可攻痞，当先解表，表解乃可攻痞。解表宜桂枝汤，攻痞宜大黄黄连泻心汤。

四、药解

泻心汤治痞，是攻补兼施、寒热并驰之剂。此则尽去温补，独任苦寒下泻者，盖以黄连苦燥，能解离宫之火，大黄荡涤，能除胃中之实耳。

五、煮服法

上二味，以麻沸汤二升渍之，须臾绞去滓，分温再服。

二味仅以麻沸汤渍须臾即绞，其味甚薄，乃可泄虚热，若久渍之，味厚，必下走肠胃，安能除虚热？故成无己曰：以麻沸汤渍服者，取其气薄而泄虚热也。

不取煎而取泡，欲其轻扬清淡，以涤上焦之邪，此又法之最奇者。要言之，只得其无形之气，不重其有形之味也。

麻沸汤即热汤，一名百沸汤，一名太和汤。味甘平无毒，主助阳气，通经络。凡治下焦之补剂，当多煎，以熟为主。而治上焦之泻剂，当不煎，以生为主。此治至高之热邪，故亦用生药。（徐洄溪）

六、本汤与《金匮》对举合勘之点

（一）《伤寒》原文

如上述。

（二）《金匮》原文

1. 心气不足，吐血衄血者，此汤主之。（见吐血类）

查伤寒泻心汤，有大黄、黄连而无黄芩，《金匮》则较《伤寒》多黄芩一味。

2. 妇人吐涎沫，医反下之，心下即痞，当先治其吐涎沫，小青龙汤主之。涎沫止，乃治痞，泻心汤主之。

此条药剂与伤寒同，但彼用桂枝先解表，此用小青龙先治吐涎沫，而后治痞，乃用此汤，虽先时用药则异，而治痞不外此汤则同。

本方病理，注重“先”字。

七、验舌参证宜本汤者

（一）舌苔黄腻，兼邪传心包，神昏谵语者

此属气分湿热，内蒙包络，故宜泻心汤，或小陷胸汤，或用杏仁、白芥子、姜汁、炒黄连、盐木通、连翘、滑石、芦根、淡竹叶、楼皮之属，辛温以通之，咸苦以降之，清淡以泄之。

（二）舌现粉白干燥者，宜泻心汤，或硝黄下之

此即舌厚腻如积粉者，为粉色舌苔。

八、本汤治火亢吐血实证

止血独取阳明，阳明之气，下行为顺，逆上由于气实，方名泻心，实则泻胃。胃气下泄，则心火有消导，而胃气之热气，亦不至上壅，斯气顺而血不逆矣。方中大黄既是气药，亦是血药，且推陈致新，降气即以降血，损阳和阴，妙全在此。故吐血属实证者，投之立效。

叶天士曰：凡吐血成盘碗者，服大黄黄连泻心汤，最效。

九、本证之便软与大承气汤之便硬辨

唠之一字，皆因由失下而生。故便软者惟宜泻心汤，便硬则宜大承气汤。（王海藏）

十、本汤不用枳朴之理由

成氏谓本汤专导虚热。所谓虚热者，对燥屎而言也。盖邪热入里，与糟粕相结则为实热，不与糟粕相结则为虚热，非阴虚阳虚之谓。本汤不用枳朴者，盖以泄虚热，非以荡实热也。

十一、本汤兼治牙根烂

牙根烂，非胃火也。因肾水不足，大肠膀胱之火横行，而与心火合炽者，须泻心汤加减主之。（《慎斋遗书》）

第五节　附子泻心汤

一、用量

（一）仲景

大黄二两　黄连　黄芩各一两　附子一枚，去皮别煮取汁

☞大黄30克，黄芩15克。

（二）洄溪

大黄三钱　附子三钱，炮

二、定义

上中经热，下有真寒。

此治阳虚热结，表虚里实。为治泻痞热、温表阳、合内外而治之温清方也。

三、病状

心下痞，而复恶寒汗出者，附子泻心汤主之。

阳虚于下，则卫外不密，而恶寒汗出，热结于中，则大便不通，而心烦痞硬。

要言之，即痞结于中，而挟阳虚阴盛之证矣。

成无已曰：心下痞者，虚热内伏也。恶寒汗出者，阳气外虚也。与泻心汤攻痞，加附子以固阳。

四、脉象

脉沉。

五、药解

以三黄之苦寒，清中济阴。以附子之辛热，温经固阳。寒热并用，攻补兼施，是偶方中反佐之奇法。

六、煮服法

上四味，切三味，以麻沸汤二升渍之，须臾绞去滓，内附子汁，分温再服。

以麻沸汤渍三黄，须臾绞去汁，内附子，别煮汁，意在泻痞之意轻，扶阳之意重也。换言之，即三味用水泡，一味用水煮也。

治上焦如羽，非轻不举，治下焦如衡（秤锤），非重不沉。

治上焦用生药，故三黄渍而不煎，下焦用熟药，故附子煮取浓汁。

七、本汤治膈上热痞与大黄附子汤治胁下寒结辨

大黄附子汤用细辛佐附子，以攻胁下之寒结，即兼大

黄之寒以导之。而附子泻心汤用芩连佐大黄，以祛膈上之热痞，即兼附子之温以散之。是故暴感热结，可以寒下，久积寒结，必以温下，寒热合用，攻温兼施。

八、本汤与大黄附子汤、三承气汤、白散备急丸之区别

三承气汤，为寒下之柔剂。白散备急丸，为热下之刚剂。本汤与大黄附子汤，为寒热互结、刚柔并济之和剂。此其区别也。

附：备急丸

大黄二两，干姜二两，巴豆一两，去皮，研如脂。

十、本汤兼治

阴气乘阳虚作痞者，用附子泻心汤。

第六节　黄连汤

一、用量

（一）仲景

黄连　甘草炙　干姜　桂枝各三两，去皮　人参二两　半夏半升，洗　大枣十二枚，擘

（二）洄溪

黄连八分　干姜钱半　桂枝八分　人参八分　半夏钱半，制

二、定义

此热邪中上焦，寒邪中下焦，上下相隔，阴阳失其升降。为制寒热并用、攻补兼施之温清方也。

三、病状

伤寒胸中有热，胃中有邪气，腹中痛，欲呕吐者，黄连汤主之。

邪气，即寒也。胸中蓄热上形，寒邪从胃侵逆，是寒格于中，热

不得降，故上炎作呕吐，胃阳不舒，故腹中痛。此病在焦腑，不见之表里际，而只见之上下际也。

四、脉象

脉紧细数。

五、药解

此证虽无寒热相形于外，实有寒热相搏于中，故以黄连泻胸中之热，干姜逐胃中之寒，桂枝散胃口之滞，甘草缓腹中之痛，半夏除呕，人参益虚，且以调平格热之气，以和其寒热。

上热者，泄之以苦，黄连之苦以降阳。下寒者，散之以辛，桂、姜、半夏之辛以升阴。脾欲缓，急食甘以缓之，人参、大枣之甘以益胃。（成无己）

按：本汤以桂枝代柴胡，黄连代黄芩，干姜代生姜，喻嘉言所谓换小柴胡之和表里法，为上下法也。

六、煮服法

上七味，以水一斗，煮取六升，去滓，温服，日三夜二服。

附：药味制法

川黄连姜汁炒　干姜炮　人参人乳拌蒸　半夏姜汁制

七、本汤之命名及意义

诸泻心之法，皆治心胃之间寒热不调，全属里证。此方以黄芩易桂枝，去泻心之名而曰黄连汤，乃表邪尚有一分未尽，胃中邪气尚当外达，故加桂枝一味以和表里，则意无不到矣。（徐洄溪）

八、本汤治伤寒传里之下寒上热与湿家下后之下热上寒辨

湿家下后，舌上如苔者，以丹田有热，胃上有寒，是邪气入里，

而为下热上寒也。此伤寒邪气传里，而为下寒上热也。

九、本汤兼治

《汉药神效》载：本汤治霍乱吐泻不止及心腹烦痛者，妙不可言。分两为：黄连、桂枝、干姜、大枣、甘草各四分五厘，人参半分，半夏九分。药七味，用水七合煎至六勺。

十、桂枝人参汤证之外热内寒与黄连汤证之上热下寒均用人参辨

表里相混难分莫过于桂枝人参汤证，里证寒热难分莫过于黄连汤证。而皆用人参，则以中气不能自立故也。夫中气者，脾气也。五味入胃，俱赖脾气为之宣布，温凉寒热，各驯其性，酸苦辛咸，各得其师，今者寒自为朋，热自结队，如桂枝人参汤证之外热内寒，黄连汤证之上热下寒，各据一所而不相合，若非干姜、甘草之振作中阳，即继人参之冲和煦育，何以使之相合耶？夫始不相合，终必相离，虽有桂枝之祛寒，黄连之泄热，不得其枢，以应环中，仍必寒与热相攻，正与邪俱尽，溃败决裂，不死不已矣。

十一、黄连汤胸中有热胃中有邪气辨

成无己曰：阴不得升，独治于下，为腹中痛。阳不得降，独治于上，为胸中热，欲呕吐。夫阴之升，其体由肾，其用由肝，阳之降，其源由肺，其责由心。然脾胃为升降之枢，脾提肾肝之气以升，胃泄心肺之气而降。故治阴之不升，必兼治脾，治阳之不降，必兼治胃，是于黄连汤又可参黄连为心胃之剂。呕吐为胃病，故后世治呕用黄连其效最捷，盖上升皆火之变，见人身之火，惟欲其降升则为病，即所谓诸呕吐酸，诸逆冲上，皆属于火者也。就此而观，可悟黄连一味为在此汤中为温剂中寒药矣。

季云按：讲述阳降阴升之理，至为透辟。

第七节 黄芩汤即桂枝汤以芩易桂去姜。

一、用量

(一)仲景

黄芩三两　甘草炙　芍药各二两　大枣十二枚，擘

(二)洄溪

黄芩钱半　炙草八分　白芍钱半，炒　大枣三枚

二、定义

此太、少两阳合病，里热盛而自利。为制彻热益阴、缓中止泄之清方也。

太阳与少阳合病云者，谓太阳发热恶寒与少阳寒热往来等证并见也。

三、病状

太阳与少阳合病，自下利者，与黄芩汤。

下痢即专于治痢，不必杂以风药表药，此亦急当救里之意。

非也！非也！试观人参败毒散逆流挽舟之法自明。（人参败毒散是从桂枝加葛根汤中悟出。）

四、脉象

脉浮数。

黄芩所治之热，必自里达外，不治在表分之热，故黄芩汤证脉必数。

五、药解

虚而不实者，苦以坚之，酸以收之。黄芩、芍药之苦酸以坚，敛肠胃之气，弱而不足者，甘以补之，甘草、大枣之甘，以补固肠胃之弱。

长洲张氏云：黄芩主在里风热，与桂枝主在表风寒，不

易之定法。

此方为治热痢之主方。

六、煮服法

上四味，以水一斗，煮取三升，去滓，温服一升，日再夜一服。

七、本汤之兼治溏泻与附子理中汤兼治鹜溏辨

溏泻者，污积黏垢湿兼热也，宜黄芩、芍药加香连。鹜溏者，中寒糟粕不化，色如鸭粪，所以澄沏清冷，小便清白，湿兼寒也，附子理中汤主之。

八、本汤加法

1. 发热加软柴胡。
2. 泻多加白术。
3. 小便少加茯苓。
4. 腹痛加炒芍药。
5. 呕有痰加橘红。

九、本证太阳少阳合病与太阳阳明合病、阳明少阳合病辨

太阳阳明合病，自下利，为在表，当与葛根汤发汗。阳明少阳合病，自下利，为在里，可与承气汤下之。此太阳少阳合病自下利，为在半表半里，非汗下所宜，故与黄芩汤以和解半表半里之邪。

十、本汤下利与葛根汤下利辨

太阳阳明合病，是寒邪初入阳明之经，胃家未实，移寒于脾，故自下利，谓系阴盛阳虚，与葛根汤辛甘发散以维阳，下者举之之法也。而太阳少阳合病，是热邪陷入少阳之里，胆火肆逆，移热于脾，故自下利，谓系阳盛阴虚，与黄芩汤酸苦涌泄以存阴，通因通用之法也。要言之，与葛根汤者，在寒邪移脾也，与黄芩汤者，在热移于脾也。

十一、本汤兼治

1. 凡下痢，头痛，胸满，口干，或寒热胁痛，不时呕吐，其脉浮大而弦者，皆治之。（薛己）

2. 为温病变霍乱之主方。王孟英云：用此因证加减。

3. 伏气。

春温一证，由冬令收藏未固，昔人以冬寒内伏，藏于少阴，入春发于少阳，以春木内应肝胆也。寒邪深伏，已经化热，昔贤以黄芩汤为主方，苦寒直清里热，热伏于阴，苦寒坚阴，乃正治也。知温邪忌散，不与暴感门同法。（见《临证指南·幼科门》）

十二、本汤为治痢主方在随证加减

夏秋之月，暑邪入腑，脓血无度，此名滞下，全属暑热之毒，蒸肠烂胃，与阴寒之利，判若水火，仲景以黄芩汤为主方，而因症加减，此千古不易之法。今乃以暑毒热痢，俱用附、桂、姜、茸，始则目赤色焦，号痛欲绝，其色或变如豆汁，或如败肝，热深厥深，手足逆冷，不知其为热厥，反信为真寒，益加姜、附，以至胃烂肠裂，哀号宛转，如受炮烙之刑，我见甚多，惟有对之流涕。

辨识本证在脐下必热

凡协热利，下赤黄如垢腻者，脐下必热，主黄芩汤。（《全生集》）

十三、本汤之禁用

因热不在表，故不用柴胡，热已入半里，故主黄芩加芍药，非微弱胃虚，故不须人参。

十四、本证合病现象之的据

此之合病者，头痛胸满，口苦咽干目眩，或往来寒热，脉或大而弦。盖半表之邪，不待太阳传递，而即太阳并见经气不无失守，所以下利，阳热渐盛，表实里虚，则邪热得乘虚而攻及里气。故用黄芩汤清热益阴，半里清而半表自解矣。（程郊倩）

附：仲景用黄芩有三偶

（一）气分热结者，与柴胡为偶

以柴胡能开气分之结，不能泄气分之热，故黄芩协柴胡能清气分之热。

（二）血分热结者，与芍药为偶

以芍药能开血分之结，不能清迫血之热，故黄芩协芍药能泄迫血之热。

（三）湿热逐中者，与黄连为偶

以黄连能清湿中之热，不能治热生之湿，故黄芩协黄连能解热生之湿。

十五、本汤是否系太阳与少阳合病辨

凡云太阳病，必脉浮头痛，项强恶寒。少阳病必口苦咽干，目眩。本汤自下利，是否二经合病?

本汤以黄芩为主药，其现象应发热，不应恶寒，纵热极现振寒，其脉必数，太阳病必发热恶寒，兹不恶寒，显非涉及太阳证也。

千金芍药汤云：若通身发热加黄芩。又《千金方》知母、甘草、桂枝、黄芩、芍药汤，黄芩与桂枝同用，治乍寒乍热。今本汤但有黄芩无桂枝，现象但有发热无恶寒，又显非涉及太阳证也。

下利属肠胃生理变常。肠胃属阳明，胆属少阳，六经系统，原有此意。本汤自下利，系胆管肌收缩，胆汁不下十二指肠，肠中发酵，腐败旺盛，发生下利。是本汤认为少阳与阳明合病，尚属可信，若牵及太阳，殊少确据。

《药征》谓黄芩主治心下痞，人生胆汁郁滞，多由胆管肌收缩，芍药有弛缓胆管肌之功能，凡腹肌拘挛者可用之。故《药征》谓芍药主结实拘挛，师论与黄芩汤彻其热者，亦以黄芩、芍药能弛缓胆管肌，流通胆汁故耳。

大枣在《药征》上主治挛引强急，或从《别录》疗心下悬体验而出。悬与弦通，有牵引意。甘草主治急迫，或从《别录》甘草疗烦满短气经验而来。黄芩汤以发热心下痞，腹肌拘挛，而有弦急痛苦之候，是急属甘草，弦属大枣。腹肌拘挛属芍药，心下痞发热属黄芩，既未涉及太阳区域，安得谓与少阳合病？因之悟到黄芩汤乃少阳与阳明合病，似无疑义。

阳明病以汗之多寡定大便结硬之与否，今汗自出，与自下利，都能消失体液，便可用大枣。《本经》大枣主补少气、少津液，身中不足，则此物之能救济体液可知。又《别录》表大枣除肠澼，今大枣与芩芍并用，则肠澼可除，理尤足信。

十六、本汤治温之加减法

仲景治温以黄芩为主，大旨不过取用凉远热以为法，如不自利，则白芍、大枣不必用矣。而止黄芩一味，何以治病？自应随症加减，宗古法而施治，有如下例：

1. 初起微寒发热无汗，可加山栀子、淡豆豉、葱白，或胸中懊侬不适，尤以栀豉为要。

2. 咳嗽加薄荷、杏仁、象贝、竹茹、栝楼皮。

3. 初起微恶寒，继而但热不寒，口渴思凉，宜合凉膈散去硝黄，但用连翘、黄芩、黑山栀、竹叶、薄荷等味。

4. 初起头痛在额旁者，可于凉膈散中，加蔓荆子、抚芎、苦丁茶数分，或往来寒热，头痛在额旁者，可用柴胡、黄芩。

5. 痛在眉棱骨者，可用葛根、黄芩。

6. 颠顶作痛，神烦不安，干呕吐涎沫者，此厥阴风动，真头风也，可用左金丸。不呕吐者，须用生地、石斛、石决明、左顾牡蛎、桑、菊等为主药，再佐滋阴为妥。

7. 有至五六日大便如利，胸闷烦躁，口渴，验舌或黄、或焦黑色，此是下证，须用承气，断不可与芍药、大枣。

总之风温初起，如无表证，只宜凉解，用黄芩汤为主，加入元参、连翘、银花、竹叶之类，均忌辛温发汗表药，如荆、防、柴、葛、芎、归、羌、芷等类。

十七、本汤病状悉具若呕者加半夏半升、生姜三两主之

呕者，是上焦不和，水气未散，加半夏、生姜以除水气，则两阳之患自平，即柴胡桂枝汤去参、桂也。

程云来注：干呕者，无物呕出也。中焦不和，则气逆于上而作呕，迫于下而为利，故用半夏、生姜，入上焦以止呕，甘草、大枣入中焦以和脾，黄芩、白芍入下焦以止利，如是则正气安而邪气去，三焦和而呕利止。

凌嘉六云：脉迟者，黄芩不可与也。

王孟英云：冬伤于寒，至春发为温病，有或泻或呕之兼症，皆少阳犯阳明也。故仲景以黄芩清解温邪，协芍药泄迫血之热，而以甘、枣、夏、姜，奠安中土，法至当矣。

总之，呕用止呕之药，见症施治，服药后而本症愈，复见他症，仍见症施治，可推而知也。

少阳胆木挟火披猖，呕是上冲，利由下迫，何必中虚始利，饮聚而呕乎？半夏、生姜专开饮结，如其热炽宜易连茹。

邹润安曰：呕而脉数口渴者，为火气犯胃，不宜加半夏、生姜。

王孟英云：生姜性热，仅能治寒，不宜泛施于诸感也。

孟英又云：如火势披猖，上冲下迫，或脉数口渴，或热深厥深，则无借乎奠中涤饮，当从事于泻火清中，举一反三，在人善悟也。

附：黄芩加半夏生姜汤兼治症

1. 凡胆腑咳呕苦水，若胆汁者，宜黄芩加半夏、生姜。（薛己）

2. 体虚伏热之霍乱，宜黄芩加半夏生姜汤。（王孟英）

3. 温病转为霍乱。王孟英云：果由中虚聚饮，而伏邪乘之者，仍宜以此法治之。

十八、本汤加半夏与《金匮》对举合勘之点

（一）《伤寒》原文

如上述。

(二)《金匮》原文

干呕而利者，黄芩加半夏生姜汤主之。

第八节　干姜黄连黄芩人参汤

一、用量

(一)仲景

干姜　黄连　黄芩　人参各三两

(二)洄溪

干姜钱半　黄连　黄芩　人参各八分

二、定义

此误下伤胃，寒邪格热于上焦。为制散上寒、清下热、通格逆之温清合方也。

三、病状

伤寒本自寒下，本症。医复吐下之，误治。寒格更逆吐下，若食入口即吐，干姜黄连黄芩人参汤主之。

食入即吐者，即两热相冲，不少停留之谓。盖因火炎于上，热阻于上之病也。必其人胃虚有热可知。

四、脉象

脉细数。

五、药解

误治变证，故用泻心之半，胃口寒格，经曰：格则吐逆，食入口即吐谓之寒格。宜用参、姜，胸中蓄热，宜用芩、连，以通寒格。呕家不喜甘，故不用甘，不食则不吐，是心下无水气，故不用生姜、半夏。要言之，寒热相阻则为格证，寒热相结则为痞证。

徐洄溪曰：此属厥阴条，寒格自用干姜，吐下自用芩、连，因误下而伤其正气，则用人参。分途而治，无所不包，又各不相碍，古方之所以入化也。

六、煮服法

上四味，以水六升，煮取二升，去滓，分温再服。

七、本汤之精义

在苦辛以开拒隔，故呕家挟热，不利于香砂橘半，服此汤而晏如。（柯韵伯）

八、本证食入即吐与理中证朝食暮吐辨

朝食暮吐，脾寒格也。食入即吐，胃热格也。是故寒格逆上，当以理中温太阴，加丁香降寒逆。若食入即吐，则非寒格乃热格也，当用参、姜安胃，芩、连降火。

叶天士云：食不得入，有火拒按，食入反出，无火拒按，食入胃中，不得运化，久而吐出，方是无火，若食入即吐，是有火也。不可不辨。

☜无火拒按：当为“无火喜按”。

九、本汤治胃热呕吐与理中汤治胃寒呕吐辨

观朱无议《伤寒括》云：胃家有热难留食，胃冷无缘纳水浆，则呕吐之出于中焦也明矣。故胃寒者，理中汤是也。而胃热者，干姜芩连人参汤是也。

十、本证之食入即吐与水不入口辨

妄汗后，水药不得入口，是为水逆。妄吐下后，食入口即吐，是为食格。此肺气胃家受伤之别也。

十一、本证格逆与泻心汤痞硬辨

本汤苦寒倍于辛热，不名泻心者，以泻心汤专为痞硬之

法耳。要言之，寒热相结于心下而成痞硬，寒热相阻于心下而成格逆，源同而流异也。

第九节　旋覆代赭汤即小柴胡去柴芩易旋覆、代赭。

2001年4月2日，治天津河东区郭呈祥姐，69岁，便燥如羊矢6年，脉微弱不上寸，时嗳，气怯倦怠，高年，气虚液枯，予黄芪120克，白术120克，当归90克，人参10克，五灵脂10克，柴胡6克，升麻6克，陈皮6克，炙甘草20克，代赭石末45克，姜枣。医生抄方，误将代赭石写成95克，服5剂，痼疾竟愈。歪打正着。可证赭石非重用不为功，降逆气不伤正气。白术大量可生津润便。（时或泛酸，不可用增液汤。）老年气虚，胃气不降，便秘神方！

一、用量

（一）仲景

旋覆花三两　人参二两　生姜五两　甘草三两，炙　半夏半升，洗　代赭石一两　大枣十二枚，擘

旋覆花45克，人参30克，生姜75克，甘草45克，半夏65克，代赭石15克，大枣12枚。

（二）洄溪

旋覆花钱半，绢包　代赭石三钱，煅　生人参八分　生甘草三分　法半夏钱半　鲜生姜三片　肥大枣三枚

二、定义

此表解胃虚，痰逆痞满嗳气。为治补虚宣气、涤饮镇逆之温清方也。

三、病状

伤寒发汗，若吐若下，解后，病人治多未必皆属误治。心下痞硬，噫气不除，《灵枢·口问》篇云：寒气客于胃，厥逆从下上散，复出于胃，故为噫逆。俗名嗳气。皆阴阳不和于中之故。旋覆代赭汤主之。

此乃病已向愈，中有流邪，在于心胃之间，与前诸泻心法大约相近。

噫，读嗳，即叹息之谓。故胆主善太息，

肝病则胆郁，胆郁则善太息。

四、脉象

脉弦虚。

五、药解

此汤用人参、甘草养正补虚，姜、枣以和脾养胃，所以安定中州者至矣。更以旋覆花之力旋转于上，传阴中阻隔之阳，升而上达，又用代赭石之重镇坠于下，使恋阳留滞之阴，降而不远，然后参、甘、大枣可施其补虚之功，而生姜、半夏可施其开痰之效。

喻嘉言谓代赭引人参下行，以镇安其逆气。《本草》云旋覆治逆气，胁下满，代赭治腹中邪毒气，故本汤以此二物治噫，余则补虚散痞也。

六、煮服法

上七味，以水一斗，煮取六升，去滓再煎，取三升，温服一升，日三服。

七、本汤代赭石之用法

（一）煅赭石忌用醋淬

徐洄溪谓：赭石煅时，若用醋淬之则伤肺。诚为确当之论。若恐难辨，径用生者亦可。

（二）赭石宜重用

张寿甫曰：赭石为救颠扶危之大药，今人罕用，即用亦不过二三钱，药不胜病，用与不用等。愚放胆用至数两者非鲁莽也，诚以临证既久，研究有日，凡药之性味能力及宜重宜轻之间，皆先有定见，而后放胆用之，百不失一。

（三）生赭石之功效

生赭石压力最胜，能镇胃气冲气上逆，开胸膈，坠痰涎，止呕吐，通燥结。用之得当，诚有捷效。虚者可与人参同用。盖赭石所以能镇逆气，能下有形瘀滞者，以其饶有重坠之力，于气分血分毫无所损，况气虚佐以人参，策尤万全。

此药虽系石质，实与他石质不同，即未经火煅为末服之，亦与肠胃无伤，此从经验而得，故敢确凿言之。

八、本汤之借治

1. 喻嘉言曰：仲景旋覆代赭石汤，乃治伤寒汗吐下解后，余邪挟饮作痞之方，妙矣！神矣！昌取此方而治反胃噫气，痰多气逆并哕者，活人已盈千累万矣。

2. 周杨俊曰：余每以治气逆不降者，神效。

九、本汤之噫气与生姜泻心汤之干噫辨

本汤噫气与彼汤干噫不同者，在虽噫而不至食臭，故知其为中气虚也。

十、本证之噫气不可仅泥为饱食气辨

哕嗳之说，诸家互异。《王氏准绳》按据《内经》正李东垣、王海藏、以哕为干呕。陈无择以哕为咳逆，而从成无己、许叔微之说以哕为呃逆。以嗳为噫气，此可为定论。

徐洄溪批《临证指南·噫嗳篇》云：噫，即呃逆，病者最忌。嗳，为饱食气，非病也。何以并为一证？

王孟英《潜斋医话》訾之谓：“噫”不读为“如”字，乃于介切，饱食息也。以噫嗳名篇于义实赘，徐氏误作二种殊失考。况噫有不因饱食而作者，亦病也。仲景立旋覆代赭汤治病后噫气，徐氏误认为哕，谓作呃逆。盖此汤原可推广而用，凡呕吐呃逆之属中虚寒饮为病者，皆可用。

季按：“中虚寒饮”四字，当注意。

陆定圃曰：余尝以治噫气频年者数人，投之辄效，益见徐氏之仅泥饱食气未当也。是盖宗王氏之说，而其义更融澈矣。

十一、本汤先后之服法

《活人书》云：有代赭旋覆证，气虚者，先服四逆汤。胃寒者，先

服理中汤，后服此汤为良。

十二、本汤补镇在解邪

叶天士批《全生集》云：仲景原文汗吐下解后而痞硬噫气不除者，旋覆代赭汤主之。若邪未解，何可一味补而且镇耶。

十三、本汤与真武汤、赤石脂禹余粮汤为归元固下之法

仲景此方，治正虚气不归元，承领上下之圣方也。何以知其然也？观仲景治下焦水气上凌，振振欲擗地者，用真武汤镇之。利在下焦者，下元不守，用赤石脂禹余粮固之。此胃虚气失升降，复用此法理之，则胸中转否为泰，其为归元固下之法，各极其妙如此。（罗东逸）

十四、本汤加法

（一）兼火加寸冬、枯芩

（二）兼寒加丁香、柿蒂

丁香辛香暖胃，柿蒂苦涩清凉，是三焦郁滞之呃相宜，而虚呃败呃不相宜也。

（三）痰多加茯苓

十五、本汤兼治

1. 呕吐出粪之证。
2. 胃虚肝气上逆之疟。
3. 阳微浊逆之证。

十六、本方治痰饮呃、痰呃与他方治火呃、寒呃、瘀血呃辨

呃有数种，胃绝而呃不与焉。故火呃宜承气汤，寒呃宜理中汤加丁香、柿蒂，瘀血作呃宜大柴胡加桃仁、丹皮。旋覆代赭汤乃治痰饮作呃之剂与诸呃有异，不得见呃即用此方也。

后贤以之治痰饮，止呕吐，平哕逆，调肝胃，应用甚多。周凤岐治失眠因痰结者，眩晕惊悸，体虚有痰者，辄用取效，其用愈广。

附：呃逆在肾在胃辨

呃逆本有二因：由于虚寒者，逆从脐下而起，其根在肾，为难治。由于热者，逆只在胸臆间，其根在胃，为易治。

以上二证，轻重悬殊，乃世人谓之冷呃，而概从寒治，无不死者，死之后则云：凡呃逆者，皆为绝证。不知无病之人，先热物后冷物，冷热相争，亦发呃逆，不治自愈。

第十节　厚朴生姜甘草半夏人参汤

一、用量

仲景

厚朴半斤，炙去皮　生姜切　半夏各半斤，洗　甘草炙，二两　人参一两

二、定义

此太阴虚邪，入腹胀满。为制消胀散满、补泻兼行之温方也。

三、病状

发汗后，腹胀满者，此汤主之。

太阳发汗，外通阳气，内合阴气，乃因汗不如法，致太阳之寒，内合太阴之湿，故腹中胀满之证作矣。脾为中央之土，所以腹满多属太阴，法当温焉。

四、药解

发汗后表邪虽解，而腹胀满者，汗多伤阳，气窒不行也。是不可以徒补，补之则气愈窒，亦不可以径攻，攻之则阳益伤。故以人参、甘草、生姜助阳气，厚朴、半夏行滞气，乃补泻兼施之法也。（尤在泾）

徐洄溪曰：发汗后则邪气已去，而腹胀犹满，乃虚邪入腹，故以厚朴除胀满，余则补虚助胃也。

五、煮服法

上五味，以水一斗，煮取三升，去滓，温服一升，日三服。

六、本汤治发汗后胀满与吐后胀满、下后胀满辨

吐后胀满与下后胀满，皆为实者言。盖邪气乘虚入里，皆为实也。发汗后，则外已解，腹胀满，知非里实，由太阴不足，脾气不运，故壅而为满也。与本汤和脾胃而降逆气宜矣。此三者之辨别也。

七、本汤汗后胀满与太阴汗后胀满辨

凡太阳汗后胀满，是阳实于里，将转属阳明矣。而太阴汗后胀满，是实寒于里，而阳虚于内也。同一在里也，而有阳实寒实之别焉。

附：胃胀、脾胀之治法

凡饱食伤胃而胀，宜消导之。脾虚不能消食而胀，宜补之，以助其传化。（万密斋）

八、本汤治实中虚证

凡腹胀而便不秘者，用之最效，以其为实中之虚证故也。《内经》曰：脾欲缓，急食甘以缓之，用苦泄之。本汤用药之精义，大要在苦以泄腹满，甘以益脾胃，辛以散滞气也。

周凤岐曰：遇脾虚作胀者，辄借用之。而脾虚挟积，溏泻不节，投之尤有特效。此亦实中虚也。

九、本汤兼治虚寒挟湿之霍乱吐泻

王孟英云：古今治霍乱者，从未论及此方，予每用之以奏奇绩。

第八章　白虎汤类

第一节　白虎汤

一、用量

（一）仲景

知母六两　石膏一斤，碎　甘草二两，炙　粳米六合

（二）洄溪

知母钱半　石膏五钱　甘草五分　粳米一撮

二、定义

此热聚于胃，阳明病略兼太少。为治滋养肺胃、以复津液之清凉剂也。

白虎为治热病暑病之药，其性大寒，犹之暑暍之气，得金风而爽，故清凉之剂以白虎名之。

三、病状

三阳合病，腹满身重，难以转侧，口不仁而面垢，谵语，遗尿。发汗则谵语，下之则额上生汗，手足逆冷，阴从此脱。若自汗者，白虎汤主之。自汗则热盛于经，非石膏不治。故以上皆阳明热证之在经者，以三阳统于阳明故也。

此邪热弥漫三阳，而致腹满身重，难以转侧。不仁者，不知味也。由胃中浊壅熏蒸，故又面垢也。热甚神昏，则谵语遗尿。仲景特出“谵语”二字，举阳明之重证言也。病至此，阳盛而阴必虚矣。白虎之治，所以防阴之将虚，惟用清法，可使液自不减。盖欲阴之不虚，必撤其阳实，不用白虎，则实之不去，虚之难保。

额上生汗者，是绝汗也。手足逆冷，阳气将亡，即所谓再逆促命期，非白虎所可治也。

三阳合病，腹满者，阳明经病合于前也。身重者，太阳经病合于后也。难以转侧者，少阳经病合于侧也。（陈修园）

四、本汤通治

凡阳明病，脉洪大而长，不恶寒反恶热，头痛自汗，口渴舌干，目痛不得卧，心烦躁乱，日晡潮热，或阳毒发斑，胃热诸症，皆能治之。

平旦属少阳，日中属太阳，日晡属阳明。

五、本汤脉症互见

1. 伤寒脉浮滑，此表有热，里有寒，此“寒热”二字，必倒误，乃表有寒，里有热也。观下条脉滑而厥者，里有热也，凿凿可证。《活人书》作表里有热，亦未稳。白虎汤主之。

王三阳曰：经文“寒”字，当作“邪”字解，亦热也。

详本文脉浮滑，不但无紧，且复多滑，乃阳气而郁蒸，此里有热也。里热甚，必寒格于外，多厥逆身凉，而为亢害之证。《厥阴篇》中脉滑而厥者，里有热也，白虎汤主之。则知此“表里”二字为错误。

程郊倩云：暍病，脉不浮。不思《伤寒论》云：暍即《难经》之热病也。《难经》云：热病之脉，阴阳俱浮。浮之而滑，沉之散涩，此是紧要处，岂可模糊读过。本条脉滑与《难经》热病脉合，则白虎的是热病主方，而“寒”字的是“暍”字之误。

2. 伤寒脉滑而厥者，热厥。里有热也，白虎汤主之。

脉微而厥，为寒厥。脉滑而厥，为热厥。热厥云者，里热郁炽，格阴于外，所以外反恶寒厥逆，往往有唇面爪甲俱青者，故宜白虎清里而除热，此阳极似阴之证，全凭以脉辨之。

滑，阳脉也，当与涩对。看其脉形走如珠，往来流利，与涩脉往来艰滞，参伍不调者迥别。

六、药解

知母味苦寒。《内经》曰：热淫所胜，佐以苦甘。又曰：热淫于内，以苦发之。欲彻表热，必以苦为主，故以知母为君。石膏味辛甘微寒，热则伤气，寒以胜之，甘以缓之，热胜其气，必以甘寒为佐，是以石膏为臣。甘草味甘平，粳米味甘平，脾欲缓，急食甘以缓之，热气内余，消燥津液，则脾气燥，必以甘平之，物缓其中，故以甘草、粳米为之使。是太阳中暍，得此汤则顿除之，即热见白虎而尽矣。（成无己）

方中行考本草载石膏除邪鬼，盖以此药能清阳明经热，经热清，邪鬼自除，是除之云者，指在胃家而言也。神昏属胃病，故石膏亦能治之。

吴鞠通云：天下无肺无溺，肺寒者溺短，热者溺亦短，可用石膏凉肺胃。

石膏不可煅，煅则如灰不可用矣，非生者重，煅者轻也。

七、煮服法

上四味，以水一斗，煮米熟汤成，火候。去滓，温服一升，日三服。

一法先煮石膏数十沸，味淡难出。再投药米，米熟汤成，温服。

八、本汤加法

白虎汤神于解热，妙用无穷，故关于暑热深入伏热烦渴，古人必以白虎为主方，惟加减之法，经王孟英披揭之，更觉有所准绳。

（一）加人参补气生津

（二）加桂枝和营化疟

（三）加苍术清热，治湿痿

（四）加竹叶变为病后补剂（即竹叶石膏汤）。

（五）治暑热霍乱加法

1. 兼表邪者，加香薷、苏叶。

2. 转筋热极似寒者，此病非反佐莫能深入，少加细辛、威灵仙。“少加”二字须注意。

3. 痰湿阻滞者，加厚朴、半夏。

4. 血虚内热者，加生地、地丁。

5. 中虚气弱者，加白术、苡仁。

6. 病衰气短精乏者，加大枣、枸杞。

九、本汤加味治白痢

下痢白沫者，气痢于下也。此汤专治肺金，加杏仁、厚朴、桔梗，以利肺气，使不收涩，加白芍、黄芩、甘草以平肝，使肝木不侮肺，脾土不受克则愈。如小便不利，再加桑皮、滑石；外有寒热者，可加葛根。（唐容川）

十、石膏之专长及佐治

《潜斋医学丛书》载：石膏无毒，甘淡而寒，善解暑火燥热无形之气。凡大热大渴大汗之证，不能舍此以图功。故白虎专治阳明内蒸之热，非治阳明外见之热，故表热虽甚而未成里热者，便不是石膏证。若兼胸闷腹胀者，须加辛通开泄之品以佐之。

十一、本汤之禁用

白虎本为达表热而设，但用之不当，祸不旋踵。故吴鞠通有五不可与之戒，而张锡纯又明辨有应忌与不应忌者。

（一）脉浮弦而细者，不可与也

（二）脉沉者，不可与也

上列两条为白虎汤所禁用，当遵吴氏之说为近是。

（三）不渴者，不可与也

张氏云：用白虎汤定例，渴者加人参，不渴者即服白虎汤。原方无事加参也不知。吴氏以为不渴者不可与，是题与经旨相背矣。且遵吴氏之言，其人若渴即可与白虎汤，亦无事加参矣。不又显与渴者加人参之经旨相背乎？

（四）汗不出者，不可与也

张氏云：白虎汤三见于《伤寒论》。观《阳明篇》所主之三阳合病有汗，《太阳篇》所主之病及《厥阴篇》所主之病皆未见有汗也。是仲景当曰未有汗即用白虎汤，而吴氏则于未见有汗者禁用白虎汤，此又不显与经旨相背乎？且石膏原有发表之性，其汗不出者，不正可借其以发其汗乎？

总之，据吴氏定例而论，必其人有汗而兼渴者始可用白虎汤。然阳明实热之证，渴而兼汗出者为数甚少，是白虎汤将置于无用之地矣。

（五）脉浮表不解者，不可与也

易老曰：太阳发热，无汗而渴，忌白虎。

仲景每用一方，必言一方之禁者，欲得一方之利，必绝一方之弊，六经皆然，不独白虎，尤须切记。

十二、本汤之兼治

（一）暑火炽盛而霍乱者

王孟英云：霍乱证，粳米宜用陈仓米，又石膏为治暑良药。

（二）小儿伤暑，烦躁，身热，痰盛，头痛口燥，大渴者

本汤为末，水煎，每服二钱。

（三）上消证

上消者，渴而多饮也。由邪火在胃，血液大伤，白虎汤力能扑火以存阴，故可治之愈。

（四）心下一寸间，发生疮疾，红肿痛甚者

按：心下一寸，乃胃之上口也。因邪热结于胃之上口间，故发疮疾，白虎汤专清胃热，故可治之愈。

（五）牙龈红肿，痛甚饮冷者

牙龈，乃阳明所主。今胃火聚于上，故见红肿痛甚。又见饮冷，知其邪火伤阴，白虎汤力能清胃之热，故可治之愈。

（六）两乳红肿甚痛者

两乳，乃阳明脉过之所。今见红肿痛甚，是胃中之邪热壅滞所致也。白虎汤专清胃热，邪去而肿自消，故可治之愈。

十三、本证疑似辨

徐洄溪曰：本方身重腹满，则似风湿，宜用术附。面垢谵语，则似胃实，宜用承气。此处一惑，生死立判，如何辨别全在参观脉症，使有证据，方不误投。

十四、本条“寒”字当作“痰”字解

杨素园云：此条“寒”字，诸家所辨未能妥帖。徐亚枝谓当作“痰”字解，于义较协。

王孟英谓此解可称千古只眼。夫本论无“痰”字，如湿家胃中有寒之，“寒”字亦作“痰”字解。

盖“痰”本作“淡”。会意二火搏水成痰也。彼湿家火微湿盛，虽渴而不能饮是为湿痰。

此暍病火盛烁液，脉既滑矣，主以白虎汤，则渴欲饮水可知，是为热痰。凡痰因火动，脉至滑实，而口渴欲饮者，即可以白虎汤治之，况暍病乎？

十五、本证自汗与桂枝证自汗辨

青龙白虎，以汗之有无及恶风恶寒为辨。然以有汗而论，白虎汤治阳明有汗，桂枝汤治太阳有汗，同是有汗也，何以知为太阳之汗而用桂枝？何由知为阳明之汗而用白虎？是则又须于有汗时，专在恶寒不恶寒上辨也。

桂枝证之汗既在太阳必恶寒，以恶寒为太阳主证也。

白虎证之汗既在阳明必不恶寒，以不恶寒为阳明主证也。

明其恶寒不恶寒，各为一经之主证，岂独桂枝、白虎之各治一经者，昭然若揭，即二经之分证，不亦尽可推乎。（世补斋）

十六、本证与大青龙证并用石膏先后缓急辨

《伤寒论》石膏一味，得姜、桂、麻黄而有青龙之号，得知、草、粳

米而有白虎之名。二方并用石膏，一以泄阳邪，一以顾阴液也。

病有表热，有里热，表热宜散，即已兼见里热，必用青龙散之，早用白虎即为误遏。里热宜清，即或尚有表热，必用白虎清之，仍用青龙即为误发。其间先后缓急，丝毫不容假借。要言之，二方之辨，且勿在同用石膏上看，先要在一用麻黄，一不用麻黄上看。论曰：太阳中风，脉浮紧，发热恶寒，身疼痛，不汗出而烦躁，大青龙汤主之。盖仲景一涉无汗即用麻黄，一涉有汗即不用麻黄。是大青龙专为烦躁设，实专为不汗之烦躁设，故又曰：若脉微汗出者不可用。以是知用青龙必为无汗之病，而有汗即不可用。何也？以其方虽有石膏，而仍主麻黄故也。若白虎之不用麻黄，则其喫紧处正在有汗矣。是故青龙之治，以无汗为准，白虎之治，以有汗为准，此即先后缓急之次序不可紊也。

十七、本汤与承气汤同治阳明辨

正阳明腑病，是胃家实也，承气汤主之。仲景论之甚明。若白虎则治阳明经汗出烦渴之证，与腑病迥别，此最大关节，经文凿凿，误治必死。一为腑病，一为经病，辨别如此。

王氏注云：白虎汤治阳明经表里俱热，与调胃承气汤为对峙，调胃承气导阳明腑中热邪，白虎泄阳明经中热邪。

十八、本汤要点在里热未实表寒已解

黄坤载云：白虎证即将来之大承气证，而里热未实者也。又即从前之大青龙证，而表寒已解者也。表寒已解故不用麻桂，里热未实故不用硝黄。换言之，里热未实即不可用大承气，表寒已解即不可用大青龙。

十九、本证之汗出与茵陈蒿汤之头汗出辨

白虎证与发黄证相似，但白虎证偏身汗出为热越，而茵陈蒿汤头面汗出颈以下都无汗，此其异也。

二十、验舌参证宜本汤者

（一）干白苔，黑心舌，刮不尽者

此伤寒邪已化热，传阳明胃腑。症常发热谵语，口干渴，不恶寒，或自汗从头出至颈而止者不等，宜白虎汤，不须急服。至黑苔渐退，周身出汗透彻，烧退即愈矣。

但头汗出，是热郁于内而不得越。

（二）黑苔两轮布于白苔中者

此舌乃寒邪入里化火，热逼脾胃也，实热杂症多有之，宜白虎汤去粳米、甘草加大黄治之。

（三）渴欲饮水，口干舌燥者

此以渴欲饮水，为温病的据，且必于舌验之。故温病脉现浮洪，舌黄渴甚，大汗，面赤恶热者，宜辛凉重剂，主白虎汤。（吴鞠通）

（四）舌中黑，边极红而润者

张石顽云：有因中暑误认外感，而加温覆多致此证，宜白虎汤清之。嗜酒积热在胃，亦现此舌，用石膏神效。以石膏为阳明经药也。

（五）孕妇伤寒黄舌苔者

此邪已化火，宜服白虎汤，若稍迟，恐即传三阴。

二十一、类白虎证误用白虎必死辨

白虎证，生死在反掌之间，苟非重用石膏，必无挽回之理，然病情变幻，疑似有二：

（一）血虚象白虎证

其状肌热燥热，口渴引饮，其脉洪大，按之全无，此血虚发热之证，东垣以当归补血汤治之。

季云按：热渴引饮，同于白虎证，脉洪大，类似白虎证。惟重按全无，则独异于白虎证也。

《全生集》载：久病阴虚，发热恶寒，午后面颊颧赤，烦躁引饮，肌热燥热，至夜尤甚，脉洪大，按之无力，此皆血虚而烦躁也。用当归补血汤。

（二）气虚类白虎证

如丹溪治郑义门，秋间大热，口渴、妄言妄见，脉洪数而实。视其形肥，面赤带白，却喜露筋，脉本不实，凉药所致，与黄芪附子汤，冷饮之，三帖后困倦鼾睡，微汗而解，脉亦稍软。继以芪术汤调治而安。

季云按：丹溪所辨在形肥面带白色，故知为素禀阳虚之证，然脉洪数而实，则又类于白虎证也，辨之尤难。

以上二证，辨别最要之点在皆无汗，故知非白虎证。《伤寒论》云：发热无汗，其表不解者，不可与白虎汤。

徐洄溪亦云："无汗"二字最为白虎所忌，用方者不可不知。

二十二、本汤在《金匮》上加法

（一）加桂枝，名白虎加桂枝汤

温疟者，其脉如平，身无寒但热，骨节疼痛，时呕，白虎加桂枝汤主之。

叶香岩云：幼稚之疟，气怯神昏，初病惊痫，厥逆为多。在夏秋之时，断不可认为惊痫状，必热多烦渴，邪自肺受者，桂枝白虎汤二剂必愈。盖幼稚纯阳，暑为热气也。

（二）加苍术，名白虎加苍术汤

治湿温，脉沉细者。沉细属湿，先受暑，后受湿，暑湿相搏，名湿温。其症胫冷腹满，头痛身痛，多汗，渴而谵语。

第二节　白虎加人参汤

一、用量

（一）仲景

白虎汤原方加人参三两。

（二）洄溪

石膏五钱　知母钱半　粳米一撮　甘草五分　人参八分

二、定义

此大汗出后，无太阳表证，渴欲饮水。为制泻火生津止渴之清方也。

三、病状

1. 伤寒若吐若下后，前汗后，此吐下后。七八日不解，热结在里，表里俱热，此四字为白虎对症，时时恶风，表邪未尽。大渴，舌上干燥而烦，欲饮水数升者，胃热已尽，不在经，不在腑，亦非若承气证之有实邪，因胃口津液枯竭，内火如焚欲饮水自救，故象如此，与邪热在腑者迥别。此汤主之。

2. 伤寒无大热，热在内。口燥渴，心烦，背微恶寒者，此亦虚燥之症。微恶寒，谓虽恶寒而甚微，又周身不寒，寒独在背，知外邪已解，若大恶寒，则不得用此汤矣。此汤主之。

四、本汤脉症互见

1. 伤寒脉浮，发热无汗，"无汗"二字，最为白虎所忌。其表不解者，恶寒。不可与白虎汤。渴欲饮水无表证者，不恶寒。白虎加人参汤主之。

白虎加参汤，治汗吐下之后，邪已去而有留热在于阳明，又因胃液干枯，故用之以生津解热。若更虚羸，则为竹叶石膏汤证矣。

2. 服桂枝汤大汗出，大烦渴不解，脉洪大者，此汤主之。

烦渴不解，因汗多而胃液干枯，邪虽去而阳明之火独盛炽，故用此汤以生津止汗、息火解烦。汗后诸变不同，总宜随症用药。

经曰：诸脉洪大，皆属于热。又曰：阴虚阳盛，脉多洪，夏日应时，惟洪与伏对勘，更为显著。盖浮之最著者为洪，其象似水面波翻浪涌，沉之至隐者为伏，其形似石，脚上迹遁踪潜。洪大兼见，是里热已炽矣。

五、药解

《内经》曰：心移热于肺，传为膈消，膈消则渴，皆相火伤肺所致。可知其要在救肺，石膏能清三焦火热，功多于清肺退肺中之火，故用为君。知母亦就肺中泻心火，滋水之源。人参生津，益所伤之气而为臣。粳米、甘草补土以资金为佐也。（赵良）

六、煮服法

上五味，以水一斗，煮米熟，汤成去滓，温服一升，日三服。

七、本汤禁用

（一）伤寒脉浮发热无汗者，不可与

按：无汗烦渴，表不解者，此麻杏甘石汤证，最为白虎所忌。

（二）表不解者不可与

伤寒之邪，传入阳明，脉浮，发热无汗，其表不解者，虽有燥渴，乃大青龙汤证，不可与白虎汤。要言之，白虎但能解热而不能解表，若稍带外感，有无汗、恶寒、身痛、头疼之表证，则慎不可与。

八、本汤与竹叶石膏汤用参之理由

二汤用人参，皆借人参之力，领出在内之邪不使久留，乃得速愈为快。

九、本汤主治风淫热淫

大烦渴而脉洪大，主白虎加人参，正《内经》风淫热淫，治以甘寒之旨。惟香岩先生独窥其微，谓风温首先犯肺，先卫后气。治法初用辛凉，继以甘寒，超超元著，万古开群蒙也。

十、本汤与《金匮》对举合勘之点

（一）《伤寒》原文

如上述。

（二）《金匮》原文

太阳中热者，暍是也。汗出恶寒，身热而渴者，白虎加人参汤主之。

十一、本证恶寒解

热入里则外恶寒，清里热则恶寒自解。然亦须详审有表无表，方为精密。况凡属汗出多之病，无不恶寒者，以其恶寒汗出，而误认为大顺散等热剂，则立危矣。（徐洄溪）

十二、本汤兼治

1. 再三汗下，热不退者。此汤加苍术一钱神效。

2. 暑火炽盛之霍乱兼元气已虚者（按：治霍乱，粳米宜用陈仓米）。

3. 太阳中热，汗出恶寒，身热而渴者之暍。

4. 阳明合并之疟。太阳阳明之疟，热多寒少，口燥舌干，脉洪大者，虽不得汗，用之反汗而解。固无拘乎立夏前，与立秋后也。

又虚热参半之热证，用人参白虎汤可以奏功。

5. 唐容川曰：治噤口痢亦佳。

十三、验舌参证宜本汤者

（一）舌红极有紫斑及红斑，或遍身发斑者

章虚谷云：此阳毒入心也，宜白虎人参汤加犀、连。

（二）舌干且燥

谓视之无液也。然则温热之审舌苔以审津液，仲师已逼其倪矣。

十四、本证背微恶寒之释疑

吴鹤皋曰：背微恶寒者，但觉微寒而不甚也。既有烦躁，则白虎加参用可无疑，若背恶寒而不燥渴者，不可用也，王孟英谓以下条参之，必有汗，方可用也。

背为阳，背恶寒，口中和者，少阴病也，宜附子汤。今热未退而微恶寒，为表未全罢，尚属太阳，然燥渴心烦为里热已炽，故与白虎汤解表邪清里热，加人参补气生津。（《医方集解》）

第三节　竹叶石膏汤

一、用量

仲景

竹叶二把　石膏一斤　半夏半升，洗　人参三两　麦门冬一升，去心　甘草二两，炙　粳米半升

竹叶24克，石膏250克，半夏65克，人参45克，麦门冬90克，炙甘草30克，粳米60克。人参用党参即可，虚甚者用西洋参10~15克。

二、定义

此伤寒解后，虚羸少气，津液不足，余热未尽。为制调胃散热之清方也。

三、病状

伤寒解后，虚羸少气，气逆欲吐者，竹叶石膏汤主之。壮火食气，故少气者，多属火证。

"少气"不尽属火，勿令此公引入歧途，"四肢倦怠"是气虚，"但欲寐"为亡阳，误用清火必死！

四、药解

辛甘发散而除热。竹叶、石膏、甘草之甘，辛以发散除热，甘缓脾而益气。麦门冬、人参、粳米之甘，以补不足。辛者，散也。气逆者欲其散，半夏之辛以散气逆。

五、煮服法

上七味，以水一斗，煮取六升，去滓，内粳米，煮米熟，汤成又一煮法。去米，温服一升，日三服。

去米：此后当加"取汁三升"。

六、本汤兼治

1. 体虚受暑，霍乱吐泻，及暑邪深入等证。

王孟英曰：此治热极似阴之霍乱。用地浆水更妙。

2. 伤暑发渴，脉虚而有虚热者。

3. 本汤加生姜，治呕最良。

体虚：即阳虚。

4. 脾胃虚热，夜有盗汗者。

本汤所治乃外感实热之余波，津液已伤，余热未尽者宜之。夜间盗汗乃阳不统束，藩篱不固，误用石膏，非死即伤，可用补中益气汤，甘温除热，加龙骨牡蛎固摄之。肿瘤放化疗后之发热（午后消耗热类骨蒸），用西洋参效，若气虚发热则不可用。

脾胃虚热，夜有盗汗者，固甚效，而胃热发呃，人参易西洋参亦效。

李可老中医补充。

5. 陈士铎《辨证玉函》以此方治胃火齿痛，牙床必肿，口角流涎，汗出口渴，舌燥便闭，一剂知二剂已。

七、本汤专滋肺胃阴气

伤寒：实是温病。

徐洄溪曰：此仲景先生治伤寒愈后调养之方也。其法专于滋养肺胃阴气，以复津液。盖伤寒虽六经传遍，而汗吐下三者，皆肺胃当之。

又《内经》云：人之伤于寒也，则为病热。故滋养肺胃岐黄以至仲景不易之法也。

八、验舌参证宜本汤

舌白苔变微黄者。

此伤寒表邪失于汗解，初传阳明，寒邪已化火，其证多大热，多大渴，竹叶白虎汤从阳明清解之自愈。此邪在半表半里，不可骤下也。

竹叶石膏汤亦属于和法。

第九章　五苓散类

第一节　五苓散

一、用量

（一）仲景

猪苓十八铢，去皮　泽泻一两六铢　白术十八铢　桂枝半两，去皮　茯苓十八铢

猪苓12.6克，泽泻19.2克，白术12.6克，桂枝7.5克，茯苓12.6克。一铢等于0.7克。

（二）洄溪

猪苓两半　泽泻两半　白术两半，炒　桂枝八钱　茯苓三两

二、定义

此蓄水于内。为主利湿泄热，兼化气布津之温方也。

三、病状

1. 中风发热，六七日不解而烦，有表里证，渴欲饮水，水入则吐者，名曰水逆，五苓散主之。桂枝治表，余四味治里。

2. 心下痞，与泻心汤。痞不解，其人渴而口燥烦，小便不利者，五苓散主之。

治痞而痞不解反渴，则为水停心下之故，非痞也。

3. 霍乱，头痛发热，身疼痛，热多，欲饮水者，五苓散主之。

四、本散脉症互见

1. 太阳病，发汗后，大汗出，胃中干，烦躁不得眠，欲得饮水者，少少与饮之，令胃气和则愈。若脉浮，小便不利，微热消渴者，五苓散主之。

微热：38℃以下，但自觉烦热者，既非大热，亦非寒热往来。

渴辨：发汗后，脉仍浮，则知表邪未净，水气内停，不能布津，故渴。

胃中干而欲饮水，此无水也，与水则愈。小便不利而欲饮，此蓄水也，利水则愈。同一渴，而治法不同。盖由同一渴，而渴之象及渴之余症，亦各不同也。（徐洄溪）

2. 发汗已，脉浮数，烦渴者，五苓散主之。

汗不尽则有留饮。

3. 太阳病，寸缓，关浮，尺弱，皆为虚象。其人发热汗出，复恶寒，不呕，但心下痞者，此以医下之也。误治。如其不下者，病人不恶寒而渴者，此转属阳明也。此属实邪。小便数者，大便必硬，不更衣十日，无所苦也。渴欲饮水者，少少与饮之，但以法救之，随症施治，不执一端，渴者，与五苓散。如其渴不止，五苓散亦一法也。

五、药解

茯苓味甘平，猪苓味甘平，甘虽甘也，终归甘淡。《内经》曰：淡味渗泄为阳。利大便曰攻下。利小便曰渗泄。水饮内蓄，须当渗泄之，必以甘淡为主。是以茯苓为君，猪苓为臣。白术味甘温，脾恶湿，水饮内蓄，则脾气不治，盖脾胜湿，必以甘为助，故以白术为佐。泽泻味咸寒。《内经》曰：咸味下泄为阴，泄饮导溺，必以咸为助，故以泽泻为使。桂枝辛热，肾恶燥，水蓄不行，则肾气燥。《内经》曰：肾恶燥，急食辛以润之。散湿润燥，可以桂枝为使。

湿为病理性渗出物，多余之水液，桂附辛温大热，反能润燥生津，因阳主气化、津液之敷布，全赖阳气之蒸动。

又用桂枝为主，导心火于水以化气，白术升津，茯苓利水，为利水化气升津除热之妙剂。

季云按：茯苓一味，为治痰主药。痰之本，水也，茯苓可以行水，痰之动，湿也。茯苓故又行湿。

六、捣法及服法

上五味捣为末以白饮和，服方寸匕，日三服，多饮暖水，汗出愈，如法将息。少加桂枝，多服暖水，俾水津四布，而上滋心肺，外达皮毛，则溱溱汗出，而表里之寒热两解，渴无不解。白饮和服，亦啜稀粥之微义。

徐洄溪曰：服散取其停留胸中，多饮暖水，取其气散荣卫。

成无已云：多饮暖水，令汗出愈者，以辛散水气外泄，是以汗润而解。

方寸匕云者：匕，匙也。匙挑药末，不落为度，正方一寸也。

七、本散与《金匮》对举合勘之点

（一）《伤寒论》原文

如上述。

（二）《金匮》原文

1. 渴欲饮水，水入则吐者，名曰水逆，五苓散主之。此条与《伤寒》略同。

2. 假令瘦人脐下有悸，吐涎沫，而颠眩，此水也，五苓散主之。

曾治王洪志，50余岁，黑瘦，突然头眩，呕吐稀水痰涎，目不敢睁，内科诊治为梅尼埃病，脉沉滑，予此汤加葛根60克，2剂而愈，约在1973年。

3. 黄疸病，茵陈五苓散主之。

茵陈蒿末十分　五苓散五分

上二味，和，先食，饮服方寸匕，日三服。

4. 脉浮，小便不利，微热消渴者，宜利小便发汗，五苓散主之。

八、本散要点

五苓散原是治水，不是治渴，用以治所饮之水，而非治烦渴消渴之水也。且本散重在内烦外热，用桂枝是逐水以除烦，不是热因热用，是少发汗以解表，不是助四苓以利水，其用四苓是行积水留垢，不是流通水道，后人不明此理，概以治水道不通，则误矣。

本散通治诸湿腹满，水饮水肿，呕逆泄泻，水寒射肺，或喘或咳，中暑烦渴，身热头痛，膀胱积热，便秘而渴，霍乱吐泻，痰饮湿疟，身痛身重，此皆伤湿之见症也。

九、本散与猪苓汤同异辨

五苓、猪苓同治脉浮发热而渴，小便不利之证。然五苓则加桂枝、白术而治太阳，猪苓则加滑石、阿胶而治阳明。盖太阳为开，阳明为阖，太阳为表之表，其受邪也，可以热发，可以辛散。阳明为表之里，其气难泄，其热易蓄，其发散攻取，自与太阳不同。是以五苓散，加甘辛温药，假阳气以行水，猪苓汤加甘咸寒药，假阴气以利水也。

十、本证烦渴饮水与白虎汤证烦渴饮水辨

表证已罢而脉洪大，是热邪在阳明之半表里，用白虎加人参清火以益气。表证未罢而脉浮数，是阳邪在太阳之半表里，用五苓散饮暖水，利水而散寒。故凡中风伤寒，热结在里，热伤气分，必烦渴饮水，治之有二法者此也。

十一、本散治泄泻与理中汤赤石脂禹余粮汤治泄泻辨

下利，服理中不止。理中者，理中气也，治泄不利小便，非其治也，五苓散主之。不止者，是利在下焦，赤石脂禹余粮汤主之。则泄泻出于下焦也明矣。

附：上吐下泻之所属

胃气逆而涌上，则为呕吐。脾气逆而陷下，则为泄泻。故吐泻之病，脾胃为之司也。

十二、验舌参证宜本散

（一）白苔带灰黑舌兼黏腻浮滑者

此乃太阴在经之湿邪，是从雨雾中得之，宜解肌渗湿，五苓散加

羌防之类。

（二）舌中白而外黄者

此邪入大肠也，必须五苓散以分水，水分则泻止矣。

（三）尖红根苔白厚

舌尖红是本色，白苔为表邪，白浮薄滑者。此表邪不解，而遏热不化。故恶寒身热头痛者，汗之，不恶寒，身热烦渴者，太阳表证也，宜五苓散两解之。

但若表证初起，往往不显于舌，苔白厚腻，则又为里热证也。

十三、本散兼治

（一）大便泻水，小便全无者

此病夏月居多，由暑邪怫郁扰乱正气，以致关门失职，津液不行于膀胱，而直趋大肠。五苓散功能散膀胱之气，故治之而愈。

（二）头晕咳嗽，呕吐腹胀，小便短者

病形虽现头晕、咳嗽、呕吐，总缘膀胱气化不运，水湿之气不得下降，气机必返于上，上干清道，故现以上病形。五苓散功专利水，水气下降，气机自顺，故病自愈。

（三）霍乱吐泻，思饮冷水者

此病上吐下泻，理应着重太阴，其所用五苓者，盖以吐泻之病，无小便也，又见渴而思水，正是太阳腑证提纲，故五苓为要药，其所以致吐泻者，皆由太阳气化失运，中宫失职，此刻先治太阳，然后理中，庶为正治，亦经权之道也。

（四）湿伤脾阳腹膨胀者

（五）寒湿内盛之霍乱

王孟英曰：凡霍乱之寒湿内盛，水饮阻闭三焦者，虽外无风寒之表邪，未尝不可用也。

（六）瘦人脐下悸，吐涎沫，兼癫眩之水证

此乃散方，近人用作汤，往往鲜效。伤寒以此治太阳表里未清之证，所谓表里者，经与腑也，故此散为利膀胱水道之主方。

（七）水蓄之疝

（八）湿聚之肿

王孟英曰：气滞者加厚朴，气虚者加人参。

（九）小儿吐泻，发搐，有痰者

韶州医者刘从周，论小儿吐泻，发搐，觉有痰者，但服五苓散入生姜、半夏煎服，吐出痰，泻亦止，惊自退。

（十）湿泻久泻

如泻时水谷混下，小便少而大便多者，此湿泻也。有溏泻无度者，此久泻也。盖治湿不利小便，非其治也，五苓散主之。

十四、本散治表里俱见证之真谛

病人脉浮而大即是表证，当汗之。但其发热烦渴，小便赤涩，却当下。此是表里证俱见也，五苓散主之。

十五、本散口渴证与理中口渴证皆用温药之理由

五苓散口渴证宜用桂枝，理中汤口渴证宜用干姜，皆火不蒸水，津液不升故也，是谓寒燥。与治热燥之证，用濡润以滋津液者不同。

十六、本散禁用

（一）汗多胃燥者

《伤寒论》云：汗出多，胃中燥，不可用猪苓汤，复利其小便。夫利水诸方，惟猪苓为润剂尚不可用，其不欲饮水而小便不利者，则五苓散之当禁不待言矣。

（二）热霍乱

王孟英云：案仲圣于霍乱，分列热多寒多之治，皆为伤寒转为霍

乱而设，故二“多”字最宜玩味。所云热多者，谓表热多于里热也。寒多者，里寒多于表热也。岂可以“热多”二字遂谓此散可治热霍乱哉？要言之，欲饮水，切勿误解热多为热证，而浪投此药也。

查《伤寒论》曰：霍乱，头痛发热，身疼痛，热多，欲饮水者，五苓散主之。此霍乱之因伤寒而致者，故兼有头痛发热、身痛诸表证也。虽欲饮水，而表证未罢，故以五苓散为两解之方。乃后人颟顸或至误会，凡夏秋热霍乱之口渴者，辄用五苓，多致偾事。须知桂、术为渴家所忌，惟风寒之邪郁阻气机，致水液不行而渴，始可用以行气化水也。

第二节　猪苓汤

一、用量

（一）仲景

猪苓去皮　茯苓　泽泻　滑石碎　阿胶各一两

（二）洄溪

猪苓　茯苓　泽泻各钱半　滑石三钱　阿胶五钱

二、定义

此阳热伤阴，水体失职，不能上敷下达，为制滋阴利水、降湿热升肾水之清方也。

三、病状

少阴病，下利六七日，咳而呕渴，心烦不得眠者，猪苓汤主之。

此亦热邪传少阴之证。盖少阴口燥口干，有大承气急下之法，今止呕渴，则热邪尚轻，故用此方，使热邪从小便出，其路尤近也。

四、本汤脉症互见

阳明病，若脉浮发热，渴欲饮水，小便不利者，猪苓汤主之。

此阳明之渴，故与五苓相近，而独去桂枝，恐阳盛也。成氏曰：

脉浮发热，上焦热也。渴欲饮水，中焦热也。小便不利，热结下焦，津液不通也。

五、药解

猪苓佐阿胶，理少阴之体。滑石佐茯苓，清少阴之源。泽泻佐阿胶，培少阴之本。阿胶本血气之属，合二苓泽泻，淡渗膀胱，利少阴之用，重用阿胶是精不足者，补之以味也。

吴鹤皋曰：以诸药过燥，故又加阿胶，以存津液。

六、煮服法

上五味，以水四升，先煮四味，取二升，去滓，内阿胶烊消，温服七合，日三服。

七、本汤通治

湿热黄疸，口渴溺赤。

八、本汤与《金匮》对举合勘之点

（一）《伤寒论》原文

如上述。

（二）《金匮》原文

1. 脉浮发热，渴欲饮水，小便不利者，猪苓汤主之。

2. 夫诸病在脏，欲攻之，当随其所得而攻之。如渴者与猪苓汤，余皆仿此。

九、本汤专治热甚膀胱

热甚膀胱非水能解，何者？水有止渴之功，而无祛热之力也。故用猪苓之淡渗与泽泻之咸寒，与五苓不异。而此易术以胶者，彼属气血也，易桂以石者，彼有表而此为消热也，然则所蓄之水去而热消矣。润液之味投则渴除矣。

十、本汤兼治小儿热湿下泄

如泻时，有腹痛，或痛或不痛，所下，亦有完谷而未尽化者，此邪热不杀谷。有成糟粕者，皆属热湿，主猪苓渴。但“泄”“泻”二字亦当辨之：泄者，谓水谷之物泄出也。泻者，谓肠胃之气下陷也。又寒湿、热湿亦宜详辨：属寒者不渴，属热者渴也。

十一、本汤禁用

《伤寒论》云：阳明病，汗多而渴者，不可与猪苓汤，以汗多胃中燥，猪苓汤复利其小便故也。

此汤为阳明饮多而用，不专为阳明利水而用也。热邪传于阳明，必先耗其津液，加以汗多，复夺之于外，又利小便更夺之于内，则津液有立亡之虞，故示戒之。不可与者，即属腑者，不令溲数之意，以此见阳明之用猪苓，亦仲景不得已之意矣。

汗多而渴，当白虎汤。胃中燥，当承气汤。俱在言外，粗工于亡津液之小便不利者，动用猪苓、五苓等法，是直不知汗多胃中燥，不可复利其小便也。

十二、变汤为散探吐法

温病身不热，烦渴发狂，小便不利者，用猪苓、茯苓、泽泻、滑石、阿胶各一钱为末，白汤调下，仍以凉水一盅饮之，以鹅翎探吐。（《全生集》）

十三、本汤与五苓散治分上焦下焦辨

二方皆散饮之剂，太阳转属阳明者，其渴尚在上焦，故仍用五苓入心而生津。阳明自病而渴者，本于中焦，故又借猪苓而通津液。

《集解》云：五苓治湿胜，故用桂、术。猪苓治热胜，故用滑石。

十四、本汤利水与五苓散利水同异点

本汤脉症全同五苓，彼以太阳寒水利于发汗，汗出则膀胱气化而小便行，故于利水之中仍兼发汗之味。此阳明燥土，最忌发汗，汗之则胃亡津液而小便更不利，所以利水之中仍兼滋阴之品。二方同为利水，太阳用五苓者，因寒水在心下有水逆之症，故用桂枝以散寒，白术以培土也。阳明用猪苓，因热邪在胃中有自汗证，故用滑石以滋土，阿胶以生津也。故利水之法，于太阳职司寒水，加桂以温之，是暖肾以行水也。于阳明少阴用猪苓者，以二经两关津液，特用阿胶、滑石以润之，是滋养无形以生有形也。散以散寒，汤以润燥，用意微矣。要言之，利水虽同，而寒温迥别如此。

季云按：五苓证有饮水则吐，猪苓证无吐逆，而有自汗不多，其余脉浮发热，渴欲饮水则同也。

十五、本汤与五苓散、金匮猪苓散、八味丸利水之精义

猪苓渗利泄水较之茯苓更捷，但水之为性，非土木条达不能独行。故猪苓汤之利水，有阿胶之清风木也。猪苓散之利水，有白术之燥湿土也。五苓散之利水，有白术之燥土，桂枝之达木也。八味之利水，有桂枝之达木，地黄之清风也。此其精义也。若徒求于猪苓、滑石、泽泻之辈，恐难奏奇功耳。（黄坤载）

十六、本汤与栀子豉汤、白虎汤皆治阳明见证辨

本汤既治阳明见证，则凡吐下烧针，俱不可用也明矣。但舌上苔生则膈热甚，故涌以栀子、豉而彻其膈热，斯治太阳而无碍阳明矣。若前热更加小便不利，则宜猪苓汤以导热滋干也。简言之，热在上焦用栀子豉汤，热在中焦用白虎加人参汤，热在下焦用猪苓汤。

十七、本汤与五苓散、白虎汤治水、治渴、治汗辨

有表证水逆，五苓散。大渴引饮，汗多，白虎汤。渴欲饮水，汗不多，猪苓汤。（陆九芝）

第三节　文蛤散

一、用量

仲景

文蛤五两

二、定义

此热结皮肤肌肉之间，饮而不渴。为制软坚逐水之杂疗方也。

三、病状

与今之冷敷害等，☞尤以冰块镇于头部或置于胃口，其害更烈。

病在阳，应以汗解之，反以冷水潠之，若灌之，其热被劫不得去，弥更益烦，肉上粟起，意欲饮水，反不渴者，服文蛤散。此热结在皮肤肌肉之中不在胃口，故欲饮而不渴，文蛤取其软坚逐水。若不瘥者，与五苓散。不应则表里同治。

潠之是外浇冷水，灌之是内饮冷水，其热被外之冷却则不得出，被内之冷却又不得入，遂止于肌肉之间，进退两难，故弥更益烦，水气与热结于皮肉间，而起粟粒，是热与水不结于胸中，而结于躯壳之皮肉间也。热在躯壳，故意欲水，胃中无热，故反不渴。

徐洄溪云：欲饮而不渴，乃胸中有水而口燥也。

《温热经纬》云：此疫邪之传表者。“却”字，疑是“刦”字之误。徐亚枝云：却，不得前也，热被冷抑，不得外出，转而内攻，故弥更益烦，却字似非误。文蛤散，当属文蛤汤。

病在阳者，谓疫邪已传阳分也，当从汗解。潠，喷也。灌，溉也。疫邪热极，原可饮冷水，得大汗而解者，乃以之潠灌皮毛，内热被冷水外刦，故内烦益甚，肉上粟起也。欲饮而不渴者，内热为外水所制也。

四、药解

文蛤咸平无毒，能止烦渴，利小便，化痰软坚，壳上起纹有疙瘩者是。成无已曰：文蛤之咸走肾，以胜水气。

《本草三家注》张隐庵云：文蛤主治恶疮蚀，五痔。盖蛤乃水中介虫，禀寒水之精，故主恶疮蚀。感燥金之气，主资阳明大肠，故治五痔。

五、煮服法

上一味为散，以沸汤和一方寸匕服，汤用五合。

六、文蛤散之禁用

王晋三曰：文蛤若暗色无纹者，服之令人狂走赴水。故文蛤即海蛤，又名花蛤。以有纹理者为佳。

七、本散与金匮文蛤汤辨

柯韵伯云：本论以文蛤一味为散，以沸汤和一方寸匕服满五合，此等轻剂，恐难散湿热之重邪。

《金匮要略》云：渴欲饮水不止者，文蛤散主之。又云：吐后渴欲得水而贪饮者，文蛤汤主之。兼主微风脉紧，头痛。审症用方，似宜彼用散而此用汤为宜。

附：文蛤汤

麻黄、甘草各三两，文蛤、石膏各五两，杏仁五十枚，大枣十二枚，生姜三两。

八、本散治水与大陷胸汤治水辨

大陷胸汤治水，系内因之水结于胸胁而为患也。本散治水，系外因之水入于皮肤，而肉中粟起也。

九、文蛤与海蛤之区别及治法

（一）区别

海蛤者，即蟹蛤子。雁食后粪中出有纹彩者为文蛤。无纹彩者为海蛤。

（二）制法

凡修事即制法一两，于浆水中煮一伏时，后却以地骨皮、柏叶各二两，又煮一伏时后，于东流水淘三遍，拭干细捣，研如粉用。

海蛤、文蛤修事法同。

第四节　茯苓甘草汤

一、用量

（一）仲景

茯苓二两　桂枝二两，去皮　甘草一两，炙　生姜三两，切

（二）洄溪

茯苓三钱　桂枝八分　甘草六分　生姜三片

二、定义

此心阳素虚，水积不散，为制发散内邪之汗剂也。杂疗法。

三、病状

1. 伤寒汗出而渴者，五苓散主之。不渴者，茯苓甘草汤主之。伤寒汗出而渴者，亡津液胃燥，邪气渐传里也。五苓散以和表里。若汗出不渴者，邪气不传里，但在表而表虚也。与茯苓甘草汤和表合卫。

2. 伤寒厥而心下悸者，宜先治水，水犯心则悸。当服茯苓甘草汤，却治其厥，不尔，水渍入胃，必作利也。

心下悸，是有水气，乘其未渍入胃时先治之，不致厥利相连，此

治法之次第也。

四、脉象

脉弦。

五、药解

茯苓渗水，甘草和中，桂枝入心以发汗，生姜温胃以散水气也。要言之，方中只茯苓一味为主里，其余三味皆主表之药也。

成无己曰：茯苓、甘草之甘，益津液而和卫。桂枝、生姜之辛，助阳气而解表。

六、煮服法

上四味，以水四升，煮取二升，去滓，分温三服。

七、本汤心悸与五苓散心悸辨

凡厥阴之渴，在未汗时。太阳之渴，在发汗后。如伤寒心悸汗出而渴者，是水气不行，而津液又不足，须小发汗以散水气，故用五苓散。

伤寒心悸，无汗而渴者，是津液未亏，故用茯苓甘草汤，大发其汗。

八、本汤防水渍入胃与五苓散防水渍入脾辨

彼散因小发汗，故少佐桂枝，不用生姜，而用白术者，为预防水渍入脾也。

此汤用姜、桂、茯苓等份，而不用芍药、大枣，是大发其汗，佐甘草者，一以协辛发汗，为预防水渍入胃也。

陶节庵曰：食少饮多，水停心下，满闷短气者，茯苓甘草汤。小便难，五苓散主之。

九、本汤发汗与麻黄汤发汗异同点

本汤为发汗峻剂，与麻黄汤义异而奏捷则同。因水气在心下而不在皮毛，故不用麻黄。悸而不喘，故不用杏仁。且外不热而内不渴，故

不用小青龙。仲景化水发汗之剂，不同如此。

十、本汤汗出而渴之释义

徐洄溪曰：此方之义，从未有诠释者，盖汗出之后而渴不止与五苓散，人所易知也。乃汗出之后，并无渴症，又未指明别有何症，忽无端而与茯苓甘草汤，此意何居？要知此处“汗出”二字，乃发汗后汗出不止也。汗出不止，则亡阳在即，当与以真武汤，其稍轻者，当与以苓桂术甘汤，更轻者，则与以此汤。何以知之？以三方同用茯苓知之，盖汗大泄必引肾水上泛，非茯苓不能镇之。故真武则佐以附子回阳，此汤与五苓散则以桂枝、甘草敛汗。而茯苓则皆以为主药。此汤之义，不了然乎？观上列心悸，治法益明。

十一、本汤兼治

膀胱腑咳而遗溺者。此膀胱气虚也。

十二、本证系饮之为悸

按：悸证有过汗而悸者，有吐下而悸者，有气虚而悸者，惟饮之为悸，甚于他邪，以水停心下无所不入，侵于肺则咳，传于胃则呕，溢于皮肤为肿，渍于肠胃为利。故经曰：先治其水，后治其厥，厥为邪之深者犹先治水，况病之浅者乎？

十三、本汤之加减

本汤去生姜，加白术，名茯苓桂枝白术甘草汤。治伤寒吐下后，心下逆满，气上冲胸，起则头眩，脉沉紧，发汗则动经，身为振摇者。

第十章　四逆汤类

第一节　四逆汤

一、用量

(一)仲景

甘草二两，炙　干姜一两半　附子一枚，生用，去皮，破八片

炙甘草30克，干姜23克，附子60克以上。

(二)洄溪

甘草八分，炙　干姜钱半，炮　附子钱半，炮

二、定义

此因阴阳气不顺接，手足逆冷。为制温中散寒、下焦寒利之温方也。

三、病状

1. 伤寒，医下之后，续得下利清谷不止，身疼痛者，急当救里，后身疼痛，清便自调者，急当救表。救里宜四逆汤，救表宜桂枝汤。

2. 大汗，若大下利而厥冷者，四逆汤主之。

汗下后厥冷，则虚寒极矣。故程知曰：不因汗下而厥冷者，用当归四逆，因汗下而厥冷者，用四逆。

3. 自利不渴者属太阴，以其脏有寒故也。明其所以不渴之故。当温之，宜服四逆辈。

有寒则不渴，则知渴者，皆当作热治，不曰四逆汤，而曰四逆辈，凡温热之剂皆可选用。

4. 吐利汗出，发热恶寒，四肢拘急，手足厥冷者，四逆汤主之。

四肢拘急：寒主收引。

5. 大汗出，热不去，内拘急，四肢疼，以上皆外证，其疼亦属阴寒。又下利，清谷。厥逆而恶寒者，三者皆虚寒内证。四逆汤主之。

按：此条诸症，皆属阴寒，固为易辨，惟“热不去”三字，则安知非表邪未尽即恶寒？亦安知非太阳未罢之恶寒？惟下利厥逆，则所谓急当救里，不论其有表无表，而扶阳不可缓矣。

四、本汤脉症互见

1. 伤寒脉浮，自汗出，小便数，心烦，微恶寒，脚挛急，反与桂枝汤攻其表，此误也。得之便厥，咽中干，烦躁吐逆者，作甘草干姜汤与之，以复其阳。若厥愈足温者，更作芍药甘草汤与之，其脚即伸。若胃气不和谵语者，少与调胃承气汤。以上文义详杂方内。若重发汗，复加烧针者，四逆汤主之。阴阳两虚之后，又复竭其阳，非此汤不能挽回阳气。

2. 少阴病，饮食入口则吐，心中温温欲吐，复不能吐，此二句指不食之时言。此与少阳之呕，当有分别，宜以他证验之。始得之。手足寒，脉弦迟者，此胸中实，始得言病方起，脉弦则有力，故知为实。不可下也。欲吐则病在上焦，下之为逆。当吐之。在上者因而越之，此少阴宜吐之法。若膈上有寒饮，干呕者，干呕无物，则知其为饮矣。不可吐也，当温之，寒饮无实物，温之则寒散而饮去矣。凡治饮皆用温法。宜四逆汤。

3. 病发热，头痛，此乃表邪。脉反沉，见里脉。若不瘥，身体疼痛，当救其里，宜四逆汤。身体疼痛，阴阳二证皆有之，今脉沉而疼痛，虽发热亦是里寒外热之证，故用四逆汤。

4. 脉浮而迟，表热浮里寒迟，下利清谷者，四逆汤。

5. 少阴病，脉沉者，急温之，病与脉相合，则温不可迟。宜四逆汤。

6. 呕而脉弱，小便复利，身有微热，见厥者难治，亦外热内虚寒之故。四逆汤主之。

7. 既吐且利，小便复利，而大汗出，下利清谷，内寒外热，脉微欲绝者，四逆汤主之。欲绝云者，是脉尚未绝，有一线生机，急救其里。正胜而邪可却也。所谓微者，即轻诊犹见，重按全无也。

按：上三条第2、第4、第5项，四条第6项，皆系汗下之后，阳气大虚，故虽外有微热，而总以扶阳为急。大小便俱利，则内阳亦尽矣，不仅手足逆冷，为阳微之验也。

五、药解

甘草味甘平。《内经》曰：寒淫于内，治以甘热。却阴扶阳，必以甘为主。是以甘草为君。干姜味辛热。《内经》曰：寒淫所胜，平以辛热。逐寒正气，必先辛热。是以干姜为臣。附子味辛大热。《内经》曰：辛以润之，开发腠理，致津液通气也，暖肌温经必凭大热。是以附子为使。

致津液通气也：画龙点睛，发千古所未发。

简言之，附子补火回阳，干姜温中散寒，炙草缓三焦之急，皆用之以扶阳也。

左氏四逆汤方论，最具独到见解，诸家皆以附子为君，大违仲景本意。若以附子为君，何以炙甘草为附子的两倍，仲景将炙甘草列于首位，主宾之位显然。

六、本证之辨识

（一）外证

恶寒发热或大汗出，身体痛，四肢疼，手足冷。

（二）内证

腹满腹胀，内拘急，下利清谷，小便自利，或吐利交作。

下利清谷者，其所利之谷食，色不变气不臭，即完谷不化也，此为里寒，故宜四逆汤。若下利气臭色变，则又多属热也。

七、煮服法

上三味，以水三升，煮取一升二合，去滓，分温再服。强人可大附子一枚，常人则取中者，小者可知。干姜三两。

三升：600毫升。
一升二合：240毫升。
分温再服：每次仅为120毫升。
大附子：50克。
中者：15克。

八、本汤之命名

四逆者，四肢逆而不温也。四肢者，诸阳之本，阳气不足，阴寒加之，阳气不相顺接，以致手足不温，而成四逆。此汤申发阳气，却散阴寒，温经暖肌，是以四逆名之。

九、本汤脱落之辨证

柯韵伯云：凡治虚证，以里为重，观挟热下利，脉微弱者，便用人参，汗后身疼，脉沉迟者，加人参。此证脉迟，而利清谷，不烦不渴，是中气大虚，元气将脱，但温不补，何以救逆？必本方脱落，而抄录者仍之耳。

按：谓四逆有人参，则此之所加，犹桂枝之加桂耳。

十、本汤清谷之“清”字解

此解牵强附会。☞本论之“清”实印病机十九条，“澄澈清冷”之清，乃寒证的据。所谓“清谷”当系大便之中夹有未消化之食物残渣。

《伤寒论》清谷之清与清便之清，皆作“圊”字解。《说文》：厕，圊也。大徐曰：厕，古谓之清，言污秽当清除也。则“清”字仍如字读。

十一、本汤与《金匮》对举合勘之点

（一）《伤寒》原文

如上述。

（二）《金匮》原文

1. 问曰：病有急当救里救表者，何谓也？师曰：病医下之，续得下利，清谷不止，身体疼痛者，急当救里。后身疼痛，清便自调者，急当救表也。

2. 下利后，腹胀满，身体疼痛者，先温其里，乃攻其表。温里宜四逆汤，攻表宜桂枝汤。

十二、本汤验舌参证

（一）舌淡紫带青滑，又绊青黑筋者

此寒邪直中三阴经，其证身凉，四肢厥冷，脉沉缓或沉弦，宜四逆汤或理中汤。

滑者：充满津液。☞

（二）全舌无苔，中心淡黑而滑者

此少阴寒证也，宜四逆汤。

十三、四逆汤、理中汤、甘草干姜汤用姜辨

甘草干姜汤，其姜炮过则温而不烈。四逆、理中，则干

姜不炮，取其气烈乃能去寒。此三汤用姜之区别也。

一炮一不炮，皆有取义。

十四、本汤与理中汤温法之区别

四逆乃温下焦中焦之法，理中为温上焦中焦之法，二汤本有部位，此其区别也。

十五、本汤与理中汤之功用

四逆、理中，皆温热之剂，而四逆一类，总不离干姜以通阳也，治宜下焦。理中一类，总不离白术以守中也。治宜中焦。余药相同，而功用大异如此。

十六、本证厥利与厥阴厥利辨

厥阴之厥利，是木邪克土为实热。而本证指太阴之厥利，是脾土自病属虚寒，径庭自异。若以姜、附治相火，岂不逆哉？

十七、本汤与真武、通脉、白通三汤之区别

四方独用附子回阳，各有所主，然阳气衰微，不能内固者，主以真武。

阳气退伏，不能外达者，主以四逆。

阴盛于内，格阳于外者，主以通脉。

阴盛于下，格阳于上者，主以白通。

是故真武汤补助阳气者也。四逆汤运行阳气者也，通脉汤通达内外之阳者也。白通汤宣通上下之阳者也。于此既明，然后进而求之。四逆但能益阳，必加葱白乃能通阳。白通但能通阳，必加胆汁乃能入阴。如此分别，一方自有一方之用，不可移易假借也。

十八、本汤与白通、通脉四逆、白通加尿胆三汤辨

白通与本汤俱用姜、附，俱为扶阳抑阴之剂。而白通汤意在通阳，故用葱白，凡厥而下利脉微者用之。四逆汤意在救里，故用甘

草，凡厥而清谷不止者用之。若通脉四逆汤，则进而从阳，以收外散之热。白通加人尿、猪胆汁，则退而救阴，以去格拒之寒也。

十九、本汤兼治

（一）脑冷

脑为元神之府，清阳聚会之处，如何得冷？其所以致冷者，由命门火衰，真气不能上充，四逆汤力能扶先天真阳，真阳旺而气自上充，故治之愈。

（二）气喘痰鸣

气喘之症，举世皆谓肺寒，不知先天之一点真气衰，即不能镇纳浊阴之气，阴气上腾，渐干清道，故见痰喘。四逆汤力能温下焦之阳，故治之愈。

（三）耳肿皮色如常

耳肿之症，每多肝胆风火，今见皮色如常，明是阴气逆于上也。四逆力能扶阳祛阴，故治之愈。

（四）唇焦舌黑，不渴少神

舌黑唇焦之症，多由阳明胃火而作。胃系阳明，胃火必现烦躁，口渴饮冷，二便闭塞等。此则舌黑唇焦，其人并不口渴，却又少神，明是真阳衰极，不能熏蒸津液于上，当知阳气缩一分，肌肉即枯一分，此舌黑唇焦所由来也。

四逆汤力能回先天之阳，阳气一回，津液复升，枯焦立润，故治之愈。

张某因误服寒凉攻伐药，致唇焦舌黑，危在旦夕。季云投理中四君加山药等药而愈，实师于此。

（五）喉痛，畏寒脚冷

喉痛一症，原非一端，此则畏寒脚冷，明是少阴受寒，逼出真火，浮于喉间，故喉痛而脚冷。四逆汤力能温少阴之气，逐在里之寒，故治之愈。

（六）喉痛身大热、面赤、目瞑、舌冷

喉痛面赤身热，似是阳证，然又见目瞑、舌冷，却是阴盛隔阳于外之征。四逆汤力能祛逐阴寒，迎阳归舍，故治之愈。

（七）吐血困倦

吐血一证，总缘地气上腾，升降失职。人身气为阳主升，血为阴主降，今当升者不升，不当升者而反升，明明阴血太盛，上干清道，古人益火之源，以消阴翳，是教人补火以治水也。又云：壮水之主，以制阳光，是教人补水以治火也。四逆汤力能补火，故治之愈。

（八）齿缝出血

齿乃骨之余，本属肾，肾为水脏，先天之真阳寄焉，以统乎骨分之血液，真阳不足，不能统摄血液，故见血出。四逆汤能挽回水脏真阳，故治之愈。

（九）朝食暮吐，完谷不化

饮食入胃，固以胃为主，然运化之机，全在先天命门这一点真火，始能运化，真火一衰，即不能腐熟水谷，而成完谷不化。朝食暮吐者，暮为阴盛之候，阴气上僭，心肺之阳不能镇纳，故听其吐出也。四逆汤力能补命门衰火，故治之愈。

（十）足心热，不渴尿多

足心发热如焚，人皆谓阴之虚也。夫阴虚由于火旺，火旺之人，尿必短赤，口必饮冷，理势然也。今则不渴而尿多，此句注重尿多，似应加益智为宜。明是下焦无阳，不能统束肾气，以致阴火沸腾，故见足心发热如焚也。四逆汤力能补火，火旺即能统束群阴，故治之愈。此法即是丙夺丁火之义也。知得丙夺丁火，便知得阳衰不能镇阴之旨。

注：丙为阳火，内应手太阳小肠，丁为阴火，内属于手少阴心。

（十一）面赤发热，汗出抽掣

面赤发热，汗出抽掣，近似中风，其实不是。务必仔细

斟酌，如其人本体有阴象足征，即不可当作风热。须知面赤发热者，阳越于外也。汗出抽掣者，阳亡于外不能支持四维也。四逆汤力能回阳，阳回则诸证自已。

（十二）大便下血，气短少神

大便下血，固有虚实之分，此则气短少神，必是下焦之阳不足，不能统摄血液。四逆汤力能扶下焦之阳，阳旺则开阖有节，故治之愈。

（十三）头摇，面白，少神

头摇之症，人皆目为之风，予于此症，查其人面白少神，知其为清阳不升，元气虚极，不能镇定也。四逆汤力能扶阳，真阳一旺，即能镇定上下四旁，故治之愈。

（十四）背冷，目瞑

背为阳中之阳，不宜寒冷，今又背冷而目瞑，明是先天真阳衰极，阴寒内生，阴盛则阳微，故目瞑而背冷也。四逆汤力能扶先天真阳，故治之愈。

（十五）舌肿硬而青

舌肿一症，似乎阴火旺极，不知舌肿而青，此乃阴寒太盛，逼出真火欲从舌尖而出，故先肿硬青滑。四逆汤力能补火，祛逐阴寒，故治之愈。

（十六）唇肿而赤，不渴

唇肿之症，近似胃火，胃火之肿，口必大渴。今见病人唇肿而口并不渴，可知阴火出于脾间。四逆汤功专补阳，阳旺则阴火自清，故治之愈。

（十七）鼻涕如注，面白少神

鼻涕一症，原有外感内伤之别，此则面白无神，明是真阳衰于上，不能统摄在上之津液。四逆汤力能扶坎中真阳，阳旺自能统纳，故治之愈。

（十八）尿多

尿之多，由于下焦之火弱不能收束故也。四逆汤力能补下焦之火，故治之愈。

（十九）周身发起包块，皮色如常

周身发起包块，疑是风热阳邪，此则皮色如常，则是阴邪僭居阳位。四逆汤力能扶阳，阳旺则阴邪自伏，故治之愈。

（二十）周身忽现红片如云，不热不渴

周身发现红云，孰不谓风火郁热于皮肤，但风火邪热之证，未有不发热而即作者，亦未有口不渴而即谓之火者，此处便是易认证要点。予每于此证认作阳衰，阴居阳位，以四逆汤治之愈。

（二十一）发热谵语，无神不渴

发热谵语，皆谓热伏于心神无所主也。不知阳证热伏于心，精神不衰，口渴引冷，小便亦必短赤，此则无神不渴，全在“无神”二字上定案。明是真阳衰极。发热者，阳越于外也。谵语者，阴邪乘心，神无所主也。不渴无神，非邪火也。四逆汤力能回阳，阳回则神安，故治之愈。

（二十二）两目白睛青色

白轮属肺金也。今见纯青无白色，是金气衰而肝木乘之也。四逆汤力扶坎中之金，金气一旺，目睛自然转变，故治之愈。

（二十三）两目赤雾缕缕，微胀不痛

目窝乃五脏精华所聚之处，原着不得一毫客气，今见赤雾如缕，疑是阳火为殃，不知阳邪痛甚胀甚，此则微胀不痛，明是阳衰于上，不能镇纳下焦浊阴之气，地气上腾，故见此等目疾。四逆汤力能扶阳祛阴，故治之愈。

（二十四）阴霍乱

其证汗出，四肢拘急，小便复利，脉微欲绝，无头痛口渴之状，宜四逆汤。

二十、本汤主治在厥逆

按：方名四逆，必以之治厥逆。论云：厥者，阴阳气不相顺接，手足逆冷是也。凡论中言脉沉微迟弱者，则厥冷不待言而可知，此方温中散寒，故附子用生者。

二十一、本汤宜冷服

宜冷服者，寒盛于中，热饮则格拒不纳，经所谓热因寒用，又曰治寒以热凉而行之是也。

又有阴极发躁渴者，不可用凉剂，若误用之，使渴甚躁急，死之必矣。

专主热剂冷饮，其躁渴自止。躁极加辰砂末调服，水姜煎，入麝香少许，冷服免吐，如受药不转出为效。吐出难治。(《全生集》)

二十二、本汤禁用

凡暑热痢者，不可以四逆汤治之，如用之，与治暑热之霍乱用理中汤其害正同。

第二节　四逆加人参汤

一、用量

(一)仲景

四逆汤加人参一两。

(二)洄溪

附子钱半，炮　人参三钱　干姜钱半，炒　炙草钱半

二、定义

此因恶寒脉微复利，阳虚阴盛，津液内竭。为制温经复阳、生津益血之温方也。

三、病状

恶寒，脉微而复利，利止，亡血也。按：亡阴即为亡血，不必真脱

血也。成无己注：引《金匮玉函》曰：水竭则无血，谓利止则津液内竭。四逆加人参汤主之。利虽止而恶寒未罢，仍用四逆汤温之，加参以益津液。

四、脉象

脉微。

脉微为无血，无血即亡阳也。

五、药解

阳亡则卫外不固，犹赖胃阳犹存，故利虽止而恶寒未罢也，当于四逆汤中倍用人参，则阳回而恶寒自罢。人参、附子补火回阳，干姜、炙草暖胃温中，洵为扶元补火之剂，乃亡阳阴竭之主方也，故倍人参通脉以治之。人参生津益血。

六、煮服法

同四逆汤。

第三节　通脉四逆汤

一、用量

（一）仲景

甘草二两，炙　干姜三两，强人可四两　附子大者一枚，生用，去皮，破八片

（二）洄溪

甘草八分　干姜钱半　附子钱半，炮　白葱九茎

二、定义

此阳虚于里，寒盛于中，虚寒郁而不伸，阴寒伏而不化。为制温里通脉、散阴通阳之温方也。

三、病状

少阴病，下利清谷，里寒外热，寒逼阳于外。汗出而厥者，汗出而厥，

阳有立亡之象。通脉四逆汤主之。

四、本汤脉症互见

少阴病，下利清谷，里寒外热，手足厥逆，外证。脉微欲绝，内证。身反不恶寒，寒邪已入里。其人面色赤，阳越。或腹痛，或干呕，或咽痛，或利止脉不出者，通脉四逆汤主之。

诸症或阳或阴，乃闭塞不通之故，故用辛温通阳之品以治之。其兼症不同详后加减法。

少阴，肾也。肾象乎坎，一阳陷于二阴之中，二阴若盛，一阳必衰，阴邪始得内侵，孤阳因之而外越也。下利清谷，寒甚于里也。手足厥逆，阴盛于外也。身反不恶寒，面赤，为阳郁，利止咽痛为阳回。腹痛干呕，是寒甚于里，乃寒热交争于表里也。

脉微欲绝，是少阴本脉，脉不出，是阳虽回而气闭不行也。本汤温里通脉，脉出则厥愈，脉不出，厥不还，则从阴而死矣。

五、药解

本汤倍干姜加甘草佐附子，易名通脉四逆者，以其能大壮元阳，主持中外，共招外热反之于内。盖此时生气已离，亡在俄顷，若以柔缓之甘草为君，岂能疾呼外之阳邪？故易以干姜。然必加甘草与干姜等份，恐涣漫之余，姜附之猛，不能安养元气，所谓有制之师也。简言之，即肾中阴盛格阳于外之剂也。

六、本汤加减

（一）面色赤者，加葱九茎

葱味辛，能生少阳生发之气，葱白入肺，能通荣卫之气，兼通格上之阳，故用之以通气。

（二）腹中痛者，去葱加芍药二两

芍药味酸，能利阴气，腹中痛为不通也，加芍药者，谓和在里之阴也。

（三）呕者加生姜二两

辛以散之，呕为气不散也，故用生姜止呕。

（四）咽痛者，去芍药加桔梗一两

咽中如结，加桔梗则能散之。

（五）利止脉不出者，去桔梗加人参二两

利止脉不出者，亡血也，加人参以补之。经曰：脉微而利亡血也，四逆加人参主之。脉症与方相应者，乃可服之。又云：少气者倍人参，以生元气而复脉也。

（六）阴寒，霍乱愈后，四肢拘急，脉微欲绝者，加猪胆汁和入（王孟英）

七、煮服法

上三味，以水三升，煮取一升二合，去滓，分温再服，其脉即出者愈。

八、本汤与四逆汤之要点

本汤为阴证似阳而设也。症之异于四逆者，在不恶寒而面色赤。脉之异于四逆者，在微欲绝。

九、本证之面赤与小儿之病阳明两颧赤辨

大人之面色赤是为戴阳，谓阳浮于上如戴也。此下焦虚极也。小儿之两颧赤是为郁热，乃胃家有火也。盖阳明脉营于面，不可认为戴阳而用热药。易言之，阴盛面赤，色暗不光，少阴证也。阳盛面赤，色明且润，阳明证也。

附：戴阳证现象之的据

桐乡陆定圃谓凡寒在内而格阳于外，寒在下而格阳于上者，此为无根之火，症见烦躁欲裸，或欲坐卧泥水中，舌苔淡红，口燥齿

浮，面赤微晕，或两颧浅红游移不定。异实热证之尽而通红者。

叶天士谓戴阳之红，红白娇嫩带白，语言无力，纳少胸闷，渴欲饮水，或咽喉痛而索水，至前复不能饮，肌表虽大热而重按则不热，或反觉冷，或身热反欲得衣，且两足必冷，小便清白，下利清谷，亦有大便结燥者。脉沉细或浮数，按之欲散，亦有浮大满指，而按则必无力，是宜温热之剂如八味丸等药，须凉服，从其类以求之也。

附：真热假热验舌法

1. 实热者，舌苔必燥而焦，甚则黑。

2. 假热者，舌虽有白苔而必滑，口虽渴而不能饮水，饮水不过一二口，甚则少顷亦必吐出，面虽赤而色必嫩娇，身体躁而欲坐卧于泥水中。

真寒假热：当为“真热假寒”。

附：假热真寒与真寒假热辨

如身大热而反欲热饮，则假热而真寒也。身寒战而反欲凉饮，是真热而假寒也。故《内经》“临病人问所便”，盖病人之所便，即病情之所在，以此类推，百不失一。

试假热法：以附子作饼，热贴脐上时许，便觉稍安。外试妙法。

十、本汤加葱之疑点

齐有堂曰：此证一线微阳未散，法当即投温补，于本方中可加黄芪、白术，大补中气，速回其阳，岂可用葱白以耗散其阳乎？仲景原方，必无葱白。

第四节 白通加人尿猪胆汁汤

一、用量

（一）仲景

附子一枚，生用，去皮，切八片 干姜一两 葱白四茎 猪胆汁一合 人尿五合

☜猪胆汁：入心通脉。一合为20ml。人尿：未明言童便，则健康人尿亦可。五合等于100毫升。引阳药达于至阴而通之。

（二）洄溪

附子三钱 干姜三钱 葱白五枚 猪胆汁少许 人尿一杯

二、定义

此少阴伤寒，阴盛格阳于上，有欲脱之势。为制热因寒用，仿《内经》反佐以取之温方也。

三、本汤脉症互见

少阴病，下利脉微者，与白通汤，利不止，厥逆无脉，干呕烦者，无脉厥逆，呕而且烦，则上下俱不通，阴阳相格可知。白通加猪胆汁主之。服汤脉暴出者死，微续者生。暴出，乃药力所迫，药力尽则气仍绝。微续，乃正气自复，故可生也。

少阴篇云：少阴病，下利不止，恶寒而蜷卧，手足温者，可治。则又当以手足之温，验其阳之有无也。蜷，音拳，不伸也。

与白通汤下利当止，今利不止更增干呕而烦者，此阴寒盛极格阳欲脱之候也。

四、药解

是方也，即四逆汤减甘草加葱白也。而名之曰白通者，以葱白能通阳气也。减甘草者，因其缓也。加猪胆汁、人尿者，引阳药达于至阴而通之，《内经》所云反佐以取之是也。热物冷服，下咽之后，冷体既消热性便发，情且不达，而致大益，则二气之拒隔可调，上下之阴阳可通矣。

☜或错简脱落，亦未可知，且炙甘草和中而燮理上下，且能解附子毒，吾恒用之。

五、煮服法

上三味，以水三升，煮取一升，去滓，内胆汁、人尿，和令相得，分温再服，无胆汁亦可。

六、本证脉暴出与通脉四逆汤脉即出之区别

彼证言脉即出者愈，此证言暴出者死。盖暴出，一时出尽，即出，言服药后少顷即徐徐微续也。须善会之，此暴出与即出不同之点也。要言之，暴出，谓无根之阳骤并诸外也，如烛尽焰高，故主死。微续，谓徐徐微续而出，阳气渐交阴肯纳也，故主生。

第五节　通脉四逆加猪胆汁汤

一、用量

仲景

甘草炙，二两　干姜三两，强人可四两　附子大者一枚。生用，去皮，破八片　猪胆汁半合

二、定义

此阳气大虚，阴气独胜，阴盛格阳之证。为制入心通脉、补肝和阳之温方也。

阴盛格阳与阴虚火旺，外面皆见热象，阳盛格阴与阳虚生寒，外面皆见寒证。不看里面看外面，皆不知正面与反面者也。

三、本汤脉症互见

吐已下断，利止也。汗出而厥，四肢拘急不解，脉微欲绝者，通脉四逆加猪胆汁汤主之。

吐已下断，津液内竭，则不当汗出，汗出者不当厥，今汗出而厥，四肢拘急不解，脉微欲绝者，是阳气大虚，阴气独盛也。（成无己）

四、药解

四逆汤加猪胆汁，胆苦入心而通脉，胆寒补肝而和阴，引置汤药，不得拒格，若纯与阳药，恐阴为拒格也。《内经》曰：微者逆之，甚者从之。此之谓也。

季云按：微者，病之轻者也。轻者正治谓之逆。逆，迎合之意也。甚者，病之重者也。重者反治，谓之从。从，顺从之义也。即热因热治、寒因寒治、通因通治、塞因塞治之各法也。

五、煮服法

通脉四逆，原方加猪胆汁半合，煎如前法，煎成，内猪胆汁温服，其脉即出。

第六节　干姜附子汤

一、用量

（一）仲景

干姜一两　附子一枚生用，去皮破八片

（二）洄溪

干姜三钱　附子三钱

二、定义

此汗下表里均虚，内外俱阴。为制回阳散寒救急之温方也。

三、病状

下之后，复发汗，先竭其阴，后竭其阳。昼日烦躁不得眠，夜而安静，不呕不渴，无表证，身无大热者，此邪已退而阳气衰弱，故止用姜、附回阳。干姜附子汤主之。

当发汗，而反下之，复发汗，汗出而里阳将脱，故烦躁也。昼日烦躁不得眠，虚阳独据阳分也。夜而安静，知阴不虚也。身无大热，则微热尚存。不呕不渴，是无里热。不头疼恶寒，是无表证。以昼日烦躁不得眠，认为虚阳之扰乱，则由此而推日中安静，夜间烦躁，又当认为阴病而阳不病也。

阳旺于昼，阳欲复，虚不胜邪，正邪交争，故昼日烦躁不得眠。夜阴旺，阳虚不能与之争，是以夜则安静。（成无己）

季云按：里阳将脱，或见烦躁，若已脱，则并烦躁而不能矣。虚邪如萤火将息，复有微光也。

四、脉象

脉沉微。

脉沉微，是纯阴无阳矣。犹幸此微热未除，烦躁不宁之际，独任回阳之剂，以止烦躁，而解微热矣。

成无己曰：脉沉微，知阳气大虚，阴气胜矣。

五、药解

干姜、生附，急于回阳，则烦躁宁而脉自复，微热无所解矣。《内经》曰：寒淫所胜，平以辛热，虚寒大甚，是以辛热剂胜之也。故与干姜附子汤，退阴复阳。曰平者，平其上而使之下也。

六、煮服法

上二味，以水三升，煮取一升，去滓，顿服。

七、本汤先下后汗与茯苓四逆汤先汗后下辨

彼证先汗后下，于法为顺，而表仍不解，是妄下亡阴，阴阳俱浮而烦躁，故制茯苓四逆固阴以收阳。此证先下后汗，于法为逆，而表证反解，内不呕渴，似乎阴阳自和，而实妄下亡阳，所以虚阳浮于阳分，昼则烦躁，故专用干姜、附子，固阳以配阴。

八、本证烦躁不得眠与栀子豉证虚烦不得眠之区别

烦躁不得眠，与虚烦不得眠，皆汗下后之余症。夫烦躁以理言，

则为热也。虚烦者，既言虚字非实热也。何故烦躁反与姜附汤，虚烦仍用栀子豉汤，二药天壤之隔，其理何如？曰：烦躁本为热，但分昼夜，则知阳虚虚烦不得眠，无间断，故为里热。经曰：下之后，复发汗，昼日烦躁不得眠，夜而安静，不呕不渴，无表证，脉沉微，身无大热，干姜附子汤退阴复阳。

其虚烦不得眠，若剧者必反覆颠倒，心中懊侬，栀子豉汤以吐胸中之邪。

观此则二证俱烦而不得眠，却有寒热之异，故不同然。(《赤水玄珠》)

九、本汤专治阳虚

阳虚有二证：有喜阳者，有畏阳者。大抵阴虚者畏阳，阴不虚者喜阳，此因下后阴亦虚，故反畏阳也。(徐洄溪)

第七节　白通汤

一、用量

(一)仲景

葱白四茎　干姜一两　附子一枚，生用，去皮，破八片

(二)洄溪

葱白三枚　干姜钱半　附子钱半

二、定义

此少阴病阳为阴盛所困，下焦虚寒，不能制水。为制大辛大热、温里散寒之温方也。

三、病状

少阴病，下利，此为寒痢。白通汤主之。

少阴主水，少阴客寒不能制水，故自利也。用白通，在通里散寒。

白通者，通下焦之阴气以达于上焦也。少阴伤寒，下利厥冷，是火虚不能鼓舞以逐邪也。

四、脉象

脉微。

五、药解

干姜、附子，振动元阳，佐葱白以通阳气，俾水津四布，而厥利自除矣。此扶阳散寒之剂，为阳虚不能施化之专方。

《内经》曰：肾苦燥，急食辛以润之。葱白之辛，以通阳气；姜附之辛，以散阴寒。（成无己）

徐洄溪曰：此专治少阴之利，用葱白所以通少阴之阳气。

六、煮服法

上三味，以水三升，煮取一升。去滓，分温再服。

七、本证自利与下利不同辨

自利属寒，下利协热。自利者溏粪多水，下利者泻而不畅，若下利清谷，则属寒者多，虽间有邪热不杀谷者，亦皆泻而不畅也。

八、本汤治少阴火虚与猪苓、白头翁二汤治厥阴火旺辨

阴虚则小便难，下利而渴者，小便必不利，或出涩而难，此小便色白，肾热小便如膏，肾寒小便清白。属少阴火虚，故曰下焦虚。

九、本汤与四逆之类似

此汤独去甘草，盖祛寒欲其速，辛烈之性，取其骤发直达下焦，故不欲甘以缓之也。而尤妙在葱白味辛，以通阳气，令阴得阳而利庶可愈。

十、本汤下利无后重明文辨

本汤为专治寒利而设，故仅曰下利，而无后重之明文，知是虚利

非实证也。要言之，此为少阴虚寒之证，正与厥阴热利相反矣。盖以厥阴之利，多热少寒，少阴多寒少热故也。

第八节　茯苓四逆汤

一、用量

（一）仲景

茯苓四两，一本作六两　附子一枚，生用，去皮，破八片　甘草二两，炙　干姜一两半　人参一两

（二）洄溪

茯苓三钱　附子钱半　甘草钱半　干姜炒，钱半　人参钱半

二、定义

此少阴伤寒，虚阳挟水气不化，内扰而烦，欲脱而躁。为制清神回阳之温剂也。

三、病状

发汗，若下之，病仍不解，烦躁者，此阳气不摄而烦，所谓阴烦也。然亦必参以他证，方不误认为栀子汤证。茯苓四逆汤主之。

汗下后，病仍不解者，系先竭其阴，后竭其阳，亦阴盛格阳之烦躁也。

发汗，外虚阳气，下之，内虚阴气，阴阳俱虚，邪独不解，故生烦躁，与茯苓四逆汤，以复阴阳之气。

四、脉象

脉细欲绝。

五、药解

茯苓理先天无形之气，安虚阳内扰之烦，人参配茯苓，补下焦之

元气，干姜配附子，回阳虚欲脱之躁，调以甘草，比之四逆为稍缓，和其相格，故宜缓也。一去甘草，一加参苓，而缓急自别，仲景用方之妙如此。要言之，用姜附回阳，参苓滋阴，烦躁止而外病自解。

徐洄溪曰：《本草》茯苓治逆气烦满。

成无已曰：用四逆汤以补阳，加茯苓、人参以益阴。

六、煮服法

上五味，以水五升，煮取三升，去滓，温服七合，日三服。

七、本证烦躁之辨识

未经汗下而烦躁多属阳，其脉实大，其证热渴，是烦为阳盛躁为阴虚也。

已经汗下而烦躁多属阴，其脉沉细，其证汗厥，是烦为阳虚躁为阴竭也。

八、本证烦躁与大青龙烦躁辨

大青龙汤证，不汗出之烦躁，乃未经汗下之烦躁，属实。本证病不解之烦躁，乃汗下后之烦躁，属虚。然脉之浮紧沉微，自当辨之。

第九节　四逆散

此当制备，凡仲景用“散”之方，改用汤剂则无效，其或出现变症，不可不知。

一、用量

（一）仲景

甘草炙　枳实破，水渍炙干　柴胡　芍药

加减法见后，各十分（汉代剂量一分等于3.9至4.2克），捣筛，白饮和服方寸匕，日三服。

（二）洄溪

甘草两半　枳实八钱，炒　柴胡两半　白芍两半，炒

二、定义

此阳邪内陷，邪气滞于中，清浊不分，营阴暗耗。为制升散四达之平剂也。

三、病状

少阴病，四逆，其人或咳或悸，或小便不利，或腹中痛，或泄利下重者，四逆散主之。

四逆者，四肢不温也。伤寒邪在三阳，手足必热，传到太阴，手足自温，至少阴则邪热渐深，故四肢逆而不温也。及至厥阴，则手足厥冷，是为甚于逆，故用四逆散以散传经之热，此为正解。（成无己）

四肢厥逆，阳内而阴反外也。泄利下重，阳邪陷于少阴也。咳悸腹中痛，小便不利，皆水气为患，故以此散举下陷之阳邪，而水气自散，诸证自平矣。此乃少阴传经之热邪，并无脉微恶寒等症，即下利一端，并非清谷而反下重，故不得用温药。

四、脉象

脉弦。

五、药解

《内经》曰：热淫于内，佐以甘苦，以酸收之，以苦发之。枳实、甘草之苦甘，以泄里热。芍药之酸，以收阴气。柴胡之苦，以发表热。（成无己）

按：四逆之枳、芍，亦下剂也。以酸苦涌泄为阴，所在下重也。

柴胡升阳，白芍敛阴，枳实泄滞气，甘草缓中州，令伏邪升散四达，则清阳不复下陷，而厥利无不尽平矣。

六、煮服法

上四味，各十分，捣筛，白饮和，服方寸匕，日三服。

柯韵伯曰：服方寸匕，恐不济事。

七、本散加法

（一）咳者加五味子、干姜各五分，并主下利

肺寒气逆则咳，五味子之酸收逆气，干姜之辛散肺寒，并主下利者，肺与大肠为表里，上咳下利，治则颇同。

（二）悸者加桂枝五分

悸者，气虚而不能通行，心下筑筑然悸动也。故加桂枝通阳以益心。

（三）小便不利者加茯苓五分

茯苓味甘而淡，饮蓄膀胱，故加茯苓利水以导饮。

（四）腹中痛者，加附子一枚（炮）

里虚遇邪则痛，故加附子温中以定痛。

（五）泄利下重者，先以水五升煮薤白三升，取三升，去滓，以散方寸匕，内汤中煮取一升半，分温再服

泄利下重者，下焦气滞也。故加薤白以疏气滞。

徐洄溪曰：薤白能治下重以泄大肠之气，故《别录》云：薤白主温中散结，疏邪通气。

八、本散专治热厥下利与专治寒逆下利辨

四逆有寒热之分，胃阳不敷于四肢为寒厥，阳邪内扰于阴分为热厥，然欲知四逆之寒热，必先审泄利之寒热。

柯韵伯曰：四肢为诸阳之本，阳气不达于四肢因而厥逆，故四逆多属于阴。此则泄利下重，是阳邪下陷入阴中，阳内而阴反外，以致阴阳脉气不相顺接也。可知以手足厥冷为热厥，四肢厥逆为寒厥者，亦凿矣。

下利清谷为寒，当用姜、附壮元阳之本，泄利下重为热，故用白芍、枳实之酸苦涌泄以清之，更用柴胡之苦平以升散之，令阴火得以四达，而即佐以甘草之甘凉，缓其下重。

合而为散，散其实热也。

用白饮和服，中气和而四肢之阴阳自接矣。

不用芩连者，以其热在下焦不在中上也。

九、三阳传厥阴发厥合病辨

太阳厥阴，麻黄升麻汤、甘草干姜汤证也。阳明厥阴，白虎汤、大承气汤证也。此则少阳厥阴，四逆散证也。

十、本散辨证之要

按：少阴用药，有阴阳之分，如阴寒而四逆者，非姜附不能疗。此证虽云四逆，必不甚冷，或指头微温，或脉不沉微，乃阴中涵阳之证，惟气不宣通，是以逆冷，故重宣通气机而四逆可痊。

十一、本散和表解肌、疏通气血之专长

四逆散证，乃阳邪传变而入阴经，是解传经之邪，非治阴寒也。凡阳热之极，六脉细弱，语言轻微，神色懒静，有似阴证，而大便结，小便数，齿燥舌苔，其热已伏内，必发热也。若用热药则内热愈炽，用凉药则热被寒束，法惟有和表解肌，疏通气血，而里热自除，此仲景四逆散所由设也。

按：此是邪热渐深，壅遏少阴经络，故用此以宣通之。至阳气亢极，则惟有急下之法，四逆诸品何能愈之？

十二、本散内薤白三升之疑点

薤白性滑，能泄下焦阴阳气滞，然辛温太甚，荤气逼人，顿用三升而入散二钱匕，只闻薤气而不知药味矣。且加味只用五分，而附子一枚，薤白三升，何多寡不同若是？不能不疑于叔和编集之误耳。（柯韵伯）

十三、本散仿大柴胡之下法

以少阴为阴枢，故去黄芩之大寒，姜夏之辛散，加甘草以易大枣，良有深意。

十四、本证泄利下重句应移至四逆句下之说明

柯韵伯云：条中无主证，而皆是或然证，四逆下必有阙文，今以“泄利下重”四字移至四逆下，则本方乃有纲目。盖以或咳、或利、或小便不利，同小青龙证；厥而心悸，同茯苓甘草证；或咳、或利、或腹中痛，或小便不利，又同真武汤证，种种是水气为患，不发汗利水者，泄利下重故也。泄利下重又不同白头翁汤者，四逆故也。此少阴枢无主，故多或然之证，因取四物以散四逆之热邪，随症加味以治或然证，此少阴气分之下剂也。所谓厥应下之者，此方是矣。

按：少阴之枢不灵多或然证，一如少阳之枢不灵多或然证也。（陆批）

十五、厥阴发厥与少阴发厥辨

少阴所主者，气厥则为寒，当纳气归肾。厥阴所主者，血厥则为虚，当温经复营，此大法也。（程效倩）

第十节　当归四逆汤

一、用量

（一）仲景

当归　桂枝去皮　芍药　细辛各三两　甘草炙　通草各二两　大枣二十五枚，擘，一法十二枚

（二）洄溪

当归三钱　桂枝六分　白芍钱半，酒炒　细辛四分　甘草八分　通草八分　大枣三枚

二、定义

此厥阴阴邪寒化之轻证。为制祛寒发表、养营平肝之温方也。

三、本证脉症互见

手足厥寒，脉细欲绝者，当归四逆汤主之。

此四逆乃太阳传经之邪，而表犹未罢，因阳气已虚，故用和血之方以温散之也。

手足厥寒者，阳气外虚，不温四末也。（成注）

脉细欲绝之人，姜、附亦足以劫其阴，故不惟不轻用下，亦且不轻用温也。

成无已曰：脉细欲绝者，阴血内弱，脉行不利也。

下利脉大者，虚也，凡证虚而脉反大者，皆元气不固也。以其强下之故也。推求所以致虚之意。设脉浮革，虚寒相搏，此名为革。因而肠鸣者，肠鸣亦气不通和之故。属当归四逆汤☜归：为后加。主之。

四、药解

此方但取桂枝解外，而以当归为君者，厥阴主肝，内寄相火，为藏血之室，肝苦急，甘、枣以缓之，肝欲散，细辛以散之，通草通窍，利一身关节，芍药敛阴，防相火之逆上，仍不失辛甘发散为阳之剂也。

《内经》曰：脉者，血之府也。诸血皆属于心，通脉者，必先补心益血，苦先入于心，当归之苦以助心血。心苦急，急食酸以收之，芍药之酸，以收心气，肝苦急，急食甘以缓之，大枣、甘草、通草之甘，以缓阴血。（成无已）

用桂枝汤加当归和血，细辛温散，以和表里之阳也。（徐洄溪）

五、煮服法

上七味，以水八升，煮取三升，去滓，温服一升，日三服。

六、本证辨识之要点

手足厥寒，脉微欲绝者，厥阴阴邪之脉症也。然不通身肤冷，亦不躁无暂安时者，则非阳虚阴虚之比，乃阴脏厥之轻剂也。故不用姜、附等辈而用四逆汤者，和厥阴以散寒邪，调荣卫以通阳气也。

妇科多此证，多主血寒，与误下无关。

季云按：此四逆证，乃从太阳误下所致，非厥阴少阴之四逆也，故仍以桂枝汤为主。

七、本汤之疑点与辨正

柯韵伯曰：此条证为在里，当是四逆，本方加当归，如茯苓四逆之例，若反用桂枝汤攻表里，误矣。既名四逆汤，岂得无姜、附？此疑点也。然季云按：桂枝汤加当归、细辛，辛通也。辛通二味，即是姜、附，当归一味，即是人参，此辨正也。

八、本汤兼治

《汉药神效方》载：织田贯曰：余壮年西游时，于远州见付驿访古田玄道翁者，见翁之治冻疮用当归四逆汤，奏效甚速。余大有所得，别后殆三十余年，对于冻风，每用此方必见效。庚辰二月，有数寄屋町绸缎商上总屋吉兵卫妻，左足踇指及中指紫黑溃烂，由踵趺上及膝，寒热烦疼，昼夜苦楚，不能寝食，一医误为脱疽之类，种种施治总不见效。予一诊知其误治，乃投以当归四逆汤，外贴破敌膏、中黄膏等，一月余而痊愈。此冻风之最重者，若平常紫斑痒痛，只用前方四五帖即可奏效，真神方也。

按：冻风亦冻疮。其分量：当归、桂枝、白芍各一钱四厘，细辛七分，大枣二十五个，甘草（炙）、通草各七分。以上七味煎汤。

九、本汤与四逆辈发厥辨脉之精义

微——似有似无，阳气欲绝。
细——小而清晰，血虚不能充盈脉道。

脉微而厥者，阳之虚也，宜四逆辈。脉细而厥者，血虚不营于四末也，宜酸甘辛药，温之润之行之，当归四逆是也。

第十一节　当归四逆加吴茱萸生姜汤

一、用量

（一）仲景

当归　甘草炙　通草各二两　芍药　桂枝去皮　细辛各三两　大枣二十五枚，擘　吴茱萸二升　生姜半斤，切

☞一升50～70克，吴茱萸二升100～140克。

（二）洄溪

当归三钱　甘草六分　通草六分　白芍钱半，酒炒　桂枝六分　细辛五分　大枣六枚　吴茱萸六分，醋泡炒　生姜三片

二、定义

此厥阴脏寒，经久伤营血，外复伤寒。为制温内解外、散寒行阳之温方也。

三、病状

若其人内有久寒者，宜当归四逆加吴茱萸生姜汤主之。

内有久寒者，指平素言，必待问而得之。或另有现状，乃为可据，然久寒不用姜、附，以厥阴受病，必营血大伤，第加吴茱萸、生姜，则营分受荫，而寒邪外解，脉道自复，厥无不愈矣。

四、脉象

脉细欲绝。

细与微对。微者，薄也，属阳气虚。细者，小也，属阴血虚。

五、药解

当归四逆汤中，桂枝得归芍生血于营，细辛得通草行气于卫，甘草得大枣则缓中以调肝，营气自得于手太阴，而脉

自不绝，其久寒加吴萸、生姜者，一温厥阴之脏，一温玄府之表也。

成无己曰：茱萸辛温，以散久寒；生姜辛温，以行阳气。

徐洄溪曰：吴萸温中散寒，其性更烈。

六、煮服法

经方中苦酒即醋，清酒即米酒，即今之黄酒也。

上九味，以水六升，清酒六升，和煮，取五升，去滓，温分五服。

此用酒煮者，为温经络，更佐细辛，直通厥阴之脏，迅散内外之寒也。

又水与清酒皆六升，即水酒各半合煮之谓也。

七、本证脉细欲绝与少阴证脉微欲绝辨

少阴论中，脉微欲绝，用通脉四逆主治，回阳之剂也。此证脉细欲绝，用当归四逆主治，补血之剂也。

八、本汤辨脉认证要点

此因脉细，知其寒在血分不在气分，故不用姜、附，而但用桂辛以温血。

九、本汤与四逆汤、当归四逆汤三方之区别

徐洄溪云：按前四逆诸法，皆主于温。此二方，指当归四逆汤及本汤而言。则主温中兼通阳和阴之法。

十、本汤兼治

（一）脐旁左右痛

冲脉为病，脐旁左右疼。盖为寒气所凝，其冲脉之血不能上行下达，当用血分之药，使胞中之血，通行肌表，若用气药无益也，故主当归四逆汤加吴萸、生姜。吴萸辛热，猛于细辛，能直通厥阴之脏。生姜横散，淫气于筋，筋脉不沮，弛则血气如

故。是又救厥阴内外两伤于寒之法也。

（二）冷结膀胱关元

脐下四寸为中极，三寸为关元。关元，即胞宫也，又名血室，又名气海，又名丹田。此因肝系之膜，下连网油，而至脐下，肝脉又抵少腹，包络之血下膈，循冲任，而下会于胞宫，故二经之冷，亦能下结胞宫。经文曰：我不结胸。以见胸前之膜膈，因与肝系心包相通，而下至于胞宫，亦是膈膜相通之处，乃肝之气与包络之血，会聚之所，故能结于此也。知此则凡寒疝癥瘕之故，皆可会通。故冷结膀胱，少腹满痛，手足厥冷，皆宜当归四逆汤加吴茱萸、生姜。

（三）霍乱转筋（俗称吊脚痧）

山阴田雪帆，着时行霍乱，指迷辨正，世俗所称吊脚痧一种，以为此真寒直中厥阴肝经，即霍乱转筋是也。初起先腹痛，或不痛，泄利清水，顷刻数十次，少者十余次，未几即手筋抽掣，呕逆，口渴恣饮，手足厥逆，脉细欲绝，甚者声嘶舌短，目眶陷，目上视，手足青紫或遍身青筋，硬凸如索，汗出脉绝，急者旦发夕死，夕发旦死，缓者二三日或五六日而死。世医认为暑湿，妄投凉泻，或认为痧气，妄投香散，十香散、卧龙丹之类。鲜有不毙。宜用当归四逆加吴茱萸、生姜，水煎冷服，轻者二三剂即愈，一日中频进二三剂。重者多服数剂立可回生。

如呕者，加制半夏三钱、淡干姜一钱。口渴恣饮，舌黄，加姜炒黄连五分为反佐，经所谓热因寒用也。腹中绞痛名转筋入腹，加酒炒木瓜三钱。手足冷过肘膝，色见青筋，加制附子三钱。若声嘶，目上视，舌卷囊缩，脉已绝，为不治，服药亦无及，速用艾灸法：

脐下三寸关元穴，用附子捣烂，捏作饼如钱大，安穴上，以龙眼大艾炷加其上，灸十四壮，重者三十壮，呕泻止，厥回即愈。如无附子，用生姜切片如钱贴灸，亦可。无姜贴肉灸亦妙。病人腹内知温，呕泻即渐止。（《冷庐医话》）

此证种种皆肝经现症，亦寒邪为病。可疑者，口渴舌黄，喜冷饮及不欲衣被两症耳。缘坎中真阳为寒邪所逼，因之飞越，所谓内真寒而外假热，但以脉症辨之，自无游移矣。有习用温补之医，知此证为阴寒，治用附子理中四逆等汤，温补脾肾，究非直走厥阴，仍不能奏效。

余陆定圃按：此证自嘉庆庚辰年后，患者不绝，其势至速。医不如法，立时殒命，而方书罕有详载治法者，备述之。

王孟英云：寒犯厥阴而为霍乱转筋者，容或有之，岂可以概论时行之证耶！果系寒犯厥阴，而吐利汗出，则当用吴茱萸汤加减或乌梅丸法，不当用当归四逆加吴茱萸生姜汤。以当归四逆，本桂枝汤加当归、通草、细辛，通血脉以疏肌表，非汗出脉绝之证，所可轻尝。至脉不可凭，必以口渴、舌黄、喜冷饮，为辨真热假寒之确证。此不可不辨。

（四）月信愆期

妇人寒结胞宫，经事愆期，腹痛，色瘀黑者，当归四逆加吴茱萸、生姜，为特效之剂。方中通草一味，余常以小茴香代之。（周凤岐）

第十一章　理中汤类

第一节　理中丸理中丸与汤本属一方

一、用量

（一）仲景

人参　甘草炙　白术　干姜各三两

（二）洄溪

人参钱半　甘草八分　白术三钱，炒　炮姜钱半

二、定义

此中焦虚寒，以失燮理之功。为制甘辛温补、扶助脾胃之阳之温方也。

三、病状

1. 霍乱，头痛发热，身疼痛，论中又云：呕吐而利，名曰霍乱。又云：头痛则身疼，恶寒吐利，名曰霍乱。今观之则霍乱之症始备，盖亦伤寒之类，后人以暑月之吐利当之，而亦用理中，更造为大顺散者，皆无稽之谈也。热多欲饮水者，五苓散主之。此热胜寒之霍乱。寒多不用水者，理中丸主之。此寒胜热之霍乱。

2. 大病瘥后，喜唾，胃液不藏，兼有寒饮。久不了了，胸上有寒，当以丸药温之，当缓治之。宜理中丸。

3. 腹痛自利。

四、脉象

脉沉。

五、药解

人参味甘温。《内经》曰：脾欲缓，急食甘以缓之，缓中益脾，必以甘为主。是以人参为君。白术味甘温。《内经》曰：脾恶湿，甘胜湿，温中胜湿，必以甘为助。是以白术为臣。甘草味甘平。《内经》曰：五味所入，甘先入脾，脾不足者，以甘补之，补中助脾，必先甘剂。是以甘草为佐。干姜味辛热。喜温而恶寒者，胃也，胃寒则中焦不治。《内经》曰：寒淫所胜，平以辛热，散寒温胃，必先辛剂。是以干姜为使。或汤或丸，随病酌宜。（成无己）

六、本丸蜜制服法及煎汤服法

（一）蜜丸法

上四味，捣筛为末，蜜和为丸，如鸡子黄大，以沸汤数合，和一丸，研碎温服之。日三四服，夜二服，腹中未热，益至三四丸，然不及汤。

一合为20毫升。☞和：溶化于开水中。然不及汤：取效不如汤剂快捷。汤者荡也，丸者缓也。

（二）作汤煮服法

四物依两数切，水八升，煮取三升，去滓，温服一升，日三服。

七、本汤加减法

脾胃居中，病则邪气上下左右无病不至，故又有诸加减者焉。

（一）若脐上筑者，肾气动也，去术加桂四两

动气者，筑筑然跳动，是即欲作奔豚，桂枝加桂，以伐肾邪之法。

盖其人素有积气，偶感伤寒，医妄施汗吐下法，致动其

气，随脏所生，而见于脐之左右上下，是皆真气不足，动及当脐者。白术味甘补气，去白术则气易散，桂枝辛热，必服辛味以散之。经曰：以辛入肾，能泄奔豚气故也。

仲景书用桂而不云枝者二处：一桂枝加桂汤，一理中丸去术加桂。一主脐下筑，一主脐下悸，皆在下之病。东垣云：气之薄者桂枝也，气之厚者桂肉也，气薄则发泄，桂枝上行而发表，气厚则发热，桂肉下行而补肾，此天地亲上亲下之道也。

（二）吐多者去术，加生姜三两

气上逆者则吐多，术甘而壅，非气逆之所宜也。《千金方》曰：呕家多服生姜。此是呕家圣药，生姜辛散，故于吐多者加之。

徐洄溪曰：有干姜而复加生姜，知干姜不治呕也。

（三）下多者，还用术

气泄而不收则下多，术甘壅补，使正气收而不泄也。或曰：湿盛则濡泄，术专除湿，是于下多者加之。

（四）悸者，加茯苓二两

饮聚则悸。心下悸，停水也。茯苓味甘，渗泄伏水，故加茯苓以导水也。

（五）渴欲得水者，加术，足前成四两半

津液不足则渴，术甘以补津液，故能消饮生津。

（六）腹中痛者，加人参，足前成四两半

虚则痛。《本草》曰：补可去弱。即人参、羊肉之属是也。腹痛倍人参，虚甚也。

徐洄溪曰：此痛因气不足之故。《别录》云：人参治心腹鼓痛。

（七）寒者，加干姜，足前成四两半

此加干姜，寒甚也，以辛能散寒也。

（八）腹满者，去术，加附子一枚

《内经》曰：甘者令人中满，术甘壅补，于腹满家则去之。附子味辛热，气壅郁，腹为之满，以热胜寒，以辛散满，故加附子。《内经》曰：热者寒之，寒者热之。此之谓也。

徐洄溪曰：此腹满，乃阳气不充之故。

八、本汤服后之助法

服汤后，如食顷，饮热粥一升许，微自温，勿揭衣被。

徐洄溪曰：桂枝汤之饮热粥，欲其助药力以外散。此饮热粥，欲其助药力以内温也。

九、本汤治寒霍乱与五苓散治热霍乱之区别

霍乱之证，皆由寒热之气不和，阴阳拒格，上下不通，水火不济之所致。用五苓散者，所以分其清浊，去水以泄热也。用理中汤者，所以壮其阳气，燥土以祛寒也。

十、本丸治大病瘥后喜唾与瘟病瘥后喜唾辨

本丸治大病瘥后喜唾，胃液不藏，兼有寒饮。久不了了，系胃土有寒，故以丸药缓治之。瘟病瘥后喜唾，系胃虚而有余热，故以酸甘之药噙化之。录此以见一寒一热之喜唾，治各不同也。

附：疫证喜唾方

乌梅十个，北枣五枚，俱去核，共杵为泥，加炼蜜丸弹子大，每用一丸，噙化甚佳。

十一、本汤加大黄治寒热兼见之实证

大便初头硬后半溏者，此胃中有寒，肠中有热。陈修园拟用理中汤加大黄，此皆有寒热兼见之实据。盖医者辨证，必如是之严，而后用药处方，自不失铢黍矣。

十二、本丸加乌梅、川椒治吐蛔

万密斋曰：吐蛔者，胃寒甚也，宜理中丸加乌梅、川椒，煎汤调服，神效。

十三、本汤治寒泻与五苓散治热泻、丁香脾积丸治积泻辨

寒泻者，不渴，宜理中丸。热泻者，有渴，宜五苓散、六一散。积泻者，面黄，所下者皆酸臭食，宜丁香脾积丸下之，盖积不去，泻不止也。

附：丁香脾积丸

丁香、木香各三钱，三棱（去皮毛煨）、蓬莪术（去皮炒）、神曲（炒）各七钱，青皮、巴豆霜、小茴香（炒）、陈皮各五钱。

十四、本汤舌证

（一）白苔双灰舌，宜枳实理中汤

此伤寒夹冷食舌，七八日后，见此舌而有津者，可治。枳实理中汤加淡豉、葱白。无津者，不治。

（二）舌中黑无苔，舌底湿嫩光滑，无点纹者

此胃经虚寒也，宜理中汤。

（三）舌苔灰黑而滑者

此寒水侮土，太阴中寒证也。外证手足指冷，腹痛吐利，六脉沉细，故主理中汤，甚加附子。

（四）舌黑，色中，聚舌中

此寒水侮土，阴甚于内，逼阳于外，外假热，内真寒，格阳证也。故宜附子理中汤。

〖注〗疑有错简，不可解。

（五）中黑无苔舌

其状舌底湿嫩光滑，无苔无点纹者，乃胃经虚寒，非六气所扰，宜附子理中汤加肉桂、黄芪治之。

（六）全舌黑滑，或中黑边白，光滑润泽，无苔，刮之平静者

此为太阴之寒水克火也，故宜理中汤以消阴翳。但须以生姜切平擦其舌，色稍退者可治，坚不退者不可治。

按：舌黑苔有寒热之分，辨别不清，生死立判。汪苓友谓舌苔虽黑，必冷滑无芒刺，斯为阴证无疑。诚扼要之言也。又舒驰远《伤寒集注》谓舌苔干刺，为二法：一为阳明热结，阴津立亡，法主大黄、芒硝，急夺其阳，以救其阴，阴回则津回。一为少阴中寒，真阳雾埋，不能熏腾津液，以致干燥起刺，法主附子、干姜，急驱其阴，以回其阳，阳回则津回。据此则黑苔冷滑者，必无阳证，而黑苔干刺者，有阳证复有阴证。

十五、察目辨证宜本汤加治

若见目黄身黄，口不渴，脉沉细，属阴黄，宜茵陈理中汤。

十六、本汤之变换

理中是足太阴极妙之方。如以中宫之阳气不舒，用干姜者取其散。少腹之阳气下陷，用炮姜者取其守，其变换在大便之溏与不溏。湿甚而无汗者用茅术，湿轻而中虚者用冬术，其变换在舌苔之浊与不浊。此本方之变换也。设脾家当用理中，而胃家有火，则古人早定连理一方矣。设气机塞滞，古人早定治中一方矣。设脾家当用理中，而其人真阴亏者，景岳早有理阴煎矣。其肾中真阳衰者，加附子固然矣，其衰之甚者，古人又有起峻一方矣。此外加木瓜则名和中，必兼肝病。加枳实、茯苓，治胃虚挟食。

十七、本汤兼治

（一）寒霍乱，口不渴者

（二）吐血

吐血之证，多由中州失运，阴血遂不归经，瘀阻闭塞清道，以致清阳不升，阴血僭上，便成血逆。理中汤力能调中州之气，中州健运，血自归经，其病自已。

（三）四肢浮肿

四肢属土，土虚则元气发泄，不能潜藏，故见四肢浮肿。理中汤力能温暖脾胃，脾胃有权，元气不致漫散，故治之而愈。

（四）心下嘈杂吐水

胃主纳而脾主运，脾气衰而不运，津液上逆于胃口，以致心气不宁，故嘈杂吐水，即是明验。理中汤力能温暖中宫，脾土健运，水气下行，嘈杂吐水自已。

（五）咳嗽吐清水

咳嗽之病，属于肺经，理应从肺而治，今用理中汤者，原由中州失运，水聚于上，肺气欲下降而不能，故咳唾清水。理中汤力能健脾，脾土健而水湿下趋，肺气降而咳唾自已。

（六）唾水不休

唾水之病，多属胃冷。理中汤力能温暖中宫，土暖而水湿自消，唾病立愈。

（七）呃逆不休

呃逆之病，原有寒热之分，果属胃寒而呃

吐血多寒证，黄元御、郑钦安论之甚详，故治吐血当降胃温脾，引血归经，降胃用赭石，温脾用姜炭、三仙炭，百不失一。血热妄行毕竟少数，凉血止血只能暂时取效，必留后患，总之，不论用寒用温，要先识透病机。脾不统血，面色必萎黄或苍白，脉必细弱，舌必淡白无华，投以此汤，效如桴鼓，惟干姜用姜炭加三仙炭，百不失一，为温碧泉心法。

治血证，当辨肝不藏血与脾不统血，前者敛肝而清虚热，后者益气温经，更须着意，止血而不留瘀，若一味药涩，必致堤溃坝决。不论何种血证，加一味三七末冲服，最妙。脾主升，温则运。

此说不当，盖脾恶湿，脾虚则湿流四肢，故肿。

由此可证，脾胃为升降之枢纽，脾不升则诸经之气皆不得升，胃不降，则诸经之气皆不得降，故气化为病，多以脾胃着眼，更深一层，则肾为气化之根，万病不治，求之于肾。

逆不休者，理中汤能暖中寒，中寒去而呃逆自已。

（八）手足微冷少神

四肢逆冷之症，原有四逆之法，此乃微冷少神，明系中宫气衰，不能充周四肢。理中汤大能温暖中宫，中州气旺，肢冷自愈。

（九）虚寒脏躁

此脾寒而津液少，法取理中汤甘温补益脾土，助化精血而治虚寒，与阴虚火乘之津血枯竭之脏躁证有别。

（十）久病大便难

此乃脾气素虚，遂生阴寒，秽菌之不能去者，以中寒凝聚故也。与阳明热结之大便难而用承气者迥异。

（十一）久患腹泻，遂成佝偻

此证佝偻由于久泻，久泻由于脾肾，与堕伤无与也。法宜理中加附子汤治之，补脾温肾，病自可愈。

（十二）遗精

脾虚不能摄精，法当温补脾土，故以理中汤治之愈。

（十三）安胎

此因中焦虚弱，故用理中汤补益脾胃而胎自安。

（十四）反胃

此中焦虚寒，病成反胃，故以理中汤补脾津以和其胃，助消化以止其逆。

此即所谓“脾不摄涎”。

（十五）口中流涎

此中寒则津上逆于口，溢而为液。理中汤力能温补脾脏，祛除虚寒，俾水津四布，液自不流。

（十六）口渴

脾土虚弱，灌溉失职，不能为胃转输津液上升于口，而遂作渴。理中汤温补脾土，津液得升，口渴乃解。

（十七）上热下寒之喉痹大泻证

既患大泄，又患喉痹，两证互见，治此碍彼，张锐治产后有此证为理中丸裹紫雪。盖以喉痹非寒药不可，泄泻非理中不可，紫雪下咽，则消释无余。

附：上寒下热之治法

例如其人素患肠风便燥，因过食生冷，致胃脘当心而痛，温之则肠红如注，凉之则心痛如刺，此所谓胃中积冷肠中热也。陆养愚治之以润字丸，沉香为衣，姜汤送下，血减便利，心口未舒，治以脏连丸，亦用沉香为衣，姜汤送下，以清下热而润燥，又用附中料为散，饴糖拌吞，取其恋膈以温中，此治上寒下热之法也。

附中料：附子理中汤料。

附：上实下虚、上热下寒治验案

谢武功素患大便溏泻，兼病咳嗽而泻增，用热药则泻减而咳剧，用补药则咳泻俱盛。诊之右尺软如烂锦，两寸实数搏指，酌用附子、肉果以温下焦之寒，麦冬、川连以清心肺之火，茯苓、甘草以一降气，以一和中。甫四剂而症顿减。不加人参者，缘肺有郁热耳。

季云按：上实下虚，上热下寒，最为棘手之证，用药规矩森然，足为后学程式。

（十八）伏阴发斑

阴斑者，因内有伏寒，或误进寒凉，逼其虚阳，浮散于外，其斑点隐隐而微，脉虽洪大，按之无力，或六脉沉微，手足逆冷，舌苔白滑，或黑苔胖滑，此阴斑无疑也。先用炮姜理中汤以复其阳，次随症治。若内伤生冷，外感寒邪而发斑调中汤最捷。

（十九）小儿慢惊

慢惊风者，病之寒病之虚也。即补也，此证理中加附子，或六君子汤加炮姜亦可。

（二十）口疮

丹溪曰：口疮服凉药不愈者，此中焦气不足，虚火泛上无制，用理中汤。甚者加附子，或噙官桂亦可。

王肯堂治许少薇口糜，谓非干姜不愈，卒如其言，又从子懋铻亦患此，热甚危急，欲饮冷水，与人参、干姜、白术各二钱，茯苓、甘草各一钱，煎成冷饮，日数服乃已。盖土温则火敛，人多不能知此，所以然者，胃虚食少，肾水之气逆而乘之，则为寒中，脾胃虚衰之火，被迫上炎，作为口疮，其症饮食少思，大便不实，或手足逆冷，肚腹作痛是也。

寒性口疮。

第二节　真武汤

真武，原名玄武，指北方之神，一龟一蛇，司水火者也，肾，命象之。济火而利水，故名。温阳补火，健脾利水。北方古名玄武，宋代避讳，改名真武。

一、用量

（一）仲景

茯苓三两　白术二两　芍药三两　生姜三两，切　附子一枚，炮去皮、脐，作八片

茯苓45克，白术30克，芍药45克，生姜45克，附子30～45克。

（二）洄溪

茯苓三钱　白术钱半，炒　芍药钱半　生姜三钱　附子一钱，炒

二、定义

此水气为患。为制壮元阳以消阴翳，逐留垢以清水源，兼镇摄之温方也。

徐洄溪曰：此方镇伏肾水，挽回阳气。

三、病状

1. 太阳病发汗，汗出不解。其人仍发热，表邪仍在。心下悸，头眩，身瞤动，振振欲擗地者，真武汤主之。

下焦肾水，因心液不足，随阳而上泛，阳气泄则泛浮无依着。

汗出不解，是太阳阳微不能卫外而为固，少阴阴虚不能藏精而为守，仍发热而心下悸，可知坎阳外亡，肾水上凌心主，故头眩，身瞤，振振欲擗地也。振振欲擗地者，形容身瞤动之状。

成无己曰：筋惕肉瞤，由发汗多亡阳，阳虚可见矣。《内经》曰：阳气者，精则养神，柔则养筋，发汗过多，津液枯少，阳气大虚，筋肉失养，故惕然而跳，瞤然而动，治宜温经养营者以此。

成无己又曰：里虚为悸，上虚为眩，经虚为身瞤振振摇，与真武汤主温经复阳。

徐洄溪曰：太阳病乃桂枝证。其发汗当取微似汗，则卫气泄而不伤营。若发汗太过，动其营血，大汗虽出，而卫邪反内伏，所以病仍不解。观前桂枝汤条下服法，可推而知也。

2. 少阴病，二三日不已，至四五日，腹痛，小便不利，四肢沉重疼痛，自下利者，以上湿邪之症。此为有水气。水亦湿也。其人或咳，或小便利，或下利，或呕者，此四症或有或无，方中加减法俱详。真武汤主之。

此方因发汗不如法，上焦之津液干枯，肾水上救，以此镇肾气，治逆水，不专为汗多亡阳而设。治亡阳之方，诸四逆乃正法也。

少阴病二三日，则邪气犹浅，至四五日邪气已深。肾主水，肾病不能制水，水饮停为水气。腹痛者，寒湿内甚也。四肢沉重疼痛者，寒湿外甚也。小便不利，自下利者，湿胜

2004年10月，广西专家楼，治梁浩，少年游泳7年，寒邪直中少阴本脏，双肾结石10余年，时发肾绞痛，心下悸，头眩，筋惕肉瞤，予附片45克，杭芍30克，云苓45克，白术30克，川牛膝30克，乳香10克，大叶金钱草125克，滑石、内金各30克，油桂10克，生姜45克，服半月，结石消，十二指肠溃疡亦愈。

而水谷不别也。《内经》曰：湿胜则濡泄，与真武益阳气散寒湿。

季云按：上二条一主太阳之为病，一主少阴之为病。

四、脉象

脉沉弦。

五、药解

茯苓味甘平，白术味甘温，脾恶湿，腹有水气，则脾不治，脾欲缓，急食甘以缓之，渗水缓脾，必以甘为主，故以茯苓为君，白术为臣。芍药味酸微寒，生姜味辛温。《内经》曰：湿淫所胜，佐以酸辛除湿正气，是用芍药、生姜，酸辛以佐也。附子味辛热。《内经》曰：寒淫所胜，平以辛热，温经散湿。是以附子为使也。（成无己）

附：本汤附子火炮之意义

附子古用火炮，是去其毒也。或解为助附子之热，非也。唐容川曰：予四川人，知四川彰明县采制附子，必用盐腌，其腌附子之盐，食之毒人至死，并无药可解，可知附子之毒甚矣。然将腌附子之盐，放于竹筒中，用火煅过则无毒。入补肾药，又温而不烈，反为良药，则是仲景炮附子，亦是去其毒也。其用生附，又是以毒追风，毒因毒用。一炮一生，有一定之理，观者可考而别之。

六、煮服法

上五味，以水八升，煮取三升，去滓，温服七合，日三服。

七、本汤加减法

水气内渍至于散，则所行不行，故有加减之方焉：

（一）若咳者，加五味子半升，细辛、干姜各一两

咳者，水寒射肺也。肺气逆者以酸收之，五味子酸而收也。肺恶寒，以辛润之。细辛、干姜辛而润也。约言之，散水寒而止饮咳也。

（二）若小便利者去茯苓

茯苓者，专渗泄者也。去茯苓者，以小便既利，不当更渗以竭津液也。

（三）若下利者去芍药，加干姜二两

此即下利清谷之类，故去芍药加干姜，酸之性泄，去芍药以酸泄也，辛之性散，加干姜以散寒也，若热利，则芍药又为要味。

（四）若呕者去附子，加生姜，足前成半斤

气上逆则呕，附子补气，生姜散气，两不相损，气则顺矣。增损之功，非大智孰能贯之。

八、本汤治水气与小青龙汤治水辨

小青龙治表不解有水气，中外皆寒湿之病也。本方治表已解有水气，中外皆寒虚之病也。故小青龙治阳水，主太阳证。真武汤治阴水，主少阴证。

九、本汤不用五苓、小青龙二方之取义

真武汤所现诸症，皆不外乎阴寒之水，而不用五苓者，以非表热之饮也。不用小青龙者，以非表寒之寒饮也。故惟主真武温寒以制水。

十、本汤治少阴烦躁与白虎、青龙治烦躁之异同

同一烦躁也，太阳之烦躁用青龙，阳明之烦躁用白虎，少阴之烦躁用真武。故所贵乎分经者，知其异犹贵知其同也。

十一、本汤治证要点

本汤要点在：发热、小便不利，而心下悸。要知小便自利，心下不悸，便非真武汤证。故降火利水，为本汤最要点。

降：收也，敛也。使火入水中而水温，气化也。

十二、本证亡阳瞤动与疫证淫热瞤动辨

伤寒亡阳瞤动，宜补土制水，如真武汤是也。疫证淫热瞤动，宜浮火息风，如清温败毒散去丹、桔，加菊花、胆草是也。

十三、本汤兼治

1. 青盲。
2. 耳聋目盲。
3. 临风流泪。
4. 喉证。
5. 遗精。
6. 阴肿。
7. 目中云障。
8. 齿痛。
9. 失眠。
10. 盗汗。
11. 癃闭。
12. 遗溺。
13. 流注。

第三节　附子汤

一、用量

（一）仲景

附子二枚，炮，破八片　茯苓三两　人参二两　白术四两　芍药三两

（二）洄溪

附子钱半，炮　茯苓钱半　人参钱半　白术钱半，炒　芍药钱半，酒炒

二、定义

此阴阳两亏，内外虚寒，为制扶阳御寒、益阳固本之温方也。

三、病状

1. 少阴病得之一二日，口中和，寒邪已微。其背恶寒者，当灸之，附子汤主之。

背恶寒，是寒邪聚于一处，故用灸法。口中和，兼咽舌言和者，指不干燥而言。五脏之俞，皆系于背，背俞阳虚，阴寒得以乘之，见于二三日，其平素虚寒可知。

灸法

考仲景此条，不言当灸何穴？想系灸膈俞、膈关、关元穴。按膈俞系背俞第二行穴，膈关第三行穴。《图经》云：膈、关二穴，在第七椎下旁相去各三寸陷中，正坐取之，足太阳气脉所聚。专治背恶寒，脊强俯仰难，可灸五壮，盖少阴中寒，必由太阳而入，故宜灸其穴。关元穴在腹部中行脐下三寸，足三阴任脉之会，可灸百壮。所谓灸膈关者，是温其表以散外邪。灸关元者，是温其里以助元气也。

附：灸阴寒证灸法

凡面青，厥冷，腹痛，呕吐泻利，舌卷囊缩，手指甲唇青，心下坚硬胀满，冷汗不止，四肢如冰，昏沉不省人事，脉伏绝者，宜灸下列三穴：

（1）气海穴——在脐下一寸五分。

（2）丹田穴——在脐下二寸。

（3）关元穴——在脐下三寸。

用大艾灸二七壮，但得手足温暖，脉至知人事，无汗要有汗出即生，不暖不省者死。（《全生集》）

2. 少阴病，身体疼，手足寒，骨节痛，附子汤主之。

少阴阳虚，阴寒切体，故身体痛。四肢不得禀阳气，故手足寒。寒邪从阴注骨，故骨节疼。是少阴不藏，肾气独沉也。

四、脉象

脉沉。

五、药解

附子壮火以御寒，人参培元气以固本，白术培太阴之土，白芍敛厥阴之木，茯苓清治节以利少阴之水。水利则土厚，木荣火自生，寒自解，骨节诸痛无不除矣。

六、煮服法

上五味，以水八升，煮取三升，去滓，温服一升，日三服。

七、本汤舌证参辨

舌中间一路黑滑薄苔，两边白滑，宜附子汤。此表里俱虚，胃中虽有留结，急宜本汤温之。

季云按：此汤重在黑滑白滑。

八、恶寒用参附之时间

未汗而恶寒者，邪盛而表实也。已汗而恶寒者，邪退而表虚也。大邪既散，不当复有恶寒矣。汗后恶寒，谓非阳虚而何？参附之用，其在斯时。

九、本证背恶寒与白虎加人参汤背恶寒之同异点

背为阳，腹为阴。背恶寒者，阳气不足，阴寒气盛也。若风寒在表而恶寒，故阳气衰，阴气盛，寒邪在里。口中和而背恶寒者，属少阴，宜温之，附子汤主之。若阴气微，阳气盛，热邪内陷，口燥热而背微恶寒者，属阳明，宜清之，白虎加人参汤主之。二者均自背恶寒，但有微甚之不同，盖微者乃不盛之谓也，非比少阴之寒甚也。而一用石膏，一用附子，其根本反处全在口燥渴与口中和为辨，故病相同者，必求其同中之异，此治伤寒要诀也。

十、本汤与麻黄附子细辛汤之异点

本汤与麻黄附子细辛汤，皆治少阴表病，而实大不同。彼因病从

外来，表有热而里无热，故当温而兼散。此则病自内出，表里俱寒而大虚，故大温而大补。然彼发热而用附子，此不热而用芍药，是又阴阳互根之理欤，此其异点也。

十一、本汤与真武汤同异之点

本汤与真武汤药料只差一味，似同也，然实异焉。何则？盖此倍术、附，去姜用参，全是温补以壮元气。彼用姜而不用参，全是温散以逐水气。补散之分歧，只在一味之旋转者，以真武汤有生姜无人参，附子汤有人参无生姜也。

十二、本证身体痛等状与太阳病身体疼痛等状辨

身体痛，手足寒，骨节疼，似少阴与太阳同有此症也，惟二者当以脉沉与不沉辨之。沉属阴寒重着所致，里阴有余，表阳不足，故主以附子汤。若脉不沉，则又非本方所宜也。

附：各种身体痛

身体痛者，盖因风寒入于肌肤孔窍，闭塞血脉，渐滞不和，乃太阳病也。但有发表温经之别如下：

1. 太阳证，身痛，恶寒发热，头痛无汗者，麻黄汤。

2. 风湿证，身痛，一身困重，莫能转侧者，桂枝汤加附子。

3. 阴证，身痛如被杖，脉沉，自利者，四逆汤。

4. 脉寸迟，身痛，与汗后脉迟身痛，皆血不足也，并用黄芪建中汤。

5. 倦劳之人，身体疼痛者，必脉虚困倦，用补中益气汤。

6. 若痓寒，身体痛，切不可发汗，汗之则成痉。

十三、本证恶寒身体痛与麻黄证恶寒身体痛之区别

太阳病，脉浮，发热恶寒，身体痛，手足热，骨节痛，是表寒，当主麻黄汤发表以散寒。今少阴病，脉沉，无发热恶寒，身体痛，手足寒，骨节疼，乃是里寒，故主附子汤温里以散寒。夫以脉象之浮沉，发热之有无，定发表以温里，医者所当奉为圭臬也。

十四、本汤与《金匮》对举合勘之点

(一)《伤寒》原文

如上述。

(二)《金匮》原文

妇人怀妊六七月，脉弦发热，其胎愈胀，腹痛恶寒者，少腹如扇，所以然者，子脏开故也，当以附子汤温其脏。

季云按：徐忠可云：原方失注，想不过《伤寒论》中附子合参、苓、术、芍之附子汤耳。两书治症各异，录此以见方同治异之法。

第四节　甘草附子汤

一、用量

(一)仲景

甘草二两，炙　白术二两　桂枝四两，去皮　附子二枚，炮，去皮，破

(二)洄溪

甘草八分　白术钱半，炒　桂枝八分　附子钱半，炮

二、定义

此风湿搏聚，骨节疼烦掣痛。为制除湿调气、散风邪、振卫阳之温方也。

三、病状

风湿相搏，骨节疼烦，掣痛不得屈伸，近之则痛剧，汗出短气，小便不利，恶风不欲去衣，或身微肿者，甘草附子汤主之。此段形容风湿之状，病情略备。

风湿相搏，骨节疼烦，重着不能转侧，湿胜风也。掣痛不得屈伸，风胜湿也。今掣痛不能屈伸，近之则痛剧，汗出短气，恶风不欲去衣，皆风湿壅甚，伤肌表也。小便不利，湿内蓄也。身微肿者，湿外薄也。

四、脉象

吴人驹曰：此必脉之沉而细者，乃可用附子。若浮大而盛，则风多而湿少，附子须慎用。

太阳病，关节疼痛而烦，脉沉而细者，此名湿痹。

五、药解

君桂枝以理上焦而散风邪，佐术、附、甘草，以除湿而调气。

六、煮服法

上四味，以水六升，煮取三升，去滓，温服一升，日三服。初服得微汗则解，能食，汗出复烦者，服五合，恐一升多者，宜服六七合为始。

日三服，初服一升，不得汗解，则仍服一升，若微得汗则解，解则能食，是解已彻也，可止再服，若汗出而复烦者，是解未彻也，仍当服之。但不可再服一升，恐已经汗，多服而过汗也，服五合可也。如不解，再服六七合为妙，似此服法，总示人不可尽剂之意。

七、本汤兼治痿痹

此证首主润燥泻火，不效者，大辛大甘。以守中复阳，中宫阳复，转输如常，则痿证可立瘳矣，故宜本汤。(《医学圆通》)

八、本证之烦痛掣痛与桂枝附子证之不能转侧辨

本证之烦疼掣痛，与桂枝附子证之不能转侧，皆是筋胀之故，理实相同，其状自已且不能动，况他人近之，而有所触，痛不更剧乎。

九、本汤与桂枝附子汤之区别

本汤即桂枝附子汤加白术，去生姜、枣也。前证得之伤寒，有表无里，此证因于中风，故兼见汗出身肿之表，短气小便不利之里，此《内经》所谓风气胜者，为行痹之证也。然上焦之化源不清，总因在表之风湿相搏，故于前方仍重用桂枝，而少减术、附，去姜、枣者，以其

短气，而辛散湿泥之品，非所宜耳。

十、甘草附子证之恶风与桂枝加附子汤证之恶风辨

发汗多，漏不止，则亡阳，外不固是以恶风，故以桂枝加附子汤温其经而固其卫。而风湿相搏，骨节疼烦，湿胜自汗，而皮腠不密，是以恶风，故以甘草附子汤散其湿而实其卫。是二汤之区别：一在温经而固卫，一在散湿而实卫也。（成无己）

第五节　桂枝附子汤

一、用量

（一）仲景

桂枝四两，去皮　附子三枚，炮，去皮，切八片　甘草二两，炙　生姜三两，切　大枣十二枚，擘

（二）洄溪

桂枝钱半　附子钱半，炮　甘草五分　生姜三片　大枣三枚

二、定义

此阳虚袭受风湿。为制祛风胜湿、从表而解之温方也。

三、病状

伤风八九日，风湿相搏，身体疼烦，不能自转侧，湿则身重。不呕不渴，湿而兼寒。桂枝附子汤主之。

仲景凡“风寒”二字，有通称不分别者，或系寒随风至，或系风挟寒来，故二字往往通用。此风湿是寒风，非热也。“烦”字，不是心烦，乃骨节疼。谓其发作频繁也，风欲行而湿阻之，故烦疼。湿甚，则筋胀不能转动，故不能转侧。不呕不渴，是无伤寒里证也。

四、脉象

脉浮虚而涩。

浮为风，涩为虚，浮而涩，则知寒之不去，而湿之相承也。惟涩脉当与滑脉对勘，乃能毕见。易言之，滑则流利，涩则艰涩。经曰：风则浮虚。《脉经》曰：脉来涩者，为病寒湿也。

徐洄溪曰：内外之阳俱虚，故脉象浮虚而涩。

五、药解

桂枝祛在表之风，配附子之辛热以除湿，率领甘草、姜、枣，缓中和营气，则风湿两邪并可解散。

六、煮服法

上五味，以水六升，煮取二升，去滓，分温三服。

七、本汤与桂枝去芍药加附子汤之分两辨

此即桂枝去芍药加附子汤。彼但桂枝用三两，附子用一枚，以治下后脉促胸满之证。此桂枝加一两，附子加二枚，以治风湿身痛，脉浮涩之证。一方而治病迥殊，名亦各异，彼编入桂枝汤类，此编入理中汤类，细思之各当其理，分两之不可忽如此，义亦精矣。后人何得以古方轻于加减也。（徐洄溪）

八、本汤治风湿相搏、身体难转与桂枝去芍药加附子汤治下后胸满恶寒药同治异辨

彼治下后，脉促满而微恶寒，是病在半表，仍当用桂枝为君，附子为佐。此风湿相合，而相搏于表，仍当从君二臣三之制，故着眼则在桂、附并重。此其药同治异之点，观此则知仲景方法之严也。

九、本汤与去桂加术汤、甘草附子汤主治表里之区别

去桂加术汤，是从内撤邪之里剂。甘草附子汤，是通行内外之表里剂。本方乃从外祛邪之表剂也。此其区别也。

第六节　桂枝附子去桂加白术汤

一、用量

(一)仲景

白术四两　甘草二两，炙　附子三枚，炮，去皮，破　生姜三两，切　大枣十二枚，擘

(二)洄溪

白术　甘草五分　附子钱半，炮　生姜三片　大枣三枚

二、定义

此阳虚脾气不化，致身重湿着肉分。为制扶阳行痹、崇土去湿之温方也。

三、病状

若其人大便硬，小便自利者，去桂加白术汤主之。

土虚不能运湿，而津气下流，无以滋润肠胃，故大便反硬，而小便自利。

四、脉象

脉沉涩弱。

五、药解

白术专主健脾，能使湿化而大便实，湿流而大便润。附子扶阳行痹气，甘草益气缓中虚，姜、枣和营卫，散湿邪，俾湿化而营气调和，则风自无容身之地，而烦疼自除矣。

六、煮服法

上五味，以水六升，煮取二升，去滓，分温再服。初一服，其人身如痹，半日许复服之，三服都尽，其人如冒状，勿怪，此以附

子、术并走皮内，逐水气，附、术并力则逐水之功愈大。未得除，故使之耳，法当加桂四两。此即前桂枝附子汤。此本一方二法：以大便硬，小便自利，去桂也；以大便不硬，小便不利，当加桂。观此条知桂枝能通小便，故五苓散主之。附子三枚，恐多也，虚弱家及产妇者，宜减服之。

七、加桂去桂之理由

因桂枝治上焦，大便硬，小便利，是中焦不治，故去桂；服汤已，湿反入胃，故大便不硬，小便不利，是上焦不治，故仍须加桂。盖小便由于上焦之气化而后膀胱之气化者也。

八、本汤与《金匮》对举合勘之点

（一）《伤寒》原文

如上述。

（二）《金匮》原文

如大便坚，小便自利者，去桂加白术汤主之。

季云按：两书文义均同，惟《伤寒》篇多“若其人”三字。《金匮》则曰：大便坚，与《伤寒》大便硬略异耳。

第七节　茯苓桂枝白术甘草汤

一、用量

仲景

茯苓四两　桂枝三两，去皮　白术　甘草各二两，炙

二、定义

此因误吐下后，胸虚邪陷，逆满上冲。为制涤饮与扶阳并施、调卫与和营共治之温方也。

三、病状

伤寒若吐若下后，心下逆满，气上冲胸，起则头眩，发汗则动经，身为振振摇者，茯苓桂枝白术甘草汤主之。

此亦阳虚而动肾水之证，即真武证之轻者，故其法亦仿真武之意。

四、脉象

脉沉紧。

浮沉俱紧者，伤寒初起之本脉也。浮紧而沉不紧者，中风脉也。若下后结胸，热实而脉沉紧，便不得谓之里寒。此吐下后，而气上冲者，更非里寒之脉矣。紧者，弦之别名，弦如弓弦，言紧之体，紧如转索，谓紧之用。浮而紧者名弦，是风邪外伤，此沉紧之弦，是本邪内发。

五、药解

君茯苓以清胸中之肺气，则治节出而逆气自降。用桂枝以补心血，则营气复而经络自和。白术培既伤之元气，而胃气可复。甘草调和气血，而营卫以和，则头自不眩，而身不振摇矣。（柯韵伯）

六、煮服法

上四味，以水六升，煮取三升，去滓，分温再服。

七、本证之身振振摇与真武汤之身振振欲擗地辨

身为振振摇摇者，即战振身摇也。身振振欲擗地者，即战振欲堕于地；又解擗地为欲穴地自安之意也。二者皆为阳虚失其所恃。一用本方，一用真武者，盖真武救青龙之误汗，其邪已入少阴，故主以附子，佐以生姜、苓、术，是壮里阳以制水也。本方救麻黄之误汗，其邪尚在太阳，故主以桂枝，佐以甘草、苓、术，是扶表阳以涤饮也。至于真武汤用芍药者，里寒阴盛，阳衰无依，于大温大散之中，若不佐以酸敛之品，恐阴极阳格，必速其飞越也。本方不用芍药者，里寒饮盛，若佐以酸敛之品，恐饮得酸反凝滞不散也。

八、本证之心满气冲与他证心悸、冒心、脐悸之区别

伤寒若过发汗，则有心下悸，叉手冒心，脐下悸，欲作奔豚等症。今误吐下后，则胸虚邪陷，故心下逆满，气上冲胸也。

九、本汤与《金匮》对举合勘之点

（一）《伤寒》原文

如上述。

（二）《金匮》原文

1. 心下有痰饮，胸胁支满，目眩，苓桂术甘汤主之。

2. 夫短气有微饮，当从小便去之，苓桂术甘汤主之，肾气丸亦主之。

十、本汤兼治

俞东扶曰：脘痞便溏，苓、桂、术、甘甚妙。

第八节　芍药甘草附子汤

一、用量

（一）仲景

芍药　甘草各三两，炙　附子一枚，炮，去皮，破八片

（二）洄溪

芍药钱半，酒炒　甘草八分，炙　附子钱半，炮

二、定义

此表邪已解，恶寒未罢。阳虚不能卫外所致。为制扶阳补阴、兼调营卫之温方也。

三、病状

发汗病不解，反恶寒者，虚故也，芍药甘草附子汤主之。

徐洄溪曰：甘草、附子加芍药，即有和阴之意，亦邪之甚轻者。

方有执曰：汗出之后，大邪退散，荣气衰微，卫气疏慢，而但恶寒，故曰虚。

四、脉象

此证仲景未列脉象，但就证论，不外脉微与沉弱。

五、药解

用附子以扶阳，芍药以补阴，甘草佐芍、附，补阴阳而调荣卫也。

六、煮服法

上三味，以水五升，煮取一升五合，去滓，分温三服。

七、本汤足补少阴亡阳之证治

柯韵伯曰：少阴亡阳之证，仲圣未曾立方，芍药甘草附子汤，恰与此证相合。惟亡阳亡阴辨证最难，稍一不慎，贻误匪浅，兹录徐洄溪亡阳亡阴之辨，用备临床参考：

1. 亡阳脉微，汗冷如膏，手足厥逆而舌润。

亡阴脉洪，汗热不黏，手足温和而舌干。

但亡阴不止，阳从汗出，元气散脱，即为亡阳。然当亡阴之时，阳气方炽，不可即用阳药，宜收敛其阳气，不可不知。如芍药甘草汤，或浮小麦半合、黑小枣七枚，即可酌用。故亡阴之药宜凉，亡阳之药宜热，一或相反，无不立毙。

2. 亡阴之汗，身畏热，手足温，肌热，汗亦热而味咸，口渴喜凉饮，气粗脉数。亡阳之汗，身反恶寒，手足冷，肌凉，汗凉而味淡微黏，喜热饮，气微，脉微数而空。

季云按：亡阳又与无阳有别，亡阳，阳不守也；无阳，阳之微也。阳亡者，藩篱已撤，故汗不止。阳弱者，施化无权，故不能作汗。

3. 心主汗，汗为心液，当清心火，汗从皮毛出，肺主皮毛，当敛肺气，此正治也。惟出太甚则阴气上竭，而肾中龙雷之火，随水而上，若以凉药折之，其火愈炽。惟用大剂参、附，反佐咸降之品如童便、牡蛎等类，冷饮达下焦，引其真阳下降，则雷龙之火反乎其位，其汗自止。故亡阴亡阳，治法截然。当阳气之未动也，以阴药止汗，及阳气之既动也，以阳药止汗，而龙、牡、黄芪、五味收涩之药，皆可随用。

季云按：正治在凉心敛肺，反佐在咸降冷饮，医能于此辨晰之，则用药自无误矣。

八、本汤治虚与芍药甘草汤治虚之区别

芍甘汤治脚挛急，因其阴虚。本汤治汗后恶寒，是阴阳俱虚，故加附子义取治里不治表，此其区别也。

第九节　桂枝人参汤

一、用量

（一）仲景

桂枝四两，别切　甘草四两，炙　白术　人参　干姜各三两

（二）洄溪

桂枝八分　甘草五分　白术钱半，炒　人参八分　干姜八分

二、定义

此里气虚寒痞硬。量制辛热化痞软硬、补中兼两解表里之温方也。

三、病状

太阳病，外证未除，而数下之，下之太早又多。遂协热而利，利下不止，邪陷入里。心下痞硬，邪在上焦，犹属半表。表宜桂枝里宜余四味不解，桂枝人参汤主之。

外证未解，当汗而反下之，表热乘虚入里，遂协热而利，病在太阳，利下不止，心下痞硬，是胃气虚寒之极，表热不解，里气又急，故用化痞软硬、止利解表、一举两得之剂。

徐洄溪曰：此必数下之后，而现虚证，故虽协热，而仍用温补。

四、脉象

脉微弱或细者。

五、药解

此理中加桂枝也。利下不止，是里邪漫无解期也。心下痞硬，是表邪漫无解期也。此时欲解表里之邪，全借中气为敷布，夫既上下交征不已，且中气有立断之势，其能解邪开结乎？故舍桂枝、人参一法，更无他法可用者。若以协热之故，更清其热，斯殆矣。

按：此论虽精，然协热下利，并非清谷，桂、术温滞，仍宜详推。

六、煮服法

上五味，以水九升，先煮四味，取五升，内桂更煮，取三升，去滓，温服一升，日再夜一服。

桂独后煮，欲其于治里证药中越出于表，以散其邪也。

七、本汤与葛根芩连汤阳虚阳盛脉证辨

本汤脉症是阳虚，表虽有热，里则虚寒。彼汤脉症，虽下利不止，而表里俱热。同一协热利，同是表里不解，而寒热虚实，攻补不同。

八、本汤与葛根芩连汤皆因妄下利不止辨

查彼证但曰下之，此则数下也。下数云者，谓下非一次也。彼证但曰下，此则曰利不止。合两论玩之，辨证自有虚实之分，故用药亦有温凉之异。是故表证误下，下利不止，喘而汗出者，治以葛根芩连。心下痞硬者，治以桂枝、参、术。一救其表邪入里之实热，一救其表邪入里之虚热，皆表里两解法也。

九、本汤表里并治之精义

痞证表未解，宜先解表，不可便治其痞，若兼下利不止者，则不

拘此例，宜合表里而并治。太阳证外证未解，而数下之，遂协热而利，利下不止，心下痞硬，表里不解者，桂枝人参汤主之是也。（尤在泾）

十、本汤与葛根芩连汤之加法及冠名与意义

本方用理中加桂枝，而冠桂枝于人参之上。葛根芩连汤用泻心加葛根，而冠葛根于芩连之首。不名理中泻心者，总为表邪未解，故仍不离解肌之名耳。仲景制两解方，神化莫测，补中亦能解表，凉中亦能散表，补中亦能散痞，凉中亦能止利，意义至深，耐人寻释。

十一、本方不名桂枝理中汤之意义

泻心理中，治痞硬下利，用甘草、干姜、人参，各有其义，从未有用术之法也。此因下利不止，恐其人五脏气绝于内，不得已而用术，故不曰理中桂枝汤，而名桂枝人参汤，岂非谓表邪未尽，不可以用术立法耶。

第十二章　杂方类

第一节　赤石脂禹余粮汤

一、用量

（一）仲景

赤石脂　禹余粮各一斤，各碎

（二）洄溪

赤石脂三钱，醋煅　禹余粮三钱，醋煅

二、定义

此太阴伤寒，脾虚肠滑。为制涩滑固脱之方也。

三、病状

伤寒服汤药，下利不止，心下痞硬，服泻心汤已，复以他药下之，利不止，一误再误。医以理中与之，利益甚。理中者，理中焦，此利在下焦，下药太过，则大肠受伤。赤石脂禹余粮汤主之。以涩治脱。复不止者，当利其小便。

徐洄溪曰：下焦，乃大肠之底也。分其清浊，则便自坚。

四、脉象

脉濡。

五、药解

石脂助命火以生土，余粮实胃土而涩肠，二味皆土之精气所结，能实胃而固肠，用治下焦之标，实培中宫之本。

六、煮服法

上二味，以水六升，煮取二升，去滓，分温三服。

七、本汤治下焦滑脱与理中汤补中理虚辨

甘、枣、姜、术，可以补中宫元气之虚，而不足以固下焦脂膏之脱，此证利在下焦，未可以理中之剂收功也。要言之，此证是土虚而非火虚，故不宜于姜、附。

八、本汤概治

凡下焦虚脱者，以二物为末，参汤调服，甚效。

九、本汤兼治及加减法

（一）咳而遗屎

大肠咳，咳而遗屎，此大肠气虚也，宜本汤。如不止，用猪苓汤。

（二）胎前呕哕洞泄

喻嘉言曰：治李思萱室胎前呕哕洞泄不止，以参汤调赤石脂末。

（三）胎前大呕痰涎，二便不通

喻又治黄旭室，胎前大呕痰涎，二便不通，以六君加旋覆煎汤调赤石脂末。

以上皆暴病，形似关格，与由噎而膈以渐加重者，悬殊。

第二节　炙甘草汤又名复脉汤

一、用量

（一）仲景

甘草四两，炙　生姜三两，切　人参二两　生地黄一斤　桂枝三两，去皮　麦门冬半斤，去心　阿胶二两　麻仁半斤　大枣三十枚，擘

炙甘草60克，生姜45克，人参30克，生地黄250克，桂枝45克，麦门冬125克，阿胶30克，麻仁60克，大枣30枚。

（二）洄溪

甘草钱半，炙　生姜三片　人参钱半　生地黄五钱　桂枝三分　麦门冬三钱　阿胶三钱　麻仁三钱　大枣三枚

二、定义

此心血素亏，神明失养，邪少虚多。为制滋阴和阳并调之补方也。

三、病状

伤寒，心动悸，炙甘草汤主之。

厥阴伤寒，是寒伤心主，神明不安，故心动悸。所谓心动悸者，即心下筑筑惕惕然，动而不自安也。

徐洄溪曰：此治伤寒邪尽之后，气血两虚之主方也。

四、脉象

脉结代。

脉之动而中止能自还者，名曰结，不能自还者名曰代。几动一息，亦曰代。皆血气两虚，而经隧不通，阴阳不交之故。结与代，皆阴脉，但伤寒得之，是阳证见阴脉，主死。

附：促脉、结脉、代脉辨

促脉者，数而一止也。往来数疾中，忽一止复来，不似结脉之迟缓中有歇止也。

结脉者，迟而一止也。指下迟缓中，频见歇止，而少顷复来，不似代脉之动止不能自还也。

代脉者，动而中止。动中看迟，迟止复缓，不能自还，良久复动，名曰代。不似促脉之虽见歇止，而复来有力也。

是故结、促之止，止无常数，而歇止之数无常期；代脉之止，止有定期。结、促之止，一止即来；代脉之止，良久方至。是代止良久方动，促、结方止复动，此三脉之区别也。

查诊宗三昧方结而无力，是真气衰弱，违其健运之常，惟一味温补为正治。又云阴盛则结，结属阴寒。

五、药解

生地为君，麦冬为臣，反以甘草名方者，取其载药入心，以充血脉。然寒凉之气，无以奉发陈蕃秀之气，而寒终不散，故必须参、桂佐麦冬，以通脉散寒，姜、枣佐炙草，以和营达邪，胶、麻佐地黄补血而真阴自复。

此公不明中气升降之理，故误以生地为君。

六、煮服法

上九味，以清酒七升，水八升，先煮八味，取三升，去滓，内胶烊消尽，温服一升，日三服。

清酒：即米酒。七升：1400毫升。八升：1600毫升。先煮八味，取三升：十五升仅取三升，宜文火久煎。

本汤用酒之意义

用酒以通血脉，甘草不使速下，清酒引之上行。且生地、麦冬，得酒力而更优，内外调和，悸可宁而脉可复矣。

本汤久煮之法义

酒七升，水八升，煮取只三升，久煮则气不峻，此虚家用酒之法也。

七、本方补阴与小建中汤补阳辨

观小建中汤，而后知伤寒有补阳之方，观炙甘草汤，而后知伤寒有补阴之法，是在临证者酌而用之可也。

八、本汤注重地黄之意义

地黄分量独甲于炙甘草汤者，盖地黄之用，在其脂液能营养筋骸，经脉干者枯者，皆能使之润泽也。故沈亮宸曰：此汤为千古养阴之主方也。

九、本汤用治温病名加减复脉汤

1. 温病脉虚大，手足心热，甚于手足背者，本汤去参、桂、姜、枣之补阳，加白芍收三阴之阴，故名加减复脉汤。以复脉复其津液，阴复则阳留，庶不至于死也。在仲景伤于寒者之结代，自取参、桂、姜、枣，复脉中之阳，若治伤于温者之阳亢阴竭，即不得再补其阳也。

2. 温病耳聋，病系少阴，与柴胡汤者必死。六七日以后，宜复脉辈，复其精，肾开窍于耳，脱精者，耳聋，不用柴胡者，以此药劫肝阴故也。

唐容川之论究竟有几分道理，又曰葛根竭胃液，则纯属无稽之谈。参见本书桂枝加葛根汤项下，温病学派的某些观点，门户之见过深。

3. 劳倦内伤，复感温病，六七日以外不解者，宜复脉法。身不热而倦甚，仍加人参。

4. 温病已汗而不得汗，已下而热不退，六七日以外，脉尚燥盛者，重与复脉汤。

5. 温病误用升散，脉结代，甚则脉两至者，重与复脉，虽有他证，后治之。

6. 汗下后，口燥咽干，神倦欲眠，舌赤苔老，与复脉汤。

7. 热邪深入，或在少阴，或在厥阴，均宜复脉。二经均宜复脉者，以乙癸同源故也。

附：加减复脉汤甘润存津法

炙甘草六钱，干地黄六钱，生白芍六钱，麦冬五钱（去心），阿胶三钱，麻仁三钱。治温热独取麻仁者，以甘益气，润去燥也。

十、本汤与《千金翼》《外台》对举合勘之点

（一）《伤寒》原文

如前述。

（二）《千金翼》原文

治虚劳不足，汗出而闷，脉结悸，行动如常，不出百日死。危急者，十一日死。载《金匮·血痹篇》。

此治血脉空竭，方用酒者，所以和血脉。凡脉见结悸者，虽行动如常，亦不出百日而死。若复危急不能行动，则过十日必死。语极明白，从前方解多误。

所谓“脉病人不病”，行尸走肉而已，心肌炎、心瓣膜器官性病变之警号，变化极速，故可猝死，则破格救心汤可救。

（三）《外台》原文

治肺痿涎唾多，心中温温液液者。载《金匮·肺痿篇》。

此在益肺气之虚，润肺气之燥也。方中桂枝辛热，似非所宜，不知桂枝能通营卫，营卫通，精液致，则肺气转输，浊沫以渐而下，尤为要药，所以治心中温温液液者。温温液液者何？系液唾多，则阴皆将尽之孤注，阳仅膏余之残焰，惟此汤能增其壳内络外之脂液也。

十一、本汤与芍药甘草汤之甘草用生用炙之意义

芍药甘草汤，取其平胃，则用生而气平。炙甘草汤，取其益胃，则用炙而气升。

季云按：平胃用生，益胃用炙，一主平气，一主升气，意义之严如此。

十二、本证脉结代与身黄脉沉结证辨

本证之脉结代，心动悸者，系因伤寒汗下不解，为津衰邪结也。而太阳病，身黄，脉沉结，小腹硬满，小便不利者，为无血，系热结膀胱也。然皆虚中伏邪之候也。此二证脉象之区别也。

十三、验舌参证宜本汤者

（一）舌淡红无神或干而色不荣者

更衣后，舌苔去而见淡红有神者，佳兆也。淡红无神，或干而色不荣者，为胃津伤，而气不化液也。不可用寒凉药，故宜炙甘草汤。

叶天士《外感温热篇》云：此乃胃津伤而气化无液也。

王士雄曰：淡红无色，心脾气血素虚也。更加干而色不荣，胃中津液亦亡也，故宜炙甘草汤，以通经脉，其邪自去。

（二）舌绛光亮者

法宜去姜桂，加蔗浆、石斛、饴糖，此胃阴伤也，故宜急用甘凉濡润之品。

（三）胃肝肾阴枯极无神，色现猪腰者

舌绛而光亮，绛而不鲜，甚至干晦萎枯者，或淡而无色，如猪腰样者，此胃肝肾阴枯极而无神气者，宜本方加沙参、玉竹、鸡子黄、生龟甲等类甘平濡润以救之。

十四、本方麻仁传误之疑点

麻仁一味，当是枣仁。手厥阴心主伤寒，寒伤心主，相火内郁，则血液枯涸，而心动脉结代，故炙甘草汤以开后学滋阴之路。枣仁者，养心宁神、益血荣肝，麻仁第润肠以通虚闭，岂能入心主以操养血安神之任乎？故疑为传写之误。

十五、本证不因汗下而心动悸之原因

因汗下者多虚，不因汗下者多热，欲饮水，小便不利者属饮，厥而下利者属寒。今病伤寒，不因汗下而心动悸，又无饮热寒虚之证，但据结代不足之阴脉，即主以炙甘草汤，以其人平日血气衰微，不任寒邪，故脉不能续行也。此时虽有伤寒之表未罢，亦在所不顾，总以补中生血复脉为急，通行营卫为主也。

十六、本汤治营虚元竭脉伏与实证邪闭脉伏案辨

营虚气夺，脉微欲绝者，仲景主炙甘草汤以复其脉，故此方又名复脉汤。夫人而知之者，若客邪深入，气机痹塞，脉道不能流通，而按之不见者，名曰伏脉。此为实证与绝脉，判若天渊。苟遇伏脉，而不亟从宣通开泄之治，则脉亦伏而见绝。但此为邪闭之绝，彼为元竭之绝，不可同日而语也。闻一人素患脚气，春发甚剧，兼有寒热，气逆面浮等症，医切其脉，沉伏难寻，以为年逾五十，宿恙时发，脉已欲绝，遂进炙甘草汤，冀复其脉。越日视之，果脉绝将死矣。或称其脉法精，而善用古方，以告王孟英，王因询其二便通乎？曰：否。嘻！此邪闭而脉伏也。大实之后，误作虚治，滋腻妄投，仅尔塞杀。死于病乎？死于药乎？可哀也已！

按：认邪闭脉伏之实证，在二便不通。（《归砚录》）

第三节　甘草干姜汤

一、用量

（一）仲景

甘草四两，炙　干姜二两，炮

（二）洄溪

甘草二两，炙　干姜五钱，炮

二、定义

此因误服桂枝汤，汗多亡阳，变证蜂起。为制热因热用之法，以法阳明半里证之回阳之温方也。

三、病状

伤寒自汗出，小便数，心烦，微恶寒，以上俱似桂枝证。脚挛急，里证之象。只此一症，非桂枝证矣。凡病必于独异处着眼。反与桂枝汤，欲攻其表，此误也。得之便厥，咽中干，烦躁吐逆者，有阳越之象。作甘草干姜

汤与之，以复其阳。

心烦是邪中于膺，心脉络小肠，心烦则小肠亦热，故小便数，微恶寒，两脚挛急，知恶寒必自罢，趺脉因热甚而血虚筋急，故脚挛也。此病在半表半里，服栀豉汤而可愈，反用桂枝攻表，汗多所以亡阳，胃脘之阳，不至于四肢，故厥。虚阳不归其部，故咽中干，呕吐逆而烦躁也。势不得不用热因热用之法，救桂枝之误以回阳。

四、脉象

脉浮。

但浮之脉，在太阳必无汗，在阳明必盗汗出，则伤寒之脉浮而自汗出者，是阳明之热淫于内，而非太阳之浮为在表矣。

五、药解

成无己曰：辛甘发散为阳，故用甘草、干姜相合，以复阳气。

六、煮服法

上二味，以水三升，煮取一升五合，去滓，分温再服。

七、本汤用治回阳之要点

仲景回阳，每用附子，此用干姜、甘草者，正以见阳明之治法。夫太阳、少阴所谓亡阳者，先天之元阳也，故必用附子之下行者回之，从阴引阳也。阳明所谓亡阳者，后天胃脘之阳也，取甘草、干姜以回之，从乎中也。盖桂枝之性辛散，走而不守，即佐以芍药，尚能亡阳，干姜之味苦辛，守而不走，故君以甘草，便能回阳。

八、本汤与《金匮》对举合勘之点

（一）《伤寒》原文

如上述。

（二）《金匮》原文

肺痿吐涎沫而不咳者，其人不渴，必遗尿，小便数。所以然者，以上虚不能制下故也。此为肺中冷，必眩，多涎唾，甘草干姜汤以温之。若服汤已，渴者属消渴。见《肺痿篇》。

九、本汤兼治

（一）干咳无痰

此元阴不足而肺燥也。夫肺为金，生水之源也。元阴不足，由于肺燥不能生水，肺燥实由于元阴不足，而邪火生，火旺克金，故肺燥，肺气燥，斯干咳作矣。法宜苦甘化阴养血为主。方用甘草干姜汤，合当归补血汤，加五味子治之。盖此汤乃辛甘化阳之方，亦苦甘化阴之方也。干姜辛温，辛与甘合，则从阳化，干姜炮黑，其味即苦，苦与甘合，则从阴化矣。今病人既见干咳无痰，肺气之燥明矣。即以化阴之法，合当归补血汤加五味子治之，俾肺热解而肺气清肃，令行而干咳自不作矣。

（二）妊娠白痢

张石顽尝用甘草干姜汤加厚朴、茯苓、木香，治孕妇白痢。

（三）大吐身热

经曰：吐则亡阳，吐属太阴，大吐之人，多缘中宫或寒，或热，或食阻滞，若既吐已，而见周身大热，并无三阳表证。足征此属脾胃之元气发外，急宜收纳中宫元气为主，均不可仍照藿香正气散之法治之。予于此证，每以甘草干姜汤加砂仁，十治十效。

（四）吐血

（五）中寒

上二证，取辛甘以化阳。阳，气也。气能统血，阳能胜寒，阳能温中也。

（六）拘急

（七）筋挛

（八）肺痿

（九）肠燥

以上四证，盖取苦甘以化阴。阴，血也。血能胜热，血能润燥，血能养筋也。上列各症见《医理真传》。

十、本汤与芍药甘草汤、承气汤先后治法之问答

问曰：证象阳旦，《活人书》云：桂枝汤加黄芩曰阳旦。成无己曰：即桂枝汤别名。按法治之而增剧，厥逆，咽中干，两胫拘急而谵语，师言夜半手足当温，两脚当伸，后如师言，何以知之？

答曰：寸口脉浮而大，浮则为风，大则为虚，风则生微热，虚则两胫挛，病证象桂枝，因加附子参其间，桂枝加附子汤。增桂，令汗出，附子温经，亡阳故也。厥逆两胫拘急，即亡阳之兆。厥逆，咽中干，烦躁，阳明内结，阳越在上。谵语烦乱，更饮甘草干姜汤。通纳阳气。夜半，阳气还，两足当热，胫尚微拘急，与芍药甘草汤，阳复而阴又虚，以此养阴气。尔乃胫伸，以承气汤微溏则止其谵语，以涤阳明所结之余邪。故知病可愈。

徐洄溪云：病证象桂枝句以下，历叙治效，以明用药之次第当如此。盖病症既多，断无一方能治之理。必先分症而施方，而其先后之序，又不可乱，其方有前后，截然相反者，亦不得错杂为嫌，随机应变，神妙无方，而又规矩不乱，故天下无不可愈之疾。

十一、本证之着眼处

柯韵伯曰：此非桂枝证，而形似桂枝证，珷玞类玉，大宜着眼。

十二、本汤与芍药甘草汤均治阳明半表半里证之区别

甘草干姜汤，得理中之半，取其守中，不须补中。芍药甘草汤，减桂枝之半，用其和里，不须攻表。是仲景加减法之隐而不置者。

第四节　芍药甘草汤

一、用量

（一）仲景

芍药四两　甘草四两，炙

(二)洄溪

芍药二两　甘草二两

二、定义

此阳亡因于阴虚。为制益阴敛血、兼内调外解之滋阴方也。

三、病状

若厥愈足温者，更作芍药甘草汤与之，其脚即伸。此汤乃纯阴之剂，以复其阴也。阴阳两合，而足伸也。若胃气不和谵语者，留邪在中焦。少与调胃承气汤。若重发汗，复加烧针者，四逆汤主之。

四、药解

芍药酸寒，可以止烦，敛自汗而利小便。甘草甘平，可以解烦，和肝血而缓筋急。

成无己曰：芍药白补而赤泻，白收而赤散也，酸以收之，甘以缓之，酸甘相合，用补阴血。

五、煮服法

上二味，以水三升，煮取一升五合，去滓，分温再服。

六、本汤兼治筋缩不伸之原理

血虚不能养筋，筋燥故也。夫筋之燥也，有由生，虽云水能生木，其实水火之功用在心肺，肺主气，心主血，肺气行于五脏，血亦行于五脏，肺气行于六腑，血亦行于六腑，肺气燥极则运用衰，津液不润于筋则筋燥作，筋燥甚故缩而不伸也。法宜清燥养血为主，方用芍药甘草汤主之，或加二冬、白蜜亦可。

按：此方乃苦甘化阴之方也。芍药苦平入肝，肝者，阴也，甘草味甘入脾，脾者，土也，苦与甘合，足以调周身之血，周身之血既调，则周身之筋骨得养，筋得血养而燥气平，燥气平则筋舒而自伸矣。然亦不必拘定此方，凡属苦甘酸甘之品，皆可以化阴，活法圆通之妙，即在

此处。(见《医学真传》)

七、本汤治足挛急之精义

脾主四肢，胃主津液，阳盛阴虚，脾不能为胃行其津液，以灌四旁，故足挛急。用甘草以生阳明之津，芍药以和太阴之液，其脚即伸，此亦用阴和阳法也。(柯韵伯)

八、与本汤先用甘草干姜汤与续用调胃承气、四逆汤之理由

本证得之便厥，咽中干，烦躁吐逆者，先作甘草干姜汤复其阳气，得厥愈足温，乃与芍药甘草汤，益其阴血，则脚痉得伸，阴阳虽复，其有胃燥谵语，少与调胃承气汤，微溏以和其胃，重发汗，为亡阳，加烧针则损阴。《内经》曰：荣气微者，加烧针，则血不流行，重发汗，复烧针，是阴阳之气大虚，故用四逆汤以复阴阳之气。(成无己)

第五节　茵陈蒿汤

一、用量

(一)仲景

茵陈蒿六两　栀子十四枚，擘　大黄二两，去皮

茵陈蒿90克，栀子20克，大黄30克。

(二)洄溪

茵陈蒿三钱　栀子三钱　大黄三钱

二、定义

此为热郁气分。为制苦寒通泄，使病从小便而出之方，亦阳明利水之奇法也。

三、病状

1. 阳明病，发热汗出者，此为热越，不能发黄也。但头汗出，身无汗，齐颈而还，小便不利，渴饮水浆者，此为瘀热在里，身必发黄，茵陈汤主之。

但头汗，身无汗，剂颈而还者，此热不得外达也。小便不利者，此热不得外泄也。渴饮水浆者，此热之蓄于内者方炽，而湿之利于外者无已。湿与热合，瘀郁不解，必蒸发为黄矣。（尤在泾）

按：热如随汗而外越，则邪不能蓄而散，即不能发黄也。

成无已曰：头汗之症，悉属阳明而为里热也。盖邪传诸阳，津液上凑，则汗见于头，故热蒸于阳，但头汗出。

腹满，小便不利，湿在下也。渴者，热在上也。乃湿热之的象，虽未见黄，亦可用也。

附：《伤寒指掌》之头汗出辨

（1）发黄，头汗出者，热不得外越而上泄也。

（2）背强恶寒，头汗出者，寒湿客搏于经络也。

（3）下血谵语，头汗出者，邪客胸中，热气蒸于上也。

（4）水结胸，头汗出者，水气停蓄，不得外行也。

（5）往来寒热，头汗出者，火邪熏灼上炎也。

（6）关格证不得尿，头无汗者生，有汗者死。

（7）温病误下，额上汗出，微喘，小便不利者死。

（8）阳明热不得越，上蒸于首而头汗出者，不恶寒而恶热。

（9）寒湿客搏于经而头汗者，必恶风恶寒。

2. 伤寒七八日，身黄如橘子色，小便不利，腹微满者，阳明瘀热。茵陈蒿汤主之。

柯韵伯云：伤寒七八日不解，阳气重也。黄色鲜明者，汗在肌肉而不达也。小便不利，内无津液也。腹微满，胃家实也。调和二便，此茵陈之职。

尤在泾曰：此则热结在里之证也，身黄如橘子色者，色黄而明，为热黄也。若阴黄，则色黄而晦矣。热结在里，则小便不利，腹满，故宜茵陈蒿汤，下热通瘀为主也。

四、脉象

脉沉数。

沉为在里，数为在腑。

五、药解

腹满之治在大黄，内热之治在栀子，茵陈能治此证者，以其新叶因陈干而生，清芬可以解郁热，苦寒可以泄停湿也。盖枝干本能降热利水，复加以叶之如丝如缕，挺然于暑蒸湿遏之时，先草木而生，后草木而凋，不必发散，而清香扬溢，气畅不敛，则新感者，遂不得不解，自汗出而止于头也。

六、煮服法

上三味，以水一斗，先煮茵陈，减六升，内二味，煮取三升，去滓，分温三服。

（一）先煮秘法

徐洄溪曰：先煮茵陈，则大黄从小便出，此秘法也。

（二）服后现象

小便当利，尿如皂角汁状，色正赤黄，一宿腹减，病从小便去也。

七、验舌参证宜本汤

（一）舌苔白尖中兼灰，宜本汤加淡豆豉、紫背浮萍

此太阳经湿热并于阳明也，故内现舌根黄腻，外现面黄目黄、小便黄等证。

（二）舌黄现隔瓣形及黄大胀满舌者

《石室秘录》云：凡舌见黄苔，而隔一瓣，一瓣者，乃邪湿已入大肠，黄大胀满舌，乃阳明湿热上乘心位也。致令人眼黄身黄，身热便

闭，口渴烦躁，均宜本汤。

八、本汤发黄治法与麻黄连轺赤小豆汤、栀子柏皮汤发黄治法辨

肌肉是太阳之里，当汗而发之，故麻黄连轺赤豆汤为凉散法。心胸是太阳阳明之间，当以寒胜之，用栀子柏皮汤乃清火法。肠胃是阳明之里，当泻之于内，故立本方是逐秽法。故发黄虽同，而有太阳、阳明表里间之辨，凉散、清火、逐秽之别。

九、本方渴饮与五苓散、白虎加参、猪苓三方渴饮辨

本太阳转属，微发汗以散水气，五苓散是也。大烦躁渴，小便自利，清火而生津，白虎加人参汤是也。脉浮发热，小便不利，滋阴而利水，猪苓汤是也。小便不利，发黄腹满，令黄从小便出，而兼泄满，本方是也。病情不同，故治法亦异矣。

十、本证小便不利不用二苓之理由

茯苓、猪苓，为化气之品，故仲景治小便不利，必用二物以化气。此小便不利，不用二苓者何也？本论：阳明病，汗出多而渴者，不与猪苓汤，以汗多胃中燥，猪苓汤复利其小便故也。斯知阳明病，汗出多而渴者不可用，则汗不出而渴者，津液先虚，更不可用也明矣。

十一、本汤发黄与理中茯苓、茵陈附子干姜汤辨

本方发黄者，阳黄也，色黄而明，故身黄如橘子色，小便不利，腹微满，所谓湿热瘀内发黄也，本方主之。彼汤发黄者，阴黄也，色黄而晦，故现身自汗，小便利，大便了而未了，所谓寒湿不解发黄也，理中加茯苓或茵陈附子干姜汤主之。合言之，热甚者黄而明，湿胜者黄而晦，究之发黄之为病，无论阳黄、阴黄，皆不外乎茵陈，而阳黄宜大黄、山栀，阴黄宜附子、干姜，正不可误。

附：茵陈附姜汤

附子、干姜、半夏、豆蔻、白术、陈皮、泽泻、枳实、茵陈蒿。

十二、本汤与《金匮》对举合勘之点

（一）《伤寒》原文

如上所述。

（二）《金匮》原文

谷疸之病，寒热不食，食即头眩，心胸不安，久久发黄，为谷疸，茵陈蒿汤主之。

按：此方分两、发黄皆同，但病证则异耳。

十三、本证湿热利小便与燥热利大便辨

燥热乃肠胃之热，当从大便而出。湿热发黄，乃阳明中见太阴之湿，当从小便而出。故阳明之热与太阴之湿，相辅而成，黄则如橘色之明亮。

第六节　麻黄连轺赤小豆汤

急性胃炎，风热郁闭表气，无汗，发热，浮肿（头面眼睑重），小便不利，用此汤开鬼门，头部浮汗，则小便通利，诸症立解。

本方发汗快且峻，中病则止，不可尽剂。一剂取600毫升，3次分服，6小时内观察药效，不汗，继服。

一、用量

（一）仲景

麻黄之节碍汗，去节以利发汗，本汤为麻黄汤证化热而表不解者，故去桂枝加连轺、梓白皮、饭红豆。麻黄30克，连轺直用连翘30克，赤小豆50克，生梓白皮用桑白皮可代，法降肺热。

麻黄二两，去节　连轺二两，连翘根是　赤小豆一升　生梓白皮一升，切　杏仁四十枚，去皮尖　甘草二两，炙　生姜二两，切　大枣十二枚，擘

（二）洄溪

麻黄八分　连轺钱半　赤小豆三钱　生梓白皮钱半　杏仁二钱，去皮　甘草五分　生姜皮八分　大枣三枚

二、定义

此伤寒无汗，瘀热在里，为制解表清热、苦寒降泄之杂治方也。

成无己曰：此欲解散其热也。

徐洄溪曰：此方治伤寒余邪未尽之黄，与诸黄微别。

三、病状

伤寒瘀热在里，身必发黄，麻黄连轺赤小豆汤主之。

发黄者，必无汗，若有汗即不能发黄，亦就有汗之即（就：当作“如”）。不喘耳，无汗而喘，必发其汗，无汗而黄，必去其热，一理也。小便之有无亦同，若黄汗则别为一证。

四、脉象

脉涩浮数。

五、药解

皮肤之湿热不散，仍当发汗，而在里之瘀热不清，非桂枝所宜，故于麻黄汤去桂枝，而加赤小豆之酸以收心气，甘以泻心火，专主血分而通经络，行津液而利膀胱，梓白皮寒能清肺热，苦以泻肺气，专走气分而清皮肤，理胸中而解烦热。连轺、杏仁泻火降气，麻黄、姜皮开表逐邪，甘草、大枣和胃缓中，其表有不解，黄有不退者乎？

喻嘉言曰：连轺用连翘根，气寒味苦，主下热气，梓白皮气寒味苦，主热毒去三虫，时气瘀热之剂，必以苦为主。又曰：大热之剂，寒以取之是也。

《本经》胪列连翘之功，以寒热起，以热结终。此条瘀热在里句，适与连翘功用不异。

徐洄溪曰：连轺即连翘根，气味相近，今人不采，即以连翘代可也。梓皮缺乏已久，可以茵陈代之。

六、煮服法

上八味，以潦水一斗，先煮麻黄再沸，去上沫，内诸药，煮取三升，去滓，分温三服，半日服尽。

潦水者，田水也，即霖雨后行潦之水，雨后水行洿池，其味甚薄，取其发纵之极，流而不止，不助湿也。取而煮之，半日服尽者，急方通剂，不可缓也。

七、本方发黄

唐容川曰：在里，指在肌肉中，对毛皮而言。肌是肥肉，气分所居，肉是瘦肉，血分所居，若热入肌肉，令气血相蒸，则汗滞不行，是名瘀热。气瘀则为水，血瘀则为火，水火蒸发于肌肉中，现出土之本色，是以发黄。故本方为利行水分瘀热、散疏血分热结之良剂。

八、本方发黄与栀子柏皮汤发黄辨

栀子柏皮汤治湿热已发于外，止有身黄发热，而无内瘀之证，此治瘀热在里，迫其湿热外蒸而为黄也。

九、本汤治夏月湿热易麻黄辨

王孟英曰：余治夏月湿热发黄，而表有风寒者，以本方麻黄易香薷辄效。盖夏月用香薷，与冬月用麻黄其理相同。

十、本汤兼治劳倦而感湿温

此误用发表，身面俱黄，不饥溺赤，连轺赤小豆饮，煎送保和丸三钱。

附：保和丸

山楂、神曲、茯苓、陈皮、卜子、连翘、半夏。

十一、本方与茵陈蒿汤治黄汗下辨

茵陈蒿汤欲黄从下解，本汤欲黄从汗解，乃有表无表之分也。（徐洄溪）

第七节　麻黄升麻汤

一、用量

仲景

麻黄二两半，去节　升麻一两一分　当归一两一分　知母　黄芩　葳蕤各十八铢　白术　石膏碎，绵裹　干姜　芍药　天冬去心　桂枝去皮　茯苓　甘草各六铢，炙

二、定义

此邪传厥阴，误下致变，中寒下竭，阴阳错杂，表里混淆，为制解表和里、清上温下、随症施治之温清合法方也。

三、病状

伤寒六七日，大下后，手足厥逆，咽喉不利，唾脓血，泄利不止者，为难治，麻黄升麻汤主之。

伤寒六七日，邪传厥阴，厥热胜复之时，医不详察阴阳而大下之，致变中寒下竭之坏证。盖未下之前，阳经尚伏表热，大下之后，则其热乘虚下陷，内犯厥阴，厥阴经循喉咙，贯膈注肺，故咽喉不利，唾脓血也，此为阴阳错杂、表里混淆之证，若温其下，恐助上热，欲清其上，愈益中寒。仲景此方，正示人以阴阳错杂为难治，当于上下表里求治法也。盖下寒上热，固为难温，里寒无汗，还宜解表，故主此。

四、脉象

寸脉沉而迟，下部脉不至。寸口脉沉迟者，中寒也。尺脉不至，泄利不止者，下竭也。

五、药解

升麻、葳蕤、黄芩、石膏、知母、天冬，乃升举走上清热之品，用以避下寒且以滋上也。麻黄、桂枝、干姜、当归、白芍、白术、茯

苓、甘草，乃辛甘走外温散之品，用以远上热且以和内也。

六、煮服法

上十四味，以水一斗，先煮麻黄一两沸，去上沫，内诸药，煮取三升，去滓，分温三服，相去如饮三升米顷，令尽，汗出愈。

分温三服，令尽，汗出愈，其意在缓而正不伤，彻邪而尽除也。要言之，传经热邪，从外入内者，仍当从内出于外也，故曰汗出愈。

七、本证非纯阴寒邪由大下夺中所辨

本证脉虽寸脉沉迟，尺脉不至；症虽手足厥逆，下利不止，究之原非纯阴寒邪，故兼咽喉痛唾脓血之症，是寒热混淆、阴阳错杂之病，皆因大下夺中所变，故仲景用此汤以袪邪为主，邪去正自安也。

八、本方之治下寒上热与黄连汤之治上寒下热辨

上寒下热，若无表证，当以黄连汤为法。今下寒上热，兼有表证，故复立此方，以示随证消息之治也。.

九、本汤借治温病误发其汗之风温

仲景此汤，正以治冬温之误治，而变咽喉不利唾脓血者，即此而推，可用麻黄升麻汤去麻黄、升麻，去干姜、白术，而借以治温病，误发其汗之风温也。并可悟黄芩汤加桂枝、石膏治温病，更遇于风之风温也。（喻嘉言）

凌嘉六按：此汤计药共十四味，减去四味，尚用知母、黄芩、葳蕤、石膏、麦冬、茯苓、甘草、白芍、桂枝、当归，然后遇汗出口渴，桂枝慎勿轻投，当归辛温力刚，亦所宜去也。

周氏曰：或以葱豉先撤其外，后用黄芩汤，甚则葳蕤汤。

第八节 瓜蒂散

一、用量

仲景

瓜蒂熬黄 赤小豆各一分

熬黄：焙黄，勿焦。熬：炒或焙，炮制也。与现代意义不同。
一分：约4克。

二、定义

此胸中寒热，与饮若气，郁结为病。为制阳明涌泄上吐之峻剂之杂疗方也。

朱丹溪曰：吐中有发散之义。

三、病状

1. 病如桂枝证，头不痛，项不强，胸中痞硬，气上冲咽喉不得息者，此为胸中有寒也，寒必兼饮。当吐之，在上者越之。宜瓜蒂散。

寒热郁结，非汗下之法所能治，必得酸苦涌泄之品因而越之，上焦得通，阳气得复，痞硬可清，中可和也。

寒，谓寒饮，非寒邪也。《活人书》云：痰饮为病，能令人憎寒发热，状类伤寒，但头不痛，项不强为异耳。

2. 病人手足厥冷，邪结在胸中，所以阳气不能四达。心中满而烦，饥不能食者，病在胸中，当须吐之，宜瓜蒂散。

四、脉象

寸脉微浮乍紧。

寒束于外，故脉微浮而乍紧。

五、药解

瓜蒂味苦性寒。《内经》曰：湿气在上，以苦吐之。寒湿之气，留于胸中，以苦为主，是以瓜蒂为君。赤小豆味苦酸。《内经》曰：酸苦涌泄为阴。分涌膈实，必以酸为助，是以赤小豆为臣。香豉苦寒，苦以涌泄，寒以胜热。去上膈之热，必以苦寒为辅，是以香豉为佐。酸苦相合，则胸中痰热涌吐而出矣。

齐有堂曰：甜瓜蒂如无，以丝瓜蒂代之。

甜瓜蒂与丝瓜蒂性味大异，不可代用。

六、煮服法

上二味，各别捣筛为散已，合治之，取一钱匕，以香豉一合，用热汤七合，煮作稀糜，去滓，取汁合散，温顿服之。不吐者，少少加，得快吐乃止。

合治之：混匀。
一钱匕：1.5克。
一合：约5至6克。
七合：140毫升。
服后不吐，可用鸡翎扫喉，或以指探吐。近代已不用。

七、本方禁条

（一）诸亡血虚象

亡血虚家，所以不可与者，以瓜蒂散为快剂，重亡津液之药，亡血诸虚家补养则可，更亡津液必不可。

（二）尺脉绝者不宜服

恐伤胃气，又当吐而胃弱者，改用参芦，参犹带补，不致耗伤元气也。

八、本散与栀子豉汤吐剂辨

如不经汗下，邪气蕴郁于膈，则谓之膈实，应以瓜蒂散吐之，瓜蒂散吐胸中实邪者也。若发汗吐下后，邪气乘虚留于胸中，则谓之虚烦，应以栀子豉汤吐之。栀子豉汤吐胸中虚烦者也。

齐有堂曰：瓜蒂、栀、豉皆吐剂也，要知瓜蒂吐痰食宿寒，栀豉吐虚烦客热。如未经汗下，邪郁胸胁而痞满者，谓之实，宜瓜蒂散，此重剂也。已经汗下，邪乘虚客于胸中而懊侬者为虚烦，宜栀豉汤，此轻剂也。

九、用本方之引吐及止吐法

齐有堂曰：甜瓜蒂炒黄，赤小豆等份为末，熟水调饮，或用酸齑水更佳，量人虚实服之，良久不吐者，口含砂糖一块即吐，吐时须令闭目，紧束肚皮。若吐不止者，葱白汤解之。

十、本散兼治

急性黄疸型肝炎，以苦丁香粉吹鼻，令流尽黄水，可大大缩短病程。

（一）风眩头痛

（二）懊侬不眠

（三）癫痫喉痹

（四）头目湿气

（五）水肿黄疸、诸黄、急黄、湿热诸病

按：诸黄之症，有遍身如金色者，有热病发黄者，有黄疸阴黄者。而水肿之病，有身面浮肿者，有四肢浮肿者。以上诸症，均以此散末，吹入鼻中，取出黄水自愈。

（六）卒中痰迷，涎潮壅盛

（七）癫狂烦乱，人事昏沉

（八）五痫痰壅

（九）火气上冲

（十）咽喉不得息，及食填太阴，欲吐不出者

（十一）发狂欲走者

以上各症，均当用吐法。

十一、本散治头额两侧痛及大头瘟搐鼻之治验

1. 如头额两侧痛者，令病人噙水一口，以此散一字吹入

鼻中，立效。

2. 齐有堂曰：余曾治大头瘟，内服普济消毒饮，外以此散搐鼻取出髓中黄水而效。

十二、本散加减主治法

1. 本方除赤小豆，名独圣散。治太阳中暑，身重痛而脉微弱。

2. 本方除赤小豆，加防风、藜芦，名三圣散。

3. 本方除赤小豆，加郁金、韭汁，鹅翎探吐，亦名三圣散。治中风、风痫、痰厥头痛。

4. 本方除赤小豆，加全蝎五分，治吐风痰。

5. 本方加淡豉，治伤寒烦闷。

6. 本方得麝香、细辛，治鼻不闻香臭及食诸果物病在胸腹中者。

十三、本散加味主治各证

（一）十种蛊气

用甜瓜蒂末、枣肉丸梧子大，每服三十丸，枣汤下，甚效。

（二）疟疾寒热

用瓜蒂二枚，水半盏，浸一宿，顿服，取吐神效。

（三）鼻中息肉一名息菌

1. 用陈久瓜蒂末吹之，日三次，瘥。

2. 用瓜蒂末、白矾末各五分，绵裹塞鼻，或以猪板油和挺子塞之，一日一换。

3. 用青瓜蒂二枚，明雄、麝香各半分为末，先抓破，后贴之，日三次，神效。

4. 用瓜蒂十四枚、丁香一个、粟米四十九粒，研末，口中含水，搐鼻取下乃止。

（四）风热牙痛

用瓜蒂七枚，炒研，入麝香少许和之，绵裹，咬定患牙，流涎即止。否则再咬。

（五）齁喘痰气

用瓜蒂三个为末，水调服，吐痰即止。

十四、本散与《本事方》瓜蒂散药品互异考

伤寒篇瓜蒂散，有淡豆豉，无秫米。《本事方》有秫米，无淡豆豉。本方治寒热结胸，气冲胸。《本事方》治头中寒湿，发黄疸。本方系捣筛为散，如前煮法所载。《本事方》系用甜瓜蒂二十七个、赤小豆二十七枚、秫米二十七枚，共为细末，成圆如豆大枚许，纳鼻中，缩令入，当出黄水，慎不可吹入，此其异也。惟用药虽互异，而治黄则略同。要言之，本散为涌吐之瓜蒂散，《本事方》为纳鼻之瓜蒂散。

十五、本散与《金匿》对举合勘之点

（一）《伤寒》原文

如上述。

（二）《金匮》原文

1. 宿食在上脘，当吐之，宜瓜蒂散。

2. 太阳中暍，身热疼重，而脉微弱，此以夏月伤冷水，水行皮中所致也，一物瓜蒂汤主之。

3. 瓜蒂治诸黄。

注曰：瓜蒂能解上焦郁热，故黄疸之上焦郁者宜之。且瓜蒂主吐，吐亦有发散之义，故附此以见治黄疸亦有用吐法者耳。

瓜蒂制粉吸入鼻腔，令流出黄水，非内服令吐，此余临证屡验。“其在上者，因而越之”，亦“吐”之义也。

第九节　吴茱萸汤

一、用量

(一)仲景

吴茱萸一升，洗　人参三两　生姜六两，切　大枣十二枚，擘

> 吴茱萸50克。汉制吴茱萸一升，约合今之50克，药性燥烈，有案又复如此大量，仲景用药奥秘何在？盖一个"洗"字，洗者，沸汤冲洗七遍而后入煎也。吴茱萸入口燥麻，引起口干"瞑眩"等(中医报1987年4月7日，袁博渊)副作用，"洗"之则无此弊。
> 生姜90克。

(二)洄溪

吴茱萸钱半，炮　人参三钱　生姜三片　大枣五枚

二、定义

此少阴伤寒，木火郁伏，为制重护生气、温中降逆、拨乱反正之温方也。

陈修园曰：此证呕吐多有酸味。

三、病状

1. 食谷欲呕，必食谷而呕，受病在纳谷之处，与干呕迥别。属阳明也，吴茱萸汤主之，得汤反剧者，属上焦也。

《医通》云：此条辨呕，有太阳，亦有阳明，本自不同，若食谷欲呕则属胃寒，与太阳恶寒呕逆之热证相反，正恐误以寒药治呕也。然服吴茱萸汤反剧者，仍属太阳热邪，而非胃寒，明矣。

2. 少阴病，吐利，手足逆冷，烦躁欲死者，吴茱萸汤主之。此胃气虚寒之证。

3. 干呕吐涎沫，呕涎沫，非少阳之干呕。然亦云干呕者，谓不必食谷而亦呕也。头痛者，阳明之脉上于头。吴茱萸汤主之。

干呕无物，胃虚可知。吐惟涎沫，胃寒显然。头痛者，清阳不足，阴寒得以乘之也。简言之，此为胃中虚寒之证也。

季云按：此方一治阳明虚寒，一治少阴寒饮。

四、脉象

脉迟。

五、本汤药解

吴茱萸入肝，能温中降逆而散寒，佐以人参，固助元气而止呕吐，则烦躁可宁，姜、枣调和营卫，则阳得敷于四末，手足自温。

六、煮服法

上四味，以水七升，煮取二升，去滓，温服七合，日三服。

七、验舌参证宜本方者

舌现淡紫带青。

青紫无苔，多津液滑润瘦小者，宜吴茱萸汤。此伤寒直中肾肝阴经也，故主温。四逆证，舌亦准此。

八、本汤之精义及要点

本汤精义，在温镇以和土木，而其要点，又在治胃气虚寒中而有寒饮也。

九、辨识本证之的据

陈修园曰：吴茱萸汤不论噎膈反胃皆可用，惟以呕而胸满为的据。证现于呕吐涎沫、头痛，亦为的证。

十、本证烦躁欲死与烦躁四逆者死之区别

尤在泾曰：少阴病，吐利，烦躁，四逆者死，为阴极而阳绝也。少阴病，吐利，手足厥冷，烦躁欲死者，吴茱萸汤主之，为阴盛而阳争也。病症则同，而辨别在于争与绝之间，盖亦微矣。

十一、本汤治头痛如破

仲景治头痛如破，用吴茱萸者，以此物速降，性不上头，且能降

肝胃之寒，使不上冲于头，此为治脏腑而经脉自治也。（唐容川）

厥阴之脉，循喉咙之后，上入颃颡，连目系，上出额，与督脉会于颠顶，亦有头痛，经曰干呕、吐涎沫，吴茱萸汤主之者是矣。据此而观，则颠顶痛与额痛，皆可从吴茱萸汤法治之矣。

十二、本汤兼治

（一）脑髓寒痛

肝脉入脑，故仲景用吴茱萸汤治脑髓寒痛。（唐容川）

（二）寒霍乱

此汤治少阴吐利厥逆，烦躁，亦治厥阴寒犯阳明，食谷即呕之证。故王孟英选入治《寒霍乱篇》中。

（三）咳呕兼见

或曰：吴茱萸治呕，见于本篇矣。治手足厥，见于《少阴篇》。治干呕吐涎沫与头痛，见于《厥阴篇》。而治咳则仲景未言，似与本条不当。抑知吴茱萸能治咳逆，《神农本草》载有明文，每药功效原有数端，仲景著书何能悉举。又曰：人参、姜、枣治呕，本论习见，固为甚合，而治咳则仲景必去，亦与本条有乖。岂知呕用人参、姜、枣，咳用吴茱萸，各分其任，两不相碍，因咳证独见故必去之，因呕咳兼见故合用之。证既有参差，药自有取舍，若肝胃不咳呕，乃寒气不上犯也。手足不厥，乃阳气尚未亡也。病症尤轻，头自不痛。吴茱萸所治之症，皆以阴壅为患，其所壅之处，又皆在中宫，是故干呕、吐涎沫、头痛、食谷欲呕，阴壅阳于上不得下达也。吐利、手足厥冷、烦躁欲死、手足厥寒、脉细欲绝，阴壅阳于中不得上下并不得外达也。

（四）噎膈

或问曰：噎膈病，至口吐白沫，便如羊矢，津液枯竭，荣卫不行，五脏不通，则食全不入，而病不可为矣，未知尚有法可救否？曰：津液即是真水，水由气化，亦由火致，掠其所以枯竭之故，非气虚不能化之，即火虚不能致之也。仲景云：干呕吐涎沫，吴茱萸汤主之。虽非为噎膈证立论，而已无所不包。少阳证火逆于上，其呕有声而不吐谷，名为干呕。若不吐谷，而但吐涎沫者，名为干呕吐涎沫。此证食全不入，无谷可吐，亦是干呕例。津液生于谷气，绝食则津液已枯，又吐出涎沫，则津液遂竭尽无余，所以不能下滋肠胃，粪如羊矢，惟吴茱萸汤大辛以开其格，大苦以镇其逆，大甘以培其中。况又佐以人参之大生津液，并以驯诸药之性，宜为起死之灵丹矣。

十三、本汤与《金匮》对举合勘之点

（一）《伤寒》原文

如上述。

（二）《金匮》原文

1. 呕而胸满者，吴茱萸汤主之。

胸中，阳也。呕而胸满，阳不治而阴乘之也，故以吴茱萸汤散寒降逆，人参、姜、枣补中益阳气。《伤寒论》用是方，治食谷欲呕之阳明证，以中焦有寒也。茱萸能治内寒降逆气，人参补中益阳，大枣缓脾，生姜发胃气且散逆止呕。逆气降，胃之阳行，则胸满消矣。此脾脏阴盛逆胃，与夫肝肾下焦之寒，上逆于中焦而致者，即用以治之。故干呕、吐涎沫、头痛，亦不出是方也。

2. 干呕、吐涎沫、头痛者，吴茱萸汤主之。

徐彬云：上焦有寒，其口多涎，上焦既有寒邪格阳于上，故主头痛。用吴茱萸汤者，兼温补以驱浊阴也。

十四、本证吐涎沫与半夏干姜证吐涎沫辨

干呕、吐涎沫、头痛者，本汤主之。干呕、吐涎沫、不头痛者，半夏干姜汤主之。此其区别也。

十五、本证手足厥冷与四逆之异点

四逆云者，冷过肘膝也。此云手足厥冷，是指指掌而言，四肢之阳犹在也。

十六、少阴病多主厥阴药辨

（一）少阴厥阴，多病合证同

少阴有吐利，厥阴亦有吐利；少阴有厥逆，厥阴亦有厥逆；少阴有烦躁，厥阴亦有烦躁。此病合而证同也。

（二）少阴厥阴，多情异治别

少阴之厥有微甚，厥阴之厥有寒热；少阴之烦躁则多躁，厥阴之烦躁则多烦。盖少阴之病，多阴盛格阳，故主以四逆之姜、附，逐阴以回阳也。厥阴之病，多阴盛郁阳，故主以吴茱萸之辛烈，迅散以通阳也。此情异而治别也。

十七、本方治吐利重少阴与理中汤治吐利重太阴辨

理中汤浅一层，病人虽吐利，未至烦躁，故酌重在太阴。本方深一层，病人因吐利而至烦躁欲死，烦属心，躁属肾，故知其为少阴病。总由吐利太甚，中土失职，不能交通上下，其致吐之源，却由肝木凌土而成。故仲景以吴茱萸汤温肝降逆以安中，是的确不易之法，亦握要之法也。

十八、本证烦躁欲死与阴盛格阳等证从假处诳处看

温法专为阴寒而设，故真寒类多假热，凡阴盛格阳、阴证似阳等，皆少阴蛊惑人耳目处，须从假处勘出真来，方不为之牵制。如吐利而见厥冷，是胃阳衰而肾阴并入也。谁不知为寒者，顾反见烦躁欲死之症以诳之，是皆阳被阴拒而置身无地，故有此象。吴茱萸汤挟木力以益火势则土得温，而水寒却矣。二证若不从假处诳处看来，鲜不被其惑矣。

第十节　黄连阿胶汤

一、用量

（一）仲景

黄连四两　黄芩一两　芍药二两　阿胶三两，一云三挺　鸡子黄二枚

（二）洄溪

黄连六分　黄芩钱半　白芍钱半，炒　阿胶三钱　鸡子黄一枚

二、定义

此阳明热邪，内扰少阴，心火不降。为制降火归原、降热滋阴之清法也。

三、病状

少阴病，得之二三日以上，心中烦，不得卧，黄连阿胶汤主之。

此病发于阴，热为在里，二三日，便见心中烦，是热伤心液，不得卧，是心火不降也。降火以滋阴，则心烦自除，而卧寐自宁矣。

徐洄溪曰：此少阴传经之热邪，扰动少阴之气，故以降火养阴为治，而以鸡子黄引药下达。简言之，肾气冲心之不得卧者，故主清心火以纳肾气。

唐容川曰：此少阴心之阴血病，即火扰其血不得安，故烦而不卧也。

四、脉象

脉数，虚数有力者。

五、药解

此少阴泻心汤也。用芩、连以直折心火，佐芍药以收敛神明，非得气血之属，交合心肾，甘平之味，以滋阴和阳，安能水升火降？阴火终不归原，则少阴之热不除。鸡子黄入通于心，滋离宫之火，黑驴皮入通于肾，益坎宫之精，与阿井水相熔成胶，配合作煎，斯心肾交合，水升火降，是以降火归原之剂，为心虚火不降之专方也。

六、煮服法

上五味，以水六升，先煮三物，取二升，去滓，内胶烊尽，小冷，内鸡子黄，搅令相得，温服七合，日三服。

七、验舌参证宜本方

舌现绛而不鲜，干枯而萎。

此肾阴涸也。舌萎者，舌软而不能动也。故宜阿胶、鸡子黄、地黄、天冬等药治之。

八、本汤黄连独重之意义

证本阴虚，故阿胶、芍药、鸡子黄无非救阴之品，泻火则惟恃芩连，而芩止一两，连乃四两，此黄连之任，独冠一方，为补剂中泻药矣。

九、本汤辨证之要点

以二三日少阴之但欲寐，至四五日，反变为心下烦，不得卧，且无下利清谷，咳而呕之证，知非寒也，是以不用白通汤，知非饮也，亦不用猪苓汤，惟热也，故主此汤，使少阴不受燔灼，自可愈也。此辨证要点也。

十、本证之心烦不得卧与白通汤之心烦但欲寐

少阴病，得之二三日，心烦不得卧，是上焦实热，宜本方主之。少阴病，欲吐不吐，心烦，但欲寐，五六日自利而渴者，是下焦虚寒，宜白通汤以主之。一为热伤心液，现烦而不寐之症，故宜降火归原。一为虚寒下利，现烦而但欲寐之病，故宜扶阳散寒。此其区别也。

十一、本汤兼治温病

《温病条辨》载：少阴温病，真阴欲竭，壮火复炽，心中不得卧者，黄连阿胶汤主之。心中烦，阳邪挟心，阳独亢于上，心体之阳，无容留之地，故烦无奈，不得卧，阳亢不入于阴，阴虚不受阳纳，虽欲卧而不能。故以黄芩从黄连外泻壮火，而内坚其阴，以芍药从阿胶，内护真阴，而外捍亢阳，名黄连阿胶者，取一刚以御外侮，一柔以护内生之义也。而其神明不测之妙，全在一鸡子黄，盖鸡子黄乃奠安中焦之圣品，有甘草之功能，用其性和平，

能使亢者不争，弱者得振，其气焦臭，故上补心，其味甘咸，故下补肾。

十二、本证之不得卧与栀豉汤之不得眠辨

发汗吐下后，虚烦不得眠，主从栀豉汤。少阴病，得之二三日，心中烦，不得卧，主以黄连阿胶汤。盖一系阳明坏证虚烦不得眠，一系热伤少阴心液，故现心中烦不得卧，此其区别也。

第十一节　桃花汤

一、用量

（一）仲景

赤石脂一斤，一半全用，一半筛末　干姜一两　粳米一升

（二）洄溪

赤石脂钱半，煅　干姜钱半，炮　粳米五钱，焙

二、定义

此脾土有寒，心经有热，热化脓血，下焦滑脱。为制崇土利水清脓之温法方也。

三、病状

1. 少阴病，下利便脓血者，寒热不调，大肠为腐，故成脓血，与下利清谷绝不同。桃花汤主之。

2. 少阴病二三日至四五日，腹痛，小便不利，下利不止，便脓血者，桃花汤主之。

3. 少阴病，下利便脓血者，可刺。

四、脉象

脉沉细。

五、药解

此方君以体膏性涩之石脂，养脂肠以固脱，佐以味甘多液之糯米，益气以滋中，则虽下利日久，中虚液枯，未有不愈者也。其妙尤在佐干姜少许，其意不在温而在散火郁，借此以开脓血，无由而化也。

脂米补而质柔，则不犯血脉，以免动血，此药难措手处，非阅历不知。

《本草》赤石脂疗下利赤白。

唐容川曰：脂米极多，而用姜极少，恐其多则动血也。

六、煮服法

上三味，以水七升，煮米令熟，去滓，温服七合，内赤石脂末方寸匕，日三服。若一服愈，余勿服。

余勿服云者，以其黏涩之性甚也。兼末服者，取其留滞收涩也。

唐容川曰：前言从治诱敌之法，只可暂用，不可久用，恐久则化热，而又动脓血也。故戒曰一服愈，余勿服，以免过剧反增变也。

七、本证便脓血辨法有三

（一）辨色

少阴里寒便脓血，色黯而不鲜，乃肾受寒湿之邪，水谷之津液为其凝泣，酝酿于肠胃之中，而为脓血。

（二）辨脉

脉必微细。

（三）辨神气与腹

神气静而腹喜就温，欲得手按之，而腹痛乃止。

八、本证便脓血是虚利非实证辨

唐容川补正曰：热化太过，奔注下利。此说非也。《厥阴篇》泄利后重，方是热化太过，奔迫下注也。此篇一则曰下利，再则曰下利不止，无后重之文，知是虚利非实证也。故用米以养中，姜以温中，石脂以填塞中宫。观赤石禹粮之填塞止利，便知此方亦是填塞止利矣。利止则脓血随之以止，盖脓血原是热所化，今因脾虚寒，用从治法，引少阴之热，使就归于中土，则火来生土，而不往干血脉，斯脓血亦因以止也。

九、本汤为以热药治寒痢之权舆

其状经久不愈，犹可支持，其后重腹疼，较因热亦轻。

十、本汤与刺法之要义

本汤正治在痢不止，反治在便脓血，再加刺法，则是本汤专止痢，刺法专治脓血。此等虚中实证，急难下手，故仲景亦慎之。

十一、本证下利日久与不先下利便脓血之治法

先下利日久，而后便脓血，则用本汤。若不先下利，而下利即便脓血，则可刺经穴，取泄气宜通。若刺经穴不愈，则当从事白头翁汤。设更咽干不得眠，则又须黄连阿胶汤为合法也。

附：阳证、阴证下血辨

阳证内热，则溢出鲜血。阴证内寒，则下紫黑如豚肝也。

第十二节　半夏散及汤

已故大同名医门纯德先生以此方治失音，有殊效。门氏用半夏散如下：半夏末3克，蛋清一枚，老陈醋半两加冷水2两，煎三沸徐徐呷服（此即苦酒汤）。此法余用治食道炎甚效。

一、用量

（一）仲景

半夏洗　桂枝去皮　甘草炙

（二）洄溪

半夏钱半　桂枝八分　甘草八分

二、定义

此外感风寒，客于会厌，干少阴而咽痛。为制辛甘温散、祛风逐涎之杂疗方也。

三、病状

少阴病，咽中痛，足少阴之脉，循喉咙，挟舌本。半夏散及汤主之。

此咽中痛，是寒闭其窍，病属少阴证。必憎寒发呕，喉间兼发红色，并有痰涎，声音嘶破，咽喉颇痛者是。

四、脉象

脉沉细迟微。

五、药解

少阴伤寒，闭塞清道，故清阳不舒，咽痛欲呕，非辛甘温散之品，不能破围。故须桂枝疗寒，半夏除呕，《本草》半夏治咽喉肿痛，以其能开顽颡（或清颃颡），豁痰涎。缓以甘草，和以白饮，或为散，或为饮，随病之宜可也。

成无己云：《内经》曰：寒淫所胜，平以辛热，佐以甘草、半夏、桂枝之辛，以散经寒，甘草之甘，以缓正气。

六、煮服法

上三味等份，各别捣筛已，合治之，白饮和服方寸匕，日三服。若不能散服者，以水一升，煎七沸，内散两方寸匕，更煮三沸，下火令小冷，少少咽之。本散宜注意：

1.半夏有毒，似不当散服。

2.治上焦之药，当小其剂。

3.本汤用白饮者，即桂枝汤啜粥之义，从中达外，俾内外之经脉通，而少阴之枢机出入矣。

4.等份。凡云等份者，非分两之分，谓诸药斤两多寡相等也，多是丸散用之。

七、本汤之禁用

本方为寒闭痰缠于咽而设，若挟相火，则辛温切禁矣。

八、本汤与甘草汤、桔梗汤同治咽痛之区别

甘草汤主少阴客热咽痛，桔梗汤主少阴寒热相搏咽痛，半夏散及汤主少阴客寒咽痛也。此其区别也。

九、本方为治喉之主药

《本草》半夏治咽候肿痛，桂枝治喉痹，痹者，闭而不通之谓。此乃咽喉之主药。风寒证宜之。后人以二味为禁药，何也？

季云按：所禁者，在有时邪风热及相火耳。

十、本汤治咽痛与人参败毒散治咽痛辨

四川治寒闭喉痛，皆用人参败毒散而愈，而不知即仲景半夏散及汤之意也。

十一、本证咽中痛与仅咽痛辨

少阴病咽痛者，谓或左或右一处痛也。咽中痛者，谓咽中皆痛也，较之咽痛而有甚焉。甚则涎缠于咽中，故主以本汤，散风邪而逐痰涎也。

第十三节　猪肤汤

一、用量

（一）仲景

猪肤一斤

（二）洄溪

猪肤一两　白蜜一两　白粉一两

二、定义

此热邪内耗少阴之阴，当制凉润之杂疗方也。

徐洄溪曰：此方能引少阴之虚火下达。

三、病状

少阴病，下利，咽痛，胸满心烦者，此亦中焦气虚、阴火上炎之故。猪肤汤主之。

此下利者，乃热郁下焦也。少阴所以咽痛者，以少阴之脉，贯膈上循喉咙，液燥则火邪上逆，故咽痛心烦。

此证下利，非虚寒下利，如系虚寒，仲景必曰四肢厥冷，或曰下利清谷，或曰下利不止，此节只有“下利”二字，则知非虚寒下利也。又此之胸满心烦，非虚非寒，乃热郁下注，如四逆散之下利，同是热证矣。少阴随热下注，不能上升，故心烦咽痛，如近世所云白喉证者是。白喉书言其咽白烂，不可发汗，亦不可下，当一意清润，其书甚效，而不知仲景猪肤汤实开其先也。

四、脉象

脉虚或尺脉数急。

尺中脉数，则下利为热犯少阴，逼液下走无疑。

五、药解

猪为水畜，猪肤乃革外之肤皮也。能松胸前之腠理，其气先入于肾，解少阴之客热，加蜜以润燥除烦，用白粉以益气断利，但取甘凉润燥，肾阴得和，里热自息，不治利而利自止矣。后人用养阴药以治利，皆仿其意也。

徐洄溪曰：白粉当是米粉。

六、煮服法

上一味，以水一斗，煮取五升，去滓，加白蜜一升，白粉五合，熬香，和令相得，温分六服。

七、本汤猪肤之学说

王海藏以猪肤为鲜猪皮。吴绶以为浔猪，刮下黑肤。汪石山谓考《礼运疏》：革，肤内厚皮也。肤，革外薄皮也。则吴说为是。

按：《医宗金鉴》方解云：猪肤者，乃革外之肤皮也。其体轻，其味咸，轻则能散，咸则入肾，故治少阴咽痛，是以解热中寓散之意也。诠释详明，可以括诸家之说矣。

唐容川曰：猪肤是猪项皮，仲景以之治咽痛，是取其引归于项之义，其说亦可取。

《张氏医通》云：其肤者，皮上白膏，是取其咸寒入肾，用以调阴散热，予尝用之，其效最。

八、本证下利咽痛与胸满心烦并见之要点

身温、腹满、下利，太阴证也。身寒欲寐、下利，少阴证也。身热、不眠、咽痛，热邪也。身寒欲寐，咽痛，寒邪也。今身寒欲寐，下利咽痛，与胸满心烦之证并见，是少阴热邪。少阴之脉循喉咙，其支者从肺出，络心注胸中，是以少阴之热邪上逆，则所过之处无不病也。故主以本汤解少阴上焦之热，止下焦之利也。

附：少阴咽痛之概要

1. 属热者，有甘草汤、桔梗汤以散火也。

2. 属寒者，有桂枝干姜汤治汗多亡阳也，有通脉四逆汤治阴盛格阳也。

《金鉴》云：咽痛一症，寒热皆有，痛而肿者为热证，不肿而痛者为寒证。

第十四节　甘草汤

一、用量

（一）仲景

甘草二两

（二）洄溪

甘草一两，生

二、定义

此少阴伤寒，遏热不解。为制缓泻少阴客热之杂疗方也。

三、病状

少阴病二三日，咽痛者，可与甘草汤。

少阴病二三日，咽痛无他症者，乃少阴经客热之微邪，故可与之。

四、脉象

脉缓。

五、药解

土可伏火。☞ 生草泻火，且能缓热清膈，使热消膈清，则中气调而外气自解，咽痛无不愈矣。

六、煮服法

上一味，以水三升，煮取一升半，去滓，温服七合，日二服。

七、本汤兼治

1. 伤寒心悸，脉结代。（《伤寒类要》）
2. 舌肿塞口。（《圣济总录》）
3. 一切痈疽诸发，丹石烟火药发。（《外科精要》）
4. 悬痈。（《兵部手集》）
5. 痉疮烦渴及虫毒药毒。（《直指方》）
6. 小儿撮口及小儿羸瘦。（《金匮玉函》）

7. 小儿遗溺。(《得效方》)

以上七项，皆以一味甘草为方，妙用良多，总不外乎阴阳缓急、清热化毒兼和中利水也。

第十五节 桔梗汤

一、用量

仲景

甘草二两　桔梗一两

二、定义

此心火郁热，不能下移小肠，上烁肺金。为制辛散宣结开提之杂疗方也。

三、病状

少阴病，二三日，咽痛者，可与甘草汤，不瘥者，与桔梗汤。

肾家邪热，循经而上，肺不受邪，遂相竞争，二三日，邪热未甚，故可以甘草泻火而愈。若不愈，是肺窍不利，气不宣泄也，以桔梗开之，肺窍既通，气遂宣泄，热自透达矣。

四、脉象

脉微数。

五、药解

用甘草者，和缓其势也。用桔梗者，开提其邪也。此在二三日，他症未见，故可用之，若五六日，少阴之下利，呕逆诸症皆起，此法又未可用矣。

六、煮服法

上二味，以水三升，煮取一升，去滓，分温再服。

七、本汤与《金匮》对举合勘之点

(一)《伤寒论》原文

如上述。

(二)《金匮》原文

治肺痈咳而胸满，振寒，脉数，咽干，不渴，时出浊唾腥臭，久久吐脓如米粥者，此汤主之。

桔梗一两、甘草二两。上以水三升，煮取一升，分温再服，则吐脓血也。

八、本汤非通治咽痛方

以桔梗名汤，而倍用甘草以为驾驭，后人改称甘桔汤是矣。但须审证而投，不可泥为通治咽痛之方。

九、本汤治咽痛与甘草、猪肤二汤治咽痛辨

猪肤汤治咽痛，当作白烂论，故宜清肺以生肌。本汤治咽痛，当作红肿论，故宜泻火以开利。甘草引火生土，为泻火之正法，后人用芩、连、大黄，则力更重，亦甘草汤泻火之意欤。仲景不用三黄者，以此汤是主方，言外原可加减，且芩、连、大黄等，速降而下，恐剽悍而不可留，反不能泻上焦之火，使之渐退，惟甘草缓缓引之，使火泻土生，而火气自退矣。近有硼砂能化痰清火，为治喉要药，其味颇甘，今皆知其治喉痛，而不知即仲景甘草汤意也。服之不瘥，恐咽壅塞，病未易去，故加桔梗开利之，后人用刀针放血，即是开利之意。仲景示人以法，虽方药未备，而治法则明矣。

十、本汤为嗽证、血证之所禁

徐洄溪曰：甘桔汤中，用桔梗载药上行，治少阴之喉痛，与治嗽宜清降之法者非宜，苟误服之，往往令人气逆痰升，不能着枕。又云：桔梗升提，凡嗽证血证，非降纳不可，此品却与相反，用之无不受害。

其因由于仲景治少阴喉证用甘桔汤，以桔梗为清肺除火之品，不知仲景之方，乃专以甘草治少阴犯肺之火，恐甘草留入中宫，不能留于上焦，故少用桔梗以载甘草存留上焦，后人不知，竟以为咳嗽要药，岂不大谬。故桔梗同清火疏痰之药，犹无大害，若同辛燥等药，无不气逆痰升，涎潮血涌，余目睹甚多而药者无一人能悟，自宋以来，无不尽然，不独今也。

十一、本汤治喉痛重开利与后世治烂喉痧重透表辨

本汤恐喉壅塞，用桔梗开利之，与后世喉痧初起，邪在表分者，用荆防麻豉汤透表之同一义也。彼初起表邪尚盛，遽用寒凉清泄，而使邪气内闭下陷，盖未即此而深思之也。

附：荆防麻豉汤

荆芥、防风、麻黄、牛蒡子、桔梗、杏仁、土贝母、甘中黄、西湖柳。

第十六节　苦酒汤

一、用量

（一）仲景

半夏洗，破，加枣核十四枚　鸡子一枚去黄，内上苦酒着鸡子壳中　苦酒

【注】半夏5克。加枣核十四枚：不可能。苦酒：即食醋，90克以上为好。

（二）洄溪

半夏钱半　鸡子一枚，去黄　苦酒一杯

二、定义

此咽喉为火所蒸腐。为制敛火降气、内治而兼外治法之杂疗方也。

三、病状

少阴病，咽中伤生疮，疑是阴火喉癣之类。不能语言，声不出者，苦酒汤主之。

徐洄溪曰：咽中生疮者，此迁延病久，咽喉为火所蒸腐。此非汤剂之所能疗，用此药敛火降气，内治而兼外治法也。

呕伤咽嗌，少阴浮火，挟痰饮于上也。伤必生疮，故声不出，不能语也。苦酒敛疮清音、豁痰定呕，俾呕平声自出，疮敛语自能矣。

四、脉象

脉弦涩。

五、药解

半夏豁痰，苦酒敛疮，鸡子白清肺发音声，三味相合，半夏减辛烈之猛，苦酒缓收敛之骤，润以滋其咽喉，不令泥痰饮于胸膈，则咽痛平而能语出声矣。

六、煮服法及制法

以此法煮之，三沸之后，凝炼成块，变为蛋白质，已无蛋清清凉功能，必有误。改为以醋90克煮生半夏，3分钟，去半夏，待温，兑入蛋清，含咽之，甚效，不可令蛋清结块。

上二味，内半夏着苦酒中，以鸡子壳置刀环中，安火上，令三沸，去滓，少少含咽之。不瘥，更作三剂。

七、本汤治咽疮与半夏散及汤、甘草桔梗汤三方治咽痛辨

咽痛病忌汗，忌寒下，故甘草、桔梗、苦酒三方，皆用和解之法，惟半夏散及汤则为辛散温解之法也。

《齐氏医案》云：舒氏曰：咽痛咽疮者，既是外邪挟火之证，当分解其热，润泽其枯，所主甘草桔梗汤、半夏汤、苦酒汤，皆不中用也。

八、本汤生疮之辨正

此咽中生疮，是肿塞不得出声，即今喉痈喉蛾是。观肿塞不能出声，用半夏、苦酒以攻破之，可以明之矣。今世有用刀针刺破，与夫巴豆烧焦烙炙者，皆义取攻破而不使壅塞也，则知咽痛肿闭，亦能消而破之矣。凡喉肿则痰塞，半夏为降痰要药，仲圣用之者，正是破而去痰之妙，与后世刀针、巴豆等法，意固合也，法尤密焉。况兼以鸡清之润、苦酒之泄，定可立见痊愈。

九、备急方师此方之意

张文仲《备急方》，治伤寒发斑，斑赤者，用猪胆汁、苦酒各三合、鸡子一枚，合沸三沸，分服汗出即愈。亦师此方之变象法也。

十、本方用半夏之精义

大抵少阴多咽伤咽痛之症，古方用醋煮鸡子白，主咽喉失音，取其酸收，固所宜也。而半夏辛燥，何为用之？盖少阴多寒证，取其辛能发散，一散一敛，遂有理咽之功。

附：近世喉病三方

1. 加味三豆饮

生绿豆、生黄豆、生黑大豆或生扁豆亦可。生甘草、金银花，水煎服。

此为痘疹始终可服之妙药。原方用赤豆性燥伤阴，易以黑大豆更能补阴，虽燥令燥体，皆无碍矣。再益银花、甘草化毒功胜，或疑银花性凉，似难久用，不知三豆皆谷，性能实脾，得银花以济之，更觉冲和，不特稀痘，兼能明目消痔。

2. 青龙白虎汤

橄榄、生芦菔，水煎服。

王孟英自注云：橄榄色青，清足厥阴内寄之相火，而

☞生芦菔：当为“生莱菔”，即白萝卜。

靖其上腾之炎，芦菔色白，化手太阴外来之燥热，而肃其下行之气。合而为剂，消经络留滞之痰，鲜膏粱鱼面之毒，用以代茶，则龙驯虎伏，脏腑清和，岂但喉病可免耶！且二味处处皆有，人人可服，物易功倍，久任无弊，实能弭未形之患，毋以平淡而忽诸。

3. 锡类散

象牙屑（焙）、珍珠、飞青黛、梅冰片、壁钱二十一个，即壁蟢子窠。西牛黄、人指甲。男病用女甲，女病用男甲，须分别各五厘。上研极细末，密装瓷瓶内，勿使泄气。

上治烂喉时疫证及乳蛾、牙疳、口舌腐烂。凡属外淫，诸药不效者，吹入患处，流出恶涎，濒死可活。

季云按：锡类散扫痰腐清恶毒，大抵用之于喉烂者为宜。

第十七节　乌梅丸

一、用量

（一）仲景

乌梅三百枚　细辛六两　干姜十两　当归四两　黄连一斤　附子六两，炮去皮　蜀椒四两，去汗　桂枝六两，去皮　人参六两　黄柏六两

乌梅690克，细辛90克，干姜150克，当归60克，黄连250克，附子90克，蜀椒60克，桂枝90克，人参90克，黄柏90克。乌梅1枚约2~3克。

（二）洄溪

乌梅三钱　细辛三分　干姜六分　当归钱半　黄连六分　附子六分　蜀椒六分　桂枝二分　人参六分　黄柏六分

二、定义

此风木为病，相火攻逆。为制寒热并用、温清合法之剂，亦治久痢之圣方也。

相火攻逆：风火相煽。

三、病状

伤寒至七八日，肤冷，阳气不卫。其人躁无暂安时者，此

为脏厥，此证不治。非为蛔厥也。蛔厥者，其人当吐蛔，今病者静而复时烦，此为脏寒，蛔上入其膈，故烦，须臾复止，得食而呕又烦者，蛔闻食臭出，其人当自吐蛔，蛔厥者，乌梅丸主之（又主久利）。

生气已绝，太冲脉如依稀可见，犹有一线生机。

成无己曰：脏厥者死，阳气厥也。蛔厥虽厥而烦，吐蛔已则静，不若脏厥而躁无暂安时也。病人脏寒胃虚，蛔动上膈，闻食臭出，因而吐蛔，与乌梅丸温脏安虫。

四、脉象

脉微而厥。

蛔厥脉大者死。此脉微而厥，纯阴之象，微于脉矣。上云七八日尚自肤冷，无阳之象，微于形矣。

五、药解

洪范曰：木曰曲直作酸。《内经》曰：木生酸，酸入肝，以酸收之。君乌梅之大酸，是伏其所主也。配黄连泻心而除痞，佐黄柏滋肾以除渴，是先其所因也。连、柏治厥阴阳邪则有余，不足以治阴邪，椒、附、辛、姜之品并举，不但治厥阴阴邪，且肝欲散，以辛散之也。又加桂枝、当归，是肝藏血求其所属也。寒热杂用则气味不和，佐以人参，调其中气，故调中为治厥阴之要法。

六、本丸治法及服法

上十味，异捣筛，合治之，以苦酒渍乌梅一宿，去核，蒸之五升米下饭，熟捣成泥，和药令相得，内臼中，与蜜杵二千下，丸如梧桐子大，先食饮服十丸，日三服，稍加至二十丸。禁生冷、滑物、臭食等。

释义

以苦酒浸乌梅，同气相求也。蒸之米下，资其谷气。加蜜为丸，少与而渐加之，缓则治其本也。

七、本丸与《金匮》对举合勘之点

（一）《伤寒》原文

如上述。

（二）《金匮》原文

蛔厥者当吐蛔，令病者静而复时烦，此为脏寒，蛔上入膈故烦，须臾复止，得食而呕又烦者，蛔闻食臭出，其人当自吐蛔。蛔厥者，乌梅丸主之。

八、本丸兼治

（一）颠顶痛

厥阴之脉，会于颠顶，今见颠顶痛者，是厥阴之邪侵于上也，乌梅丸专主厥阴，故治之而愈。

（二）睾丸肿痛

睾丸俗称外肾，予每于此处病，多以乌梅丸治之而愈。

（三）腹痛饮冷

腹痛，爪甲青，明是厥阴阴寒之气，阻其真阳运行之机，邪正相攻，故见腹痛。既云寒邪，何得饮冷？必是阴极阳生，见此寒热错杂，乌梅丸寒热并用，故治之而愈。

（四）胃腑咳

此证咳而呕，呕甚则长虫出，胃气虚也。

九、本丸治疗之分总

乌梅丸分之为蛔厥一证之专方，合之又为厥阴各证之总方。

十、本丸治蛔厥与吴茱萸、四逆等汤治脏厥辨

吐蛔肤冷为蛔厥，故主以乌梅丸，以此药性味酸苦，辛温寒热并用，能解阴阳错杂、寒热混淆之邪也。脏厥者，宜吴茱萸汤，兼少阴

者，宜四逆，通脉、附子等汤，临证者酌而用之可也。

附：蛔厥、脏厥同异之点。

脏厥者，肾脏之阳不行也。蛔厥者，手足冷而吐蛔，胃腑之阳不行也。蛔厥者，蛔动则烦，而有静时，非若脏厥之躁无安时也。此胃阳病而无关于肾阳，故厥虽同而症则异也。

附：阳烦阴躁之区别

阳烦阴躁，烦轻躁重，于脏厥曰躁，于蛔厥曰烦，且具安危之异矣。脏厥者，阳气将脱，脏气欲厥而争，故脏厥为死证。若蛔厥者，脏气虚寒，而未至于厥，脏气寒，则蛔不安其宫而动，脏气虚，则蛔求食而出，是以其证必吐蛔，故本丸名曰安蛔，实是安胃。

十一、本丸与桃花汤治虚寒痢证之同点

痢本无寒证，惟泄痢太久，亦有转为虚寒者。故仲景有乌梅丸、桃花汤以从治之，此其同点也。但虚滑之证，必不后重，与热闭者有别，医当辨之，不可寒热误用。

十二、本丸用药之主旨

厥阴之寒热，总因风气而煽动，故用乌梅敛戢风气，而余药兼调其寒热。

十三、本丸用药之显证与细辨

本丸显证在吐蛔，而细辨则在烦躁，其人静而时烦，与躁而无暂时安者迥殊矣。此与气上撞心，心中痛热，饥不能食，食即吐蛔者，盖互文以见之也。

十四、验舌参证宜本汤

1. 舌中间见灰色者。外证消渴，气上冲心，饥不欲食，食则吐蛔，乃伤寒邪入厥阴也，故宜本丸。

2. 灰色苔者，即黑苔之轻也。如以青黄和入黑中则为灰色也，当与黑苔同治。

十五、寒热兼见实据者宜本丸

按：乌梅丸所治之证，消渴，气上冲心，心中疼热，饥不欲食，此热证之实据也。食即吐蛔，下之利不止，此寒证之实据也。惟其有此腑热脏寒之实据，故用乌梅丸兼寒热治之。

第十八节　白头翁汤

一、用量

（一）仲景

白头翁二两　黄连　黄柏去皮　秦皮各三两

（二）洄溪

白头翁三钱　黄连钱半　黄柏　秦皮各钱半

二、定义

此湿热秽气，郁遏广肠魄门，后重窘迫难出。为制清热除湿之清方也。

此仲景治厥阴热痢之方，凡热邪传入厥阴，血液内耗，宜仿此法治之。

三、病状

（一）热利下重者，白头翁汤主之

热伤气滞，里急下重，便脓血也。故凡下重，皆属于热。

（二）下利欲饮水者，以有热故也，白头翁汤主之

下利属胃寒者多，此欲饮水，热利下夺精液，求水以济乾也。

季云按：此证病状，大概下利腹痛，后重，时或圊血，肛门热痛者是。故痢以口渴、腹痛为实热，盖以湿气胜腹不痛，热气胜则腹大痛，肛门重滞，里急后重故也。

四、脉象

脉数而弦。

五、药解

白头翁清理血分湿热，小秦皮佐以平肝升阳，协之连柏，清火除湿而止利，此热利下重之宣剂也。

六、煮服法

上四味，以水七升，煮取二升，去滓，温服一升，不愈，更服一升。

七、本方白头翁及秦皮考

唐容川曰：市中白头翁，繁茸曲屈，形如蒿艾，其叶外白内青，又名白茵陈，实非白头翁也。盖白头翁一茎直上，四面细叶，茎高尺许，通体白芒，其叶上下皆白芒，花微香而味微苦，乃草中秉金性者，能无风独摇，以其得木气之和也，有风不动，以其秉金气之刚也，故用以平木息风。又其一茎直上，故治下重，使风气上达而不迫注。此药四川田野多有，川人多能识之，与川柴胡性同，而大小青白之色不同。惜川柴胡天下亦不知，皆未考仲景之药故也。

秦皮者，木之皮也，味苦兼降湿热。仲景兼治皮肤发黄之症，痢证多由湿热而成。白头翁汤用之，良有以也。

八、下利而渴与滞下噤口之治法

王孟英云：古云上部有脉，下部无脉，其人当吐不吐者死。今火炽上炎，鼻血大流，汤水不能下咽，有升无降，与吐何殊？况见证虽危，而呼吸不促，稍能安寐，皆是未绝之生机，考古下利而渴者属厥阴，白头翁汤主之。滞下不食者为噤口，参连汤主之。余合而用之，加石菖蒲宣气通阳，石斛、茅根生津凉血，一服而利减其半。

九、本证渴欲饮水与虚而引水自救辨

按：少阴自利而渴，亦有虚而引水自救者，犹当以小便之赤白，脉之迟数辨之，此言热邪内结者也。热邪内结而致下重，故纯用苦寒，以胜热而厚肠也。

十、本证厥阴下利与太阴下利辨

三阴俱有下利证，自利不渴者属太阴，自利而渴者属少阴，惟厥阴下利，属于寒者，厥而不渴，属于热者，消渴下利，下重，便脓血，此热利下重，乃火郁湿蒸，胆气不升，火邪下陷。故下重。即《内经》所谓暴注下迫也。

十一、本汤与乌梅丸先后治痢辨

治厥阴热痢有二法：初利用本汤之苦以泻火，以苦燥之，以辛散之，以涩固之，是谓以寒治热之法。久痢则用乌梅丸之酸以收火，佐以苦寒，杂以温补，是谓逆者从之，随所利而行之，调其气使平也。

十二、本汤治热利下重与《金匮》白头翁加甘草阿胶治产后下利虚极辨

伤寒厥阴证，热利下重者，用白头翁苦寒治热，以坚肠胃，产后气血两虚，故加阿胶、甘草，然下利血滞也。古云血行则利止，是《金匮》一方，又不仅产后一症而已矣。

十三、本汤与《金匮》对举合勘之点

（一）《伤寒》原文

如上述。

（二）《金匮》原文

1.热利下重者，白头翁汤主之。

2.产后下利，虚极，白头翁加甘草阿胶汤主之。白头翁二两、甘草二两、阿胶二两、秦皮三两、黄连三两、柏皮三两。上六味，以水七升，煮取二升半，内阿胶令消尽，分温三服。

十四、本汤兼治

《汉药神效方》载：本汤治肠风下血妙不可言。用：白头翁四分，黄连、黄柏、秦皮各七分半。四味煎法同前。

第十九节　牡蛎泽泻散

一、用量

仲景

牡蛎熬　泽泻　蜀漆暖水洗，去腥　栝楼根　葶苈子熬　商陆根熬　海藻洗去盐，各等份

二、定义

此伤寒大病瘥后，脾胃气虚，不能制约肾水，泛溢下焦，为制逐水消肿之杂疗方也。

三、病状

大病瘥后，从腰以下有水气者，牡蛎泽泻散主之。

徐洄溪云：此治水病之主方。

四、药解

以牡蛎破水之坚，泽泻利水之蓄，海藻散水之泛，栝楼根消水之肿，又以蜀漆、苦葶苈、商陆根辛苦有毒之品，直捣其巢，峻逐水气，使从大小便而出。约言之，本散用商陆、葶苈者，从肺及肾开其来源之壅，故能治腰以下之水气不行。

五、牡蛎泽泻散方解

凡肿胀日甚，能得畅泻，病必转轻，然病久元虚，恐气不运药，虽进猛剂，陡然频利，水仍不下，曾见频利而水不下者，服昆山丸药，

依然下水而愈，同一泻下，不如择善而行，非畏葸也。湿热壅遏，前人有牡蛎泽泻散一方，专治水蓄于下，上焦之气，不能下化，故用商陆葶苈，从肺及肾，开其来源之壅，而后牡蛎海藻之软坚，蜀漆、泽泻之开泄，方能得力。用栝楼根者，恐行水之气过快，有伤上焦之阴，仍使之从脾吸阴还归于上。其方下注云：小溲大畅即止后服，以商陆行水有排山倒岳之势也。

六、煮服法

上七味，异捣，下筛为散，更于臼中治之，白饮和服方寸匕，日三服，小便利，止后服。

七、本散之注意

此方用散不宜用汤，以商陆水煮服即能致毒。故因其性甚烈，不可多服，故曰小便利止后服。

八、本散用药峻攻之取义

大病后，用药峻攻，何反不顾其虚？正因水势未犯半身以上，急排其水，所全甚大。设用缓药，则阴水必侵及阳界，治之无及。倘因大病遽行温补，又必贻患无穷，故以峻为近。

九、本散治腰以下水与青龙、越婢二汤治腰以上水之区别

水停于内，外泛作肿，腰以上属阳，阳水当从汗泄，小青龙、越婢是也。腰以下属阴，阴水当从下泄，本散是也。

十、叶氏用本方专取牡蛎、泽泻之意义

华岫云曰：叶氏善用古方，然但取其法而不胶柱，观其加减之妙，如用牡蛎泽泻散，只取此二味，故案中有但书用某方，而不开明药味者，决非尽用原方，必有加减之处，观者以意会之可也。如浮肿喘咳中，治程某今年长夏久热，热盛阳气外泄，水谷运迟，湿自内起，渐

渐浮肿，自下及上，至于喘咳不能卧息，都是浊水凝痰，阻遏肺气下降之司，但小水不利，太阳亦不通调，此虽阳虚证，若肾气汤中萸地之峻腻，力难下行矣。方用：茯苓、桂枝、杏仁、生白芍、干姜、五味、泽泻。

王孟英云：此论极通，诸方皆当如是观。

季云按：《汉药神效》载：牡蛎泽泻散或加大黄，治实肿阳水，妙不可言。

第二十节　蜜煎导方

一、用量

（一）仲景

食蜜七合

（二）洄溪

蜜七合

二、定义

此误汗便艰。为制滑可去着、因势外导之杂疗方也。

三、病状

阳明病自汗出，若发汗，小便自利者，此为津液内竭，虽硬不可攻之，当须自欲大便，宜蜜煎导而通之。

汗出溺利，而更发其汗，乃胃中津液两竭，必大便硬而难出，是内燥而非内热也。只须外润，不可内攻，于自欲大便时，因势蜜煎导而通之。

须，待也。言必待其自欲大便，而后用此法。

四、脉象

脉沉。

五、药解

蜂蜜为百花之英，甘润助太阴之开，所以导大肠之气下行也。

六、做法及用法

白蜜七合，于铜器内，微火煎，凝如饴状，搅之勿令焦着，欲可丸，并手捻作挺，令头锐，大如指，长二寸许，当热时急作，冷则硬，以内谷道中，以手急抱，欲大便乃去之。

第二十一节　大猪胆汁并土瓜根导

一、药量

仲景

大猪胆汁一枚　土瓜根

二、定义

此肠结挟热。为制苦泄寒泻之外导之杂疗方也。

三、病状

凡病如上列蜜煎导之状。若土瓜根及猪胆汁，皆可为导。

四、脉象

脉沉。

五、药解

汪昂曰：胆汁寒胜热，滑润燥，苦能降，酸善入，故能引入大肠而通之也。

徐洄溪云：土瓜根导，亦不出苦寒通导肠结之义。

六、本汁做法

大猪胆汁一枚，泻汁和醋少许，以灌谷道中，如食顷，当大便出宿食恶物。

七、蜜导与胆导之所宜

津液枯者宜蜜导，热盛者宜胆导，如冷秘削酱姜亦可导也。

八、本方之适宜

凡老弱虚寒无内热，且燥在直肠者最宜之。

第二十二节　烧裈散

一、药量

仲景

妇人中裈近隐处，取烧作灰。

二、定义

此因伤寒余热未尽，男女交媾，移祸于未病之人。为本阴阳感召之理，以制杂疗之方也。

病方愈而交接，则感其余热而生疾。

三、病状

伤寒阴阳易之为病，其人身体重，少气，少腹里急，或引阴中拘挛，热上冲胸，头重不欲举，眼中生花，膝胫拘急者，烧裈散主之。

伤寒，包中风而言也。易，犹言交易变易之易，大病瘥后，血气未复，阴虚而淫邪凑之，故少气。热上冲胸，气少不能运枢，故头不欲举，身体重。邪重于阴，故阴中拘挛。冲任脉伤，故少腹里急。精神散乱，故眼中生花。脉乱神伤，故膝胫拘急也。病由于肾毒侵水道，故小便不利。要言之，男子病新瘥，妇人与之交而为病者，名曰阴易。妇人病新瘥，男子与之交而为病者，名曰阳易。又男子阴肿，小腹绞痛，或卵陷入腹，妇人则里急连腰胯内痛，病甚者，手足冷，挛蜷，或痛引阴中，皆难治。

四、脉象

脉数。

五、药解

裈裆者，男女浊败之物，亦阴阳之卫也。卫乎外自能清乎内，感于无形者，治之以有形也，形气相得，小便即利，即引其邪火从阴处出也。烧灰者，取其通散，亦同气相求之义耳。

六、制法与煮服法

上一味，水服方寸匕，日三服，小便即利，阴头微肿，此为愈矣。妇人病，取男子裈裆烧灰。

服后或汗出或小便利则愈，阴头微肿者，是浊阴走下窍、清阳出上窍，则欲火顿平而诸症自息矣。

七、本散注意之点

伤寒瘥后，热毒藏于骨髓之中，无由发泄，与不病之体交接，男病传不病之女，女病传不病之男，所以名为阴阳易。易者何？即交易之义也。注意者：男服女，女服男。男女易用，物各师本也。更宜用六味地黄丸合生脉散，煎汤调下，奏效尤捷。

八、阴阳易与女劳复虚实之定论

烧裈散、鼠矢汤，皆从足少阴以逐邪，不过热邪袭人，此经所谓阳明易是也。今少腹无绞痛之苦，原非他人之病易于我，真是女劳之复，此病死而舌出。以致真阴枯涸，更将何药以骤复其真阴哉。然从此而女劳复与阴阳易，一虚一实有定论，不致混同而谈治矣。

九、阴阳易与女劳复之区别

易者何？以不病之人，易其人之病，不过余邪乘虚而入，故烧裈散导其邪使从来路而去也。复者何？病方瘥，人尚虚，女劳则虚而益虚，病乃重发则多死也。若现虚寒之象，尤可以大剂参附挽回之，若现实象、热象与虚热象，补阳则热不相合，养阴又迫不及待，奚自求生。

李可老中医增补笔记

一、控涎丹（子龙丸）

悬饮水肿，咳嗽胁痛，瘰疬痰积，水流关节痛痹。体弱禁用。

甘遂、大戟、白芥子，炒研各等份。共研细粉，面糊为丸。每次服1.8~3克。

二、杂谈

1. 李中梓云："见痰休治痰，见血休治血，见汗不发汗，有热莫攻热，喘气勿耗气，精遗勿涩泄，明得个中趣，方是医中杰。"（《医宗必谈》）

2. 汾西一男子，30岁，剥脱性关节炎，全身反复脱皮，小关节肿大变形，后合并肺纤维化，百治不效，卧床不起，以枸杞子当饭吃，竟6年不死。

3. 畿见骅骝无道路，是真龙虎有风云。

敬录法闻大师赠刘力红联语

4. 你几曾见过稀世宝马无路可走？是真正的龙虎必有风云际会！

李可04年9月于广西中医院时年75岁

三、鸡屎藤治肝病特效（因有淡淡鸡屎味而得名）

1. 鸡屎藤60克、鸡蛋2枚，加水同煮，至蛋将熟去壳，再煮片刻，喝汤吃蛋，可治一切肝病——急、慢性肝炎，肝硬化腹水，肝囊肿。

2. 同上法，治小儿疳积重症。

以上是博信经效。

3.《中医大辞典》载鸡屎藤又治（甘、酸，平）：

（1）风湿筋骨酸痛、跌打瘀痛、黄疸型肝炎、肠炎、痢、食滞、白带、阑尾炎、久咳。

（2）疮疡肿痛，皮肤溃疡久不愈合，毒虫咬伤，鲜叶捣敷。

（3）胆肾绞痛，胃肠痉挛性疼痛，骨折及手术后疼痛，针剂肌内注射。

（4）有机磷农药中毒，加绿豆煎服，2~3小时1次，药后上吐下泻（祛风活血、利湿消积、止痛、解毒）。

四、外科药方

1. 蟾酥、核桃大一块，末，置入95%酒精中，装瓶，揭盖，待酒精挥发，有白色霜粉附着于瓶壁上，取下，分装若干小瓶内，加蒸馏水混匀既得。

用法：待勃起后，涂龟头部少许，可延长至1小时以上，局部麻醉，减低敏感，治早泄。

2. 臭屁虫、大蜈蚣、土元、韭子、蛇床子，上药为末服，治阳痿、早泄。虫类入络化瘀，二子补肾温阳。

以上新安秘方。

五、皮肤癌溃烂

浙江龙游草药医，用鲜荆芥全草捣烂敷之，或蟾蜍皮剥下敷之。

六、艾滋病晚期

理中汤加内托散，台湾马光亚治愈一例。补中土以养五脏而保肾气。当加附桂更为合拍（完谷不化，吃啥拉啥，胃气已败）。

七、各类结石

鱼脑石（海黄鱼头骨中之结石）加大叶金钱草、海金沙、内金、血琥珀。治各类结石，散剂长服。

八、古代一昼夜（分12时段）

夜半——又曰夜分，相当于子时（23~1时）

鸡鸣——丑时（1~3时）

平旦——又曰平明、昧爽、昧旦、昧明、寅时（3~5时）

日出——卯时（5~7时）

食时——又曰蚤食，辰时（7~9时）

隅中——隅，东南角，日过隅而未至中天。巳时（9~11时）

日中——午时（11~13时）

日昳（dié）——过午偏斜，又曰日昃（zè）。仄，未时（13~15时）

餔（bū）时——同“晡”，晚饭（古人晚饭在日昳之后，日入之前）时节，申时（15~17时）（《字林》：“餔，日中申时会也。”）

日入——日将落时，酉时（17~19时）

黄昏——日暮，戌时（19~21时）

人定——亥时，夜深人寝（21~23时）

九、痉咳秘方

麻黄、生石膏各3克，甘草6克，壳白果（打）7枚，全虫1只。（博信经效）

此方专治小儿百日咳，故剂量特小，若系成人剧咳，基础方可加5倍量（白果极量21枚，必须带壳），全虫研末蜜水调服，止痉能力更强，加地龙（为麻黄之两倍），可防止副作用。

据仲景用药规律，麻黄的有效剂量在15~30克之间。若用大量麻黄，须遵照《伤寒论》方的煎服法度，由少到多，消息进退，中病则止，不必尽剂。

十、失眠验方

神安散

炒枣仁、琥珀、甘松，3∶2∶1，制粉，睡前服3~6克，1周见效，养肝阴、宁心神、醒脾胃、交心神。（王柱林）

十一、冉雪峰论穿山甲

穿山甲以形能得名，即以形能为治者也（许多中药皆从取象比类中得其妙用，非现代科学所能测知），凡宣通药，非导滞行气，即破瘀行血，非轻宣外散，即稀释下泄。本品既非气药，亦非血药，既不轻扬，亦不稀释，其重如石，其坚似铁，而用以入宣通药类者，盖鳞甲森然，性喜穿山，糜坚不破，无孔不入，有隙必至。有气药不能导，血药不能破，轻扬药不能散，稀释药不能泄，而惟此方能胜任愉快者。是本品在宣通药类，能宣诸药之不能宣，能通诸药所不能通，别具一种功能。且能协助宣通诸药，发展其各个特具之性能，分之各奏其功，合之共济其美。可见此格之不可不备。

凡药之功能，不止一端，而用药之灵妙更不拘一法。就宣通类言，白芷本气药，而血闭能开，行气者亦可行血，茅根本血药，而气虚能益，入血者亦可治下，辛夷本轻扬药，而主下气，治上者亦可治下（辛夷既非苦寒咸寒之沉降，又非金石鳞介之坠重，如之何其下气也？曰：辛夷上气为人所共知，而下气为药学深层义蕴。人身气血循环，营周不休，倘下而不上，上而不下，尚复成何生理！辛夷既能启在下之气，而使之上，而既能宽在上之气使之下，欲降先升，升已而降，趋其如环无端生理之常。桂枝、细辛均辛温药，而《本经》谓其主上气，均可互参，主上气者，可治上逆气而使之下，主下气者，亦可下其上逆之气耳，其意义一也。以通表药为通里药，以上气药而为下气药，神乎神矣！以其实考之，不过药理与病理化合，病理与生理化合，与寒因寒治、热以热治、通因通用、塞因塞用，同一旨趣，特未经道破，人自习焉，不察耳）。菖蒲本宣通药，而补五脏，为通者亦可为补；甲片，固以攻坚捣锐，窜透通里，为其专长，然《幼科》三拗汤，治麻发不出者，加甲珠而发之。是不惟通里而且通表，不惟以通里者通表，而且通表药所不能通之表。辨证既独抒机缄，用药亦别开途径。……甲片攻坚，实具气血有情药中宣通要素……力能穿山，性喜穿透，个性特异，功能优越，为他甲药所不能企及者乎。……治湿痹强痛，看病在左右手足背胁疼痛处，即于鲮鲤身上取甲，同气相求，为中医古代之脏器疗法。

（《中华药海》引冉雪峰《大同药物学》）